30 Years of
Guided Bone Regeneration

引导骨再生的30年进展

（瑞士）丹尼尔·布瑟（Daniel Buser） 主编   宿玉成 主译

北方联合出版传媒（集团）股份有限公司

辽宁科学技术出版社

沈 阳

图文编辑

刘 菲 刘 娜 康 鹤 肖 艳 王静雅 纪凤薇 刘玉卿 张 浩 曹 勇 杨 洋

This is the translation edition of 30 Years of Guided Bone Regeneration

Author: Daniel Buser

©2022 Quintessence Publishing Co, Inc

All rights reserved.

©2023，辽宁科学技术出版社。

著作权合同登记号：06-2022第156号。

图书在版编目（CIP）数据

引导骨再生的30年进展 /（瑞士）丹尼尔·布瑟（Daniel Buser）主编；宿玉成主译. —沈阳：辽宁科学技术出版社，2023.6（2025.1重印）

ISBN 978-7-5591-2978-9

Ⅰ. ①引… Ⅱ. ①丹… ②宿… Ⅲ. ①牙再植—研究 Ⅳ. ①R782.12

中国国家版本馆CIP数据核字（2023）第063538号

出版发行：辽宁科学技术出版社
（地址：沈阳市和平区十一纬路25号 邮编：110003）
印 刷 者：沈阳丰泽彩色包装印刷有限公司
经 销 者：各地新华书店
幅面尺寸：210mm×285mm
印 张：19.5
插 页：4
字 数：400千字
出版时间：2023 年 6 月第 1 版
印刷时间：2025 年 1 月第 2 次印刷
策划编辑：陈 刚
责任编辑：殷 欣
封面设计：袁 舒
版式设计：袁 舒
责任校对：张 晨

书 号：ISBN 978-7-5591-2978-9
定 价：498.00 元

投稿热线：024-23280336
邮购热线：024-23280336
E-mail:cyclonechen@126.com
http://www.lnkj.com.cn

序言 Foreword

引 导骨再生（GBR）领域已经有30年的科学文献和成功的临床经验——这确实是一个令人印象深刻的成就！本书，在Daniel Buser教授的领导下，国际专家组成员从各个相关角度对GBR进行了更新和阐述。本书不仅涉及30年来所取得的进展，还全面定义了GBR当前的技术现状及其对口腔种植学的巨大影响。近年来，以减少整体治疗的复杂程度、缩短时长和降低患者不适为目的的临床方案不断地发展与完善。此外，在GBR显著的可靠性和可预期性的基础上，人们开始了大量新的临床应用。

事实上，当今推荐的技术和相关生物材料的知识，均有不可或缺的可靠科学文献做支撑，为临床医生在后续治疗中做出有针对性的临床决策提供了基础。这也包括对从业人员的个人教育和能力状况的考量。换而言之，SAC理念（根据特定临床情况的难度，把病例客观分类为简单、复杂和高度复杂）具有重要意义，并且多年来一直得到主要学者的大力提倡。

目前的第三次更新，已经达到了真正作为参考标准的地位，显然超过了前两次更新。毫无疑问，口腔外科医生、牙周医生、修复医生、全科医生，以及口腔医学生，都将在本书找到日常实践中与GBR的成功实施相关的所有细节信息，最终使无数患者受益。

Urs C. Belser, dmd, prof em dr med dent

Professor Emeritus

School of Dental Medicine

University of Geneva Geneva, Switzerland

献词 Dedication

本书献给Robert K. Schenk教授，他是瑞士伯尔尼大学的解剖学教授、骨生理学和骨愈合领域世界知名科学家。他对骨愈合基础的指导，使我们在20世纪90年代GBR方面取得了巨大的进展。Schenk教授第一本GBR书中关于骨愈合基础的章节在当时引起了轰动。他能够用实验室所制作的奇妙的组织学图片来阐述相关知识。除了慷慨地分享他的知识，他还是一位真正的朋友和导师。

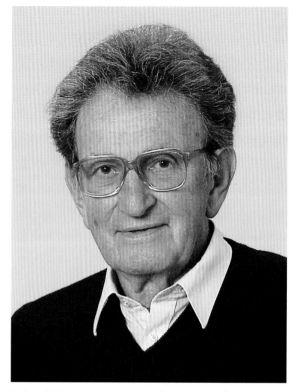

Robert K. Schenk, Prof Dr med（1923—2011）

前言 Preface

过去的30年里，利用屏障膜进行骨缺损的再生治疗，极大地改变了口腔种植学，并显著地扩大了牙种植体在患者中的应用范围。引导骨再生的原则（GBR或GBR技术），是1959年由Hurley及其同事首次描述，用于治疗实验性脊柱融合。20世纪60年代，Bassett和Boyne的研究组测试了微孔过滤器，分别用于长骨皮质缺陷的愈合和面部骨质重建。作者利用这些过滤器，通过排除骨缺损中的纤维结缔组织细胞，为成骨创建了一个合适的环境。然而，这些研究在当时并没有使屏障膜在患者身上得到临床应用。

20世纪80年代初，Nyman和Karring的研究小组在牙周病领域发现了屏障膜的临床潜力，他们系统地检测了屏障膜在牙周再生中的应用。几年后，在实验研究中也测试了屏障膜用于骨缺损的再生。前3项研究是由Dahlin和Nyman在哥德堡完成的。基于这些研究取得的可喜结果，20世纪80年代末，屏障膜开始了在种植患者中的临床测试。经过5年的高强度实验和临床工作，第一版教科书《口腔种植学中的引导骨再生》于1994年出版，受到了口腔种植学领域读者的高度关注。2009年，GBR在临床广泛应用20年后，第二版出版，更新了科学文献和正在使用的外科技术。

在过去的12年里，科学文献和临床经验取得了进一步的发展。这些年里，人们对多种外科技术进行了许多微调，以提高再生效果，或减少患者的手术创伤。因此，现在是时候做出新的努力，再次分析GBR技术的科学基础及其临床应用。因此，这本名为《引导骨再生的30年进展》一书就呈现在你们面前。本书为对口腔种植学有兴趣和有经验的临床外科医生而写。

本书内容的介绍如下，第1章讨论了GBR技术在过去30年的发展和微调阶段。第2章涵盖了骨再生的生物学基础，以及骨形成和骨改建的最新科学研究。利用了非脱钙切片的优秀组织学是基于30多年的实验研究，它总体上介绍了骨再生的细节，特别是用骨移植物或骨代用品在膜保护的缺损中骨形成的细节。第3章是全新的内容，描述了自体骨片的分子和细胞特征，以及当它们与血液和无菌生理盐水混合时如何释放各种生长因子。第4章也是全新的内容，描述了拔牙后的硬组织和软组织的变化。临床医生需要了解这些生物机制，以便在拔牙后的种植中选择最合适的治疗方案。第5章也是全新的内容，系统地描述了影响GBR程序再生结果的解剖学和外科因素，包括缺损形态的分类。

本书的临床应用部分，即第6~14章，详细介绍了与GBR技术的不同适应证相关的临床程序。每一章都涉及具体的适应证，并描述了患者选择的标准、逐步的手术过程，以及术后治疗的各个方面。重点介绍了切口技术和瓣的设计；屏障膜的选择、处理和放置；屏障膜与自体骨移植和低替代性骨填充物的结合；创口关闭。书中的这些章节反映了GBR在过去10~15年里取得的巨大进步和出色成就，以及它在种植治疗日常实践中的重要性。

致谢 Acknowledgments

作为主编，我衷心感谢所有编者为编写本书所付出的巨大努力和时间。在大流行病危机期间，这是一项非常艰难的工作，但与具有如此国际声誉和高素质的同事合作，是一段令人满意的经历。他们中的一些人是我认识很久的朋友，这让我感到更加高兴。我还想与大家分享的是，包括我自己在内的所有编者都同意将稿酬全部支付给Buser种植基金会，该基金会是在我作为伯尔尼大学口腔外科和口腔医学系教授及主席工作20年退休之后，于2019年8月成立的。基金会的目标是通过向年轻的专业医生提供个人津贴和向初级研究员提供资助，促进口腔种植学领域的教育和研究。首届Buser种植基金会口腔种植学奖学金已于2021年春季颁发。

我也感谢Bernadette Rawyler，她为我编写的章节创作了许多生动的模式图。这些模式图使我更容易将我想表达的信息和内容正确地传达给读者。

最后，我还要诚挚地感谢精萃出版社的Bryn Grisham和Marieke Zaffron为出版本书而做出的努力。精萃出版社的高质量工作和高质量印刷再次得到了极高的评价。这反映了与精萃出版社在柏林和芝加哥近30年的密切合作是值得的。感谢Horst Wolfgang Haase、Christian W. Haase、Alexander Ammann这么多年来的信任、尊重和友谊。

编者名单 Contributors

Mauricio G. Araújo, DDS, MSc, PhD
Head of the Research Group in Periodontics and
    Implant Dentistry
Department of Dentistry
State University of Maringá
Maringá, Brazil

Thomas von Arx, DDS, Prof Dr med dent
Deputy Clinic Director
Department of Oral Surgery and Stomatology
School of Dental Medicine
Faculty of Medicine
University of Bern
Bern, Switzerland

Maria B. Asparuhova, PhD
Research Group Leader
Laboratory of Oral Cell Biology
Dental Research Center
School of Dental Medicine
Faculty of Medicine
University of Bern
Bern, Switzerland

Urs C. Belser, DMD, Prof em Dr med dent
Professor Emeritus
School of Dental Medicine
University of Geneva
Geneva, Switzerland

Dieter D. Bosshardt, MSc, PhD
Professor
Robert K. Schenk Laboratory of Oral Histology
School of Dental Medicine
Faculty of Medicine
University of Bern
Bern, Switzerland

Vedrana Braut, DDS, Dr med dent
Research Collaborator
Department of Oral Surgery and Stomatology
School of Dental Medicine
Faculty of Medicine
University of Bern
Bern, Switzerland

Private Practice
Matulji, Croatia

Daniel Buser, DDS, Prof em Dr med dent
Professor Emeritus
School of Dental Medicine
University of Bern
Bern, Switzerland

Vivianne Chappuis, DDS, Dr med dent
Professor
Department of Oral Surgery and Stomatology
School of Dental Medicine
Faculty of Medicine
University of Bern
Bern, Switzerland

Stephen T. Chen, MDSc, PhD
Clinical Associate Professor
Department of Periodontics
Melbourne Dental School
The University of Melbourne
Parkville, Australia

Francesco D'Aiuto, DMD, M Clin Dent, PhD
Professor and Chair
Periodontology Unit
Eastman Dental Institute
University College London
London, United Kingdom

Adam Hamilton, BDSc, DCD
Director of the Division of Regenerative and Implant
  Sciences
Department of Restorative Dentistry and Biomaterials
  Sciences
School of Dental Medicine
Harvard University
Cambridge, Massachusetts

Simone F. M. Janner, DDS, PD Dr med dent
Senior Physician
Department of Oral Surgery and Stomatology
School of Dental Medicine
Faculty of Medicine
University of Bern
Bern, Switzerland

Simon S. Jensen, DDS, Dr odont
Professor
Section of Oral Biology and Immunopathology
Department of Odontology
Faculty of Health and Medical Sciences
University of Copenhagen

Professor
Department of Oral and Maxillofacial Surgery
Centre of Head and Orthopedics
Copenhagen University Hospital
Copenhagen, Denmark

Sascha A. Jovanovic, DDS, MS
Founder and Academic Chairman
gIDE Institute
Los Angeles, California

Alberto Monje, DDS, MS, PhD
Adjunct Clinical Assistant Professor
Department of Periodontics and Oral Medicine
School of Dentistry
University of Michigan
Ann Arbor, Michigan

Assistant Lecturer
Department of Periodontology
Faculty of Dentistry
Universitat Internacional de Catalunya
Barcelona, Spain

Federico Moreno, Lic Odont, M Clin Dent
Clinical Lecturer
Periodontology Unit
Eastman Dental Institute
University College London

Private Practice
London, United Kingdom

Ausra Ramanauskaite, DDS, Dr med dent, PhD
Assistant Professor
Department of Oral Surgery and Implantology
Faculty of Medicine
Goethe University
Center for Dentistry and Oral Medicine (Carolinum)
Frankfurt, Germany

Isabella Rocchietta, DDS, MSc
Honorary Senior Research Associate
Periodontology Unit
Eastman Dental Institute
University College London

Private Practice
London, United Kingdom

Frank Schwarz, Prof Dr med dent
Professor and Chairman
Department of Oral Surgery and Implantology
Faculty of Medicine
Goethe University
Center for Dentistry and Oral Medicine (Carolinum)
Frankfurt, Germany

Istvan Urban, DMD, MD, PhD
Assistant Professor
Department of Restorative Dentistry
School of Dentistry
Loma Linda University
Loma Linda, California

Associate Professor
Department of Periodontics and Oral Medicine
School of Dentistry
University of Michigan
Ann Arbor, Michigan

译者名单 Translators

主　译

宿玉成　教授
中国医学科学院北京协和医院
北京口腔种植培训中心（BITC）

译　者（按姓名首字笔画排序）

戈　怡　副主任医师
中国医学科学院北京协和医院

皮雪敏　副主任医师
北京瑞城口腔医院
北京口腔种植培训中心（BITC）

任　斌　主治医师
北京瑞城口腔医院
北京口腔种植培训中心（BITC）

刘　倩　副主任医师
北京瑞城口腔医院
北京口腔种植培训中心（BITC）

陈德平　副主任医师
北京瑞城口腔医院
北京口腔种植培训中心（BITC）

彭玲燕　主任医师
北京瑞城口腔医院
北京口腔种植培训中心（BITC）

舒倩怡　在读硕士
中国医学科学院北京协和医院

目录 Contents

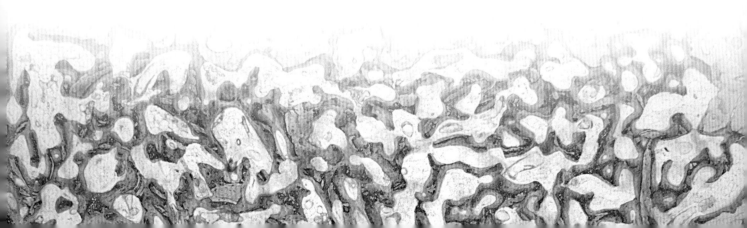

扫一扫即可浏览
参考文献

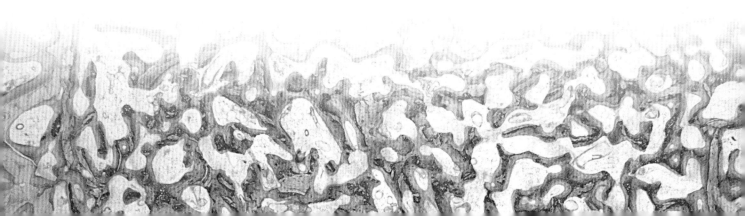

1

引导骨再生30年的发展
The Development of Guided Bone Regeneration Over the Past 30 Years

Daniel Buser, DDS, Prof em Dr med dent

基于骨结合理念的现代牙种植学已经问世50年[1]。基于两个研究团队的基础实验研究，在牙列缺损和牙列缺失患者的修复重建方面，取得了卓越的进展。一个团队位于瑞典，由哥德堡大学的P-I Brånemark教授牵头；另一个团队位于瑞士，由伯尔尼大学的André Schroeder教授牵头。20世纪60年代末和70年代，这两个研究团队分别独立发表了具有里程碑意义的论文，来描述钛种植体的骨结合现象[2-4]。骨结合种植体的特征是活骨与种植体表面的直接接触[5-7]。

这一发展的早期阶段，确立了实现骨结合的数个先决条件[2-3]。其中一部分在过去的50年中做了修订；另一部分沿用至今。为了实现骨结合，应尽可能使用创伤小的外科技术来种植，以避免在精准预备种植窝的过程中骨过热，且种植体应获得理想的初始稳定性[5,8]。对

照实验研究已经证实，遵循这些临床指南，非潜入式钛种植体（一段式程序）和潜入式钛种植体（两段式程序）均能够获得可预期的成功骨结合[9-10]。

在最初开始进行骨结合种植体的临床试验时，大多数接受治疗的患者是牙列缺失患者。回顾性研究报告了可靠的结果[11-13]。受此鼓舞，越来越多的临床医生开始将骨结合种植体应用于牙列缺损患者，在20世纪80年代末和90年代初，诸多研究团队发表了关于种植治疗应用短期效果可靠的最初报告[14-18]。在此之后，单颗牙缺失间隙和远中连续缺失也已变成牙种植治疗日常越来越常规的适应证。如今，这些治疗在许多临床中心成为了主流[19-21]。

获得并维持成功骨结合的最重要先决条件之一就是手术位点有骨量充足的健康骨。这不仅要求有充足的骨高度允许植入足够长度的种

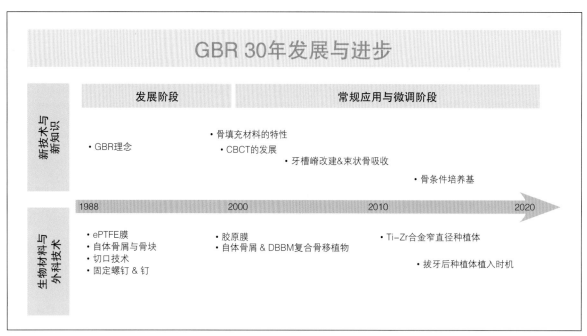

图1-1 自从20世纪80年代末以来，GBR技术经过了30余年的发展。ePTFE，膨体聚四氟乙烯；DBBM，去蛋白牛骨矿物质；Ti-Zr，钛锆。

植体，也要求牙槽嵴具备充足的嵴顶宽度。20世纪80年代和90年代的临床研究显示，种植体植入时缺乏颊侧骨壁的骨结合种植体，其软组织并发症和/或远期预后欠佳的风险有所增加[22-23]。为避免种植体并发症和失败率增加，这些研究提示，骨量不足的拟种植位点应视为种植体植入的局部禁忌证，或应通过适当的外科程序进行局部骨缺损再生，以增量局部。

在早期的几十年中，为克服种植治疗的这些局部禁忌证，人们进行过各种尝试来开发新的外科技术用以增量局部缺损的牙槽嵴。所建议的技术包括，对重度萎缩牙弓使用髂嵴获取的自体块状骨进行垂直向牙槽嵴增量[24-25]；在上颌应用上颌窦底提升程序[26-28]，应用外置法自体骨进行牙槽嵴骨增量[29-31]或牙槽嵴劈开技术，例如牙槽嵴扩张成形术[32-34]。

在同一时期，除了这些新的外科技术，也引入了使用屏障膜的引导骨再生（GBR）理念。基于病例报告和短期临床研究，许多作者报告了该膜技术在种植患者局部骨缺损再生中的最初效果[35-40]。

本书将提供有关GBR技术生物学基础及其在牙种植患者中的各类临床应用的更新。至今，GBR在日常实践中的临床经验已跨越30年。这30年可以分为发展阶段和常规应用阶段，在常规应用阶段，开展了针对外科程序的大量微调工作（图1-1）。聚焦于改善外科技术、扩大适应证范围、提高成功效果的可预期性，以及减少患者的术后不适与疼痛。

GBR的发展阶段

对种植患者使用屏障膜起源于屏障膜在牙周再生中的临床应用，即引导组织再生（GTR）。最早GTR由Nyman等率领团队在20世纪80年代早期确立[41-42]。最初的研究是用微孔过滤器进行的，早在20世纪50年代末和60年代，微孔过滤器已经用于了骨缺损再生的实验研究[43-45]。然而，这些研究对颌骨局部骨缺损再生的新的外科技术的形成没有影响，因为在当时，尚未认识到膜技术应用的潜力。

由Nyman等发表的GTR领域的这两篇论文[41-42]，均证实了GTR程序的成功治疗效果，引发了极大的关注并使得相关的研究活动在20世纪80年代中后期有所增加[46-49]。这些研究已经开始使用了膨体聚四氟乙烯（ePTFE），这一生物惰性膜成为了GTR和GBR发展早期阶段的标准用膜。20世纪80年代中期，Dahlin团队开始在骨再生中使用ePTFE膜，他们进行了系列的临床前研究[50-52]。这些研究证实了一个理念，即ePTFE膜的应用建立了一个物理屏障，从而隔绝有潜能参与封闭空间内创口愈合过程的组织与细胞。屏障膜能够促进血管生成细胞和成骨细胞从骨髓腔向骨缺损区的增殖，且同时使得骨缺损区不受成纤维细胞的干扰。Schenk等[53]关于猎狐犬的一项标志性实验研究很好地证实了这些现象。在本书的第2章，详尽展示了关于骨缺损区在膜保护下创口愈合过程的当前生物学理解。

20世纪80年代后期，ePTFE膜开始用于GBR程序。主要目的是在有局部骨缺损的种植位点实现种植体周骨缺损的再生。GBR技术已被用于同期和分阶段方案。GBR同期植入种植体的方案曾主要用于拔牙位点的即刻种植，以再生种植体周骨缺损[35-36,38]，或用于嵴顶裂开式骨缺损位点的种植体[40]。分阶段的方案曾主要用于临床上嵴顶宽度不足的已愈合牙槽嵴。膜技术曾用于一期手术增加牙槽嵴宽度，在愈合6～9个月之后的二期外科程序时植入种植体[37]。

早期，两种方案均观察到了一些并发症，因此提出了外科技术的修正以提高成功治疗效果的可预期性。一种常见的并发症是ePTFE膜的塌陷，这会减少膜下方再生组织的体积。此外，一些再生位点显示骨形成不足以及膜下方有骨膜样组织形成[37,40]。因此，多个研究团队推荐使用诸如自体骨或同种异体骨等骨填充材料，主要是为了支撑膜以及降低膜塌陷的风险[54-56]。对于两种术式，ePTFE膜和自体骨移植物联合应用均可以获得良好的临床效果。其中一些患者的随访与记录时间长达术后25年（图1-2～图1-4）。

1994年，在美国召开了一次专家会议，讨论在经过5年的临床实践后，GBR技术用于日常临床实践的潜能及其局限性（图1-5）。这次会议清楚表明GBR技术需要改进，以便更广泛地应用于牙种植患者。专家们一致认为基于ePTFE膜联合使用骨移植物或骨代用品的GBR技术具有如下的缺点和不足：

- 由于软组织裂开所致的膜暴露发生率非常显著，往往导致膜下方局部感染以及随之导致的GBR程序再生效果欠佳[57-60]。

- 由于膜的疏水性，术中难以操作，需要通过小螺钉或钛钉来固定膜[55-56,61]。

- 需要二次手术程序取出生物惰性不可吸收膜，从而增加了患者的不适和整体治疗时长。

在本次会议，确定了改善GBR程序对于牙

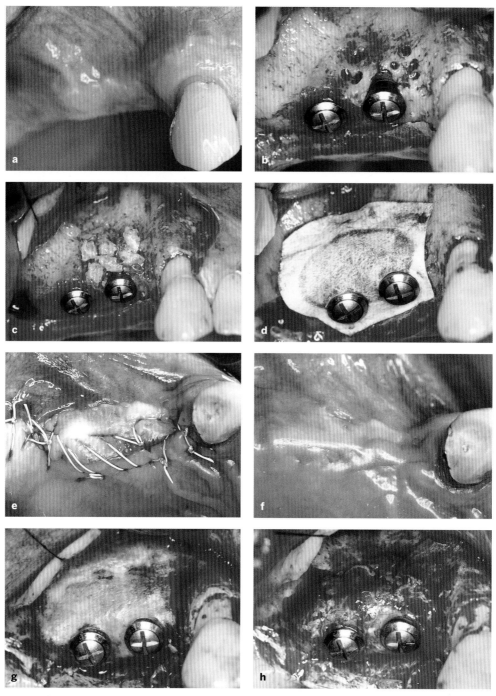

图1-2 病例1 （a）术前情况（1991年）。该男性患者上颌右侧远中连续多颗牙缺失的已愈合牙槽嵴。计划植入两颗钛种植体并固定修复。（b）植入两颗种植体，近中种植体嵴顶裂开式骨缺损。使用小球钻在皮质骨表面打孔开放骨髓腔，刺激缺损区出血。（c）植入局部获取骨屑用于支撑ePTFE膜，并刺激骨缺损区的新骨形成。（d）使用生物惰性ePTFE膜作为物理屏障。有孔膜包绕着两颗种植体的颈部而固定。（e）切开骨膜之后，无张力初期创口关闭完成手术。（f）种植手术后4个月时的临床情况。创口愈合无异常。（g）愈合4个月之后，再次打开。二次手术是必要的，以取出不可吸收膜。（h）去除膜之后的临床情况，两颗种植体的缺损区均显示成功的骨再生。

→

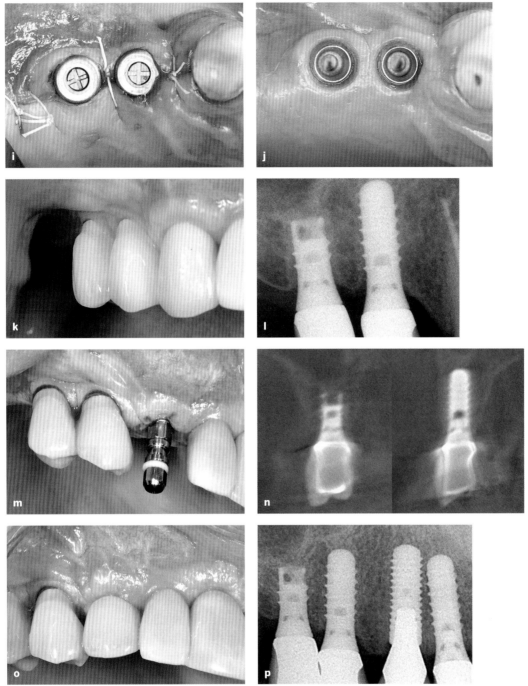

图1-2 病例1（续） （i）使用高的愈合帽，调整软组织边缘并采用间断缝合固定到位。（j）两周之后，软组织完成愈合，两颗种植体均可以通过单冠修复。（k）15年随访检查时的临床情况（2006年）显示种植体周软组织稳定，治疗效果满意。（l）15年随访的根尖放射线片显示两颗夹板式相连种植体周牙槽嵴骨水平稳定。（m）2010年（首次手术后19年），在尖牙位点再植入一颗种植体，采用了延期不翻瓣的方式。术中临床观显示前磨牙位点两颗种植体周软组织均稳定。（n）尖牙种植位点的围手术期检查中，进行了一次CBCT扫描。矢状面显示，已行使功能19年的两颗前磨牙种植体颊侧均有较厚的骨板。（o）在尖牙位点完成一颗新的单冠后的临床情况。考虑到实施过GBR程序，治疗效果非常满意（1991年）。（p）完成治疗后的根尖放射线片。前磨牙位点的两颗软组织水平种植体已经行使功能19年，两颗种植体均显示稳定的种植体周骨嵴水平。这是最后一次随访检查，该患者不幸患上了痴呆症，并在几年之后离世。

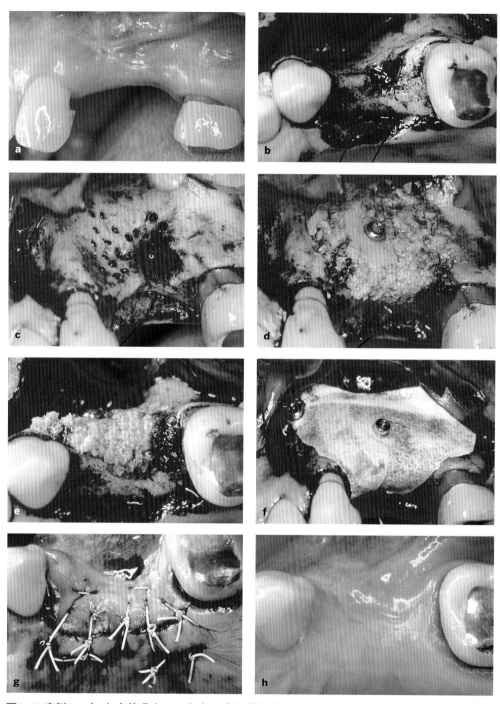

图1-3 病例2 （a）术前观（1994年），该女性患者的上颌左侧颊侧观显示两颗前磨牙缺失。颊侧面平坦。（b）术中殆面观显示颊侧明显平坦，且在第二前磨牙区域有颊侧骨缺损。（c）放置块状骨之前，在整个颊侧骨表面制备穿孔以开放骨髓腔。将骨缺损区的瘢痕组织去除。（d）放置从颏部获取的自体骨块，并使用固位螺钉固定。使用骨屑增量整个周围区域。（e）殆面观显示增量后的牙槽嵴体积。（f）使用生物惰性膜（ePTFE膜）覆盖增量牙槽嵴之后的颊侧观。（g）使用4-0和5-0的ePTFE缝线，通过数个褥式缝合与单纯间断缝合实现创口的初期关闭。（h）牙槽嵴增量后6个月，临床情况显示愈合过程无并发症且软组织健康。 →

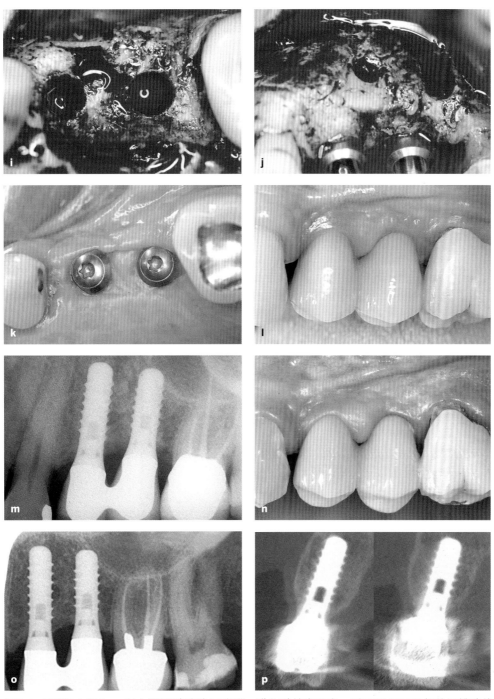

图1-3 病例2（续）　（i）翻瓣并移除屏障膜，进行种植窝预备，耠面观显示理想的牙槽嵴体积和厚的颊侧骨壁。（j）颊侧观证实了成功的牙槽嵴增量。仍可识别出块状骨，其周围部分区域覆盖着新形成的骨。（k）两颗种植体均非潜入式愈合3个月之后的临床情况。种植体周黏膜健康并具有理想的角化黏膜带。（l）10年检查时（2005年）的临床情况显示两颗种植体牙冠夹板式相连。种植体周黏膜稳定，无种植体周病理性症状。（m）10年检查时的根尖放射线片证实复合设计修复的两颗软组织水平种植体周骨嵴水平稳定。（n）25年随访检查（2019年）显示种植体周黏膜极其健康的临床状态，尽管该高龄老人（86岁）的菌斑控制不再理想。（o）根尖放射线片证实两颗软组织水平种植体具有稳定的嵴顶骨水平。（p）CBCT扫描显示第一前磨牙（左）和第二前磨牙（右）位点均有完整的厚颊侧骨板。

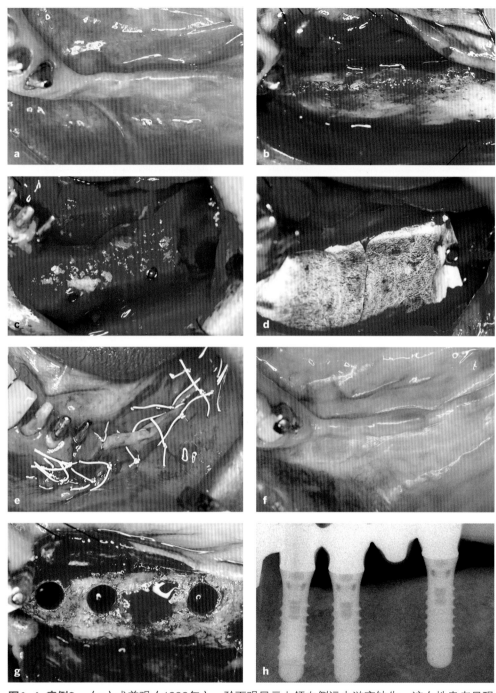

图1-4 病例3 （a）术前观（1993年）。殆面观显示上颌左侧远中游离缺失。该女性患者呈现已愈合的萎缩牙槽嵴伴有严重的颊侧扁平。（b）术中观显示牙槽嵴宽度小于3mm。（c）在同一瓣内从第三磨牙处获取两个块状骨移植物进行水平向骨增量之后的情况。（d）使用ePTFE膜覆盖块状骨移植物。通过多个迷你钉将膜固定。（e）采用褥式缝合以及单纯缝合无张力关闭创口以实现初期愈合，完成手术。（f）无并发症愈合6个月之后的临床状态。（g）翻瓣并取出屏障膜之后，可见第一前磨牙和第一磨牙区域的骨增量效果理想，可以植入种植体。（h）成功完成修复后，1年复查（1994年）时的根尖放射线片显示了所有3颗软组织水平种植体稳定的牙槽嵴水平。

→

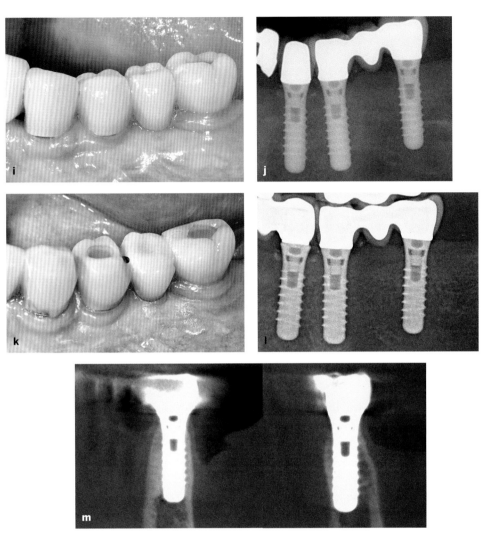

图1-4 病例3（续） （i）15年检查时的临床状态。种植体周黏膜稳定但显示有一些黏膜炎症状。（j）放射线片证实3颗软组织水平种植稳定的牙槽嵴水平。（k）25年（2019年）（译者按：此处按年份应该为2018年）随访检查的临床观。患者此时85岁高龄，菌斑控制不再理想。颈部具有机械光滑表面的软组织水平种植体周黏膜显示种植体周组织非常稳定。（l）行使功能25年后的根尖放射线片证实3颗软组织水平种植体的骨嵴水平均稳定。（m）进行CBCT扫描检查种植体周骨量。颊舌向断层显示在1993年进行了块状骨移植GBR的第一前磨牙和第一磨牙两个位点，种植体的颊侧骨壁均完整。

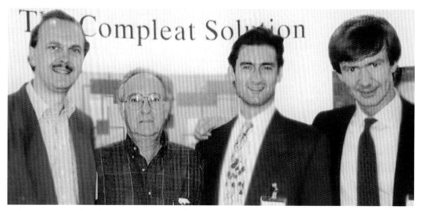

图1-5 1994年在美国亚利桑那州参加专家会议的照片，左起：Daniel Buser、Bill Becker、Sascha Jovanovic和Massimo Simion。

框1-1 20世纪90年代中期GBR技术改进的目标

- 提高GBR治疗成功效果的可预期性
- 降低膜暴露和膜感染所致并发症的发生率
- 使得GBR技术对术者更加友好，膜在术中更易操作
- 通过尽可能取消二次手术以取出膜，并尽可能缩短愈合时间，使得GBR对患者更加友好

种植患者和医生双方的可预期性和吸引力的目标（框1-1）。

本次专家会议的与会专家都很明确，只有使用生物可吸收膜才能实现这些目标。在20世纪90年代早期，随着首批生物可吸收膜的引入，这一趋势在GBR领域再次引爆[62-63]。

随之，进行了大量的动物研究，以检查用于GBR程序的不同生物可吸收膜[64-74]。总体来说，评估了两类不同的生物可吸收膜[75]：

- 聚乳酸或聚乙醇酸制成的聚合物膜
- 各种动物来源生产的胶原膜

与这些临床前研究并行，临床医生开始给患者使用生物可吸收膜。首篇发表的临床报告主要测试了胶原膜[76-80]，时至今日，胶原膜已

常规用于GBR程序的日常实践中。

除了选择合适的屏障膜之外，为GBR程序选择合适的骨填充材料对于GBR程序的再生效果也同样重要。在20世纪90年代早期，人们从机械角度出发考虑，主要应用自体骨屑。这些填充颗粒的作用是支撑膜，以避免膜在愈合期间塌陷。在20世纪90年代中期，Buser等[81]的首个临床前研究是在小型猪上进行的，该研究帮助我们了解到，在骨改建过程中的成骨潜能以及填充物替代率方面，不同的骨填充材料具有不同的生物学特性。

第2章也讨论了用于GBR程序的不同生物材料，诸如骨移植材料、骨代用品以及屏障膜等。

GBR的常规应用与微调阶段

2000年左右，GBR进入了日常实践中的常规应用阶段。此后，GBR技术成为了种植患者局部骨缺损再生的标准处理方法。2007年，Aghaloo和Moy[82]的一篇系统性评述证实：进行了GBR程序后植入的种植体具有良好的留存率和成功率，而在各种用于局部骨增量的外科技术中，GBR程序是唯一有充分证据的外科技术。当时其他技术中唯一有科学证据记录的骨增量外科技术为上颌窦骨增量以及上颌后部的上颌窦底提升。

然而，在过去的20年中，由于技术的新发展以及对相关组织和移植物的生物学有了更好的理解，GBR程序取得了显著的进展。

最重要的改善如下：
- 基于CBCT的更好的3D放射线技术的发展。
- 拔牙位点组织生物学的更多知识。
- 骨移植材料和骨代用品生物学特性的更好理解。
- 小直径种植体的发展。

CBCT作为新的3D放射线方法

CBCT技术的发展始于20世纪90年代末，由Mozzo等[83]首次发表，这可能是过去20年口腔种植学最为重要的进展之一。与牙科在20世纪90年代使用的计算机断层（CT）技术相比，这一新的3D放射线技术能够获得图像质量更高且辐射暴露明显减少的断面成像。CBCT技术使得断面成像不仅可用于患者的术前检查，也可用于骨增量程序后的随访记录[84-85]。在术前检查阶段，CBCT有助于评估拟种植位点的骨缺损范围，从而对缺损形态进行分类。这些方面将在第5章进行详细讨论。此外，CBCT也是数字化技术领域必不可少的基本技术之一，包括用于患者的计算机辅助种植外科（CAIS）。

拔牙后位点组织生物学的更新理论

该领域的进展始于2004—2005年，由Lindhe团队进行的关于拔牙后位点骨改建的基础研究。最初，用比格犬进行系列实验研究，有助于阐述拔牙后束状骨吸收的概念[86-87]。这些研究之后，进行了采用CBCT技术的大量临床研究（评述见Chappuis等[88]）。这一新的理论对拔牙后种植选择标准的确定奠定了基础。第4章详细讨论了硬组织和软组织改变的当前理论，第6章展示了不同治疗方案的选择标准。

更好地理解骨移植物与骨代用品的生物学特点

如前所述，早在20世纪80年代后期，自体骨屑已被用于GBR程序，但其主要用作膜的支撑，防止膜在愈合过程中塌陷。在20世纪90年代后期，Buser等[81]在小型猪做的第一个临床前研究表明不同的骨填充材料具有不同的生物学特性。自体骨屑具有卓越的成骨潜能，在早期愈合阶段促进新骨形成，并在骨改建过程中存在高替代率。受试的其他骨填充材料在早期愈合阶段均表现出更缓慢的骨形成，但其中之一表现出令人关注的低替代率。随后，Jensen等[89-91]进行了不同骨填充物的系列实验研究，证实了在成骨潜能方面，自体骨屑比受试的其他骨填充材料具有显著的优势。相对的，这些研究显示某些低替代率的骨填充材料具有非常好的体积稳定性，例如去蛋白牛骨矿物质（DBBM），一种牛源性骨填充物。这种对骨移植物和骨代用品生物学特性的新见解，越来越倾向于使用两种骨填充材料作为所谓复合骨移植物,可以作为两层使用,也可混合为复合移植物使用(见第2章)。

到了21世纪10年代,通过细胞培养的系列体外实验,自体骨屑的特性得到了进一步的研究。研究显示,这些骨屑会立即向周围血液中释放生长因子(GF),即转化生长因子-β1(TGF-β1)和骨形态发生蛋白(BMP-2),这两种有效GF均可促进成骨[92-95]。随着GF的释放,包含有GF的血液被称为骨条件培养基(BCM)。随后,BCM能够生物激活GBR程序中的骨填充物以及屏障膜[96-97]。所有这些细节将在本书全新的第3章中展示。

钛锆合金新型窄直径种植体的发展

早在20世纪90年代中期,由工业纯钛(CPTi)制成的窄直径种植体(NDIs)就已问世,但由于疲劳断裂,NDIs在日常的临床实践中表现为折断率增加,因此其临床应用受到限制[98]。为降低折断风险,在当时推荐NDIs与其他种植体夹板式相连[8]。2010年左右,一种叫作Roxolid(Straumann)的新型钛锆合金(Ti-Zr)被引入市场。与CPTi相比,这种新型种植体材料具有更大的强度[99]。这种强度更高的种植体材料能够降低折断的风险,从而扩大日常临床实践中的应用范围。同时,临床研究与系统性评述也详细记录了NDIs[100-103]。在伯尔尼大学最近覆盖3年(2014—2016)的患者合并分析中,NDIs的使用率明显增加,约为

25%[21]。这意味着其使用量在6年内显著增加一倍多[20]。

在日常临床实践中,NDIs的应用有两个优点。首先,在牙槽嵴宽度约6mm的临界情况下,它允许临床医生单纯使用标准种植体植入方案而无需同期GBR程序。其次,在局部骨缺损的病例,它可以优化种植体植入之后的缺损形态,从而降低分阶段骨增量程序的实施率。

对患者的益处显而易见,因为这不仅降低了不适感,而且还降低了费用。这些细节将在本书第5章进行讨论。

所有的这些发展使我们能够在过去20年间对GBR技术进行微调优化,关于这些方面的细节将在本书的临床环节中予以讨论。

总结

多年以来,牙种植患者的GBR程序有了显著的发展。GBR程序已经不仅是拟种植患者牙槽嵴局部骨缺损再生的标准处置,而且也是过去20年种植治疗迅速扩张的重要贡献因素,并为美学牙种植领域的显著进展做出了贡献。

不同临床情况下所推荐的程序将在第6~13章逐步展示。遵循骨增量程序的基本原则,本书的读者将很快意识到所推荐的外科技术极为方便。这为临床医生提供了最为可预期的方法,以实现成功治疗效果并降低并发症风险,从而成为一名成功的种植外科医生,能够满足当今患者的高需求。

2

屏障膜保护下的骨缺损再生
Bone Regeneration in Membrane–Protected Defects

Dieter D. Bosshardt, MSc, PhD | *Simon S. Jensen*, DDS, Dr odont |
Daniel Buser, DDS, Prof em Dr med dent

口腔种植治疗中，无论是美学结果还是长期成功率，都需要足量的活骨。然而，为了植入种植体，在大约50%的种植位点都需要进行特定的手术，该手术能可预期性地产生足够体积的骨。有几种方式可以促进骨的形成：（1）自体骨移植或添加生长因子诱导成骨；（2）自体骨移植或骨代用品提供骨引导，为新骨形成提供支架；（3）干细胞或前体细胞的迁移，分化为成骨细胞；（4）牵引成骨；（5）使用屏障膜进行GBR。无论使用哪种方法，总有一种潜在的骨愈合的基本生物学机制。

骨显示出独特的再生潜力，骨折修复可能是最好的例证。骨能够用再生的组织修复骨折或局部缺损，不留下任何疤痕，该再生组织同样具有高度的结构性。这种愈合模式的机制通常被认为是胚胎成骨和生长的重演。因为骨具有独特的自然愈合能力，重建外科的诀窍在于利用这种巨大的再生潜力来促进骨形成，应用于临床。因此，充足的骨增量或者治疗任何骨缺损都需要在细胞与分子层面上对骨的发育与形态发生有深刻的理解。本章总结了骨的发育、结构、功能和再生，并讨论了用于GBR的各种生物材料的优缺点，为选择合适的生物材料组合，以在种植体周实现长期成功的骨增量提供生物学依据。

骨的发育与结构

骨的功能

骨无疑代表了支持组织演化过程中的一项伟大成果。不过，它还有许多其他的功能。这些包括：（1）机械支撑身体，运动与移动；（2）支持牙齿，咬断和碾碎食物；（3）支持

13

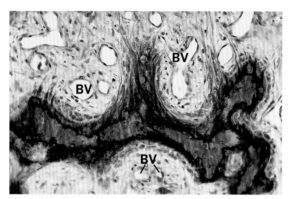

图2-1 编织骨的光镜图。这种类型的骨形成支柱和嵴，它们总是与血管（BV）紧密相关（Goldner三色染色）。

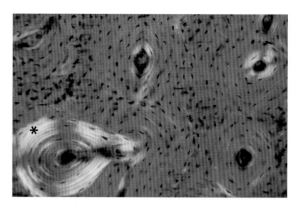

图2-2 马皮质骨中的初级和次级骨单位。在偏振光下，次级骨单位（*）显示出清晰的板层结构。初级骨单位的壁由初级平行纤维骨组成，双折射较少。

图2-3 光镜显微照片显示平行纤维骨对编织骨（*）的增强作用（甲苯胺蓝表面染色）。

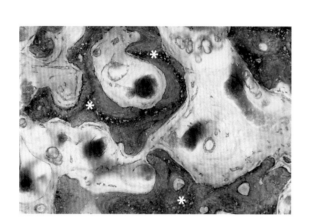

和保护大脑、脊髓和内脏器官；（4）容纳骨髓，骨髓是造血细胞的来源；（5）钙平衡。可能正因为这些功能至关重要，骨才因此拥有了非凡的自我愈合、修复和再生能力。

骨的类型和组织结构

哺乳动物的骨骼由长骨和扁骨组成。根据胶原纤维的方向，可以将骨组织分为3种类型：编织骨、板层骨和一种中间类型——初级平行纤维骨。

编织骨主要在胚胎和儿童期形成，然后被板层骨取代。在成年人中，当需要骨加速形成时，编织骨会重新出现，比如骨折修复过程中的骨痂，以及诸如Paget骨病、肾性骨营养不良、甲状旁腺功能亢进症和氟骨症等病理情况。在编织骨中，胶原纤维随机排列，纤维间隙相对较宽[1]。除了有交织的胶原纤维外，编织骨的特点是大量的大体积骨细胞和高的矿物质密度（图2-1）。

板层骨的结构要复杂得多，其特征是基层由胶原纤维平行排列而成。一个骨板单元宽3~5μm，并且各个骨板之间的纤维方向不同（图2-2）。因此，板层骨可被视为一种复杂的胶合板样结构[2]。

初级平行纤维骨沉积于骨形成的早期阶段，以及骨外膜和骨内膜的外积生长阶段。其胶原纤维平行于骨表面，但缺乏板层结构（图2-3）。初级平行纤维骨在生理学特点上与编

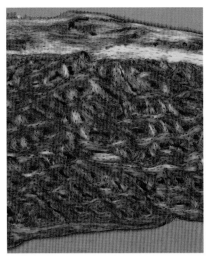

图2-4　兔胫骨皮质骨的偏振光显微照片。围绕哈弗氏管构建的骨单位被夹在骨外膜（顶部）和骨内膜（底部）表面的环形板层之间。

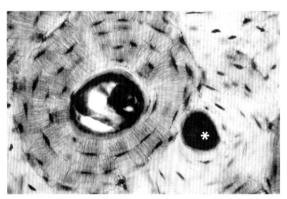

图2-5　骨单位是代谢单元。骨细胞染色，显示骨陷窝—微管系统。哈弗氏管闭塞之后，骨单位坏死的碎片（*；不脱钙骨磨片；碱性品红染色）。

织骨最为相似。

成熟骨由皮质骨（密质骨）和松质骨（骨小梁或海绵状骨）组成。根据骨板的方向，皮质骨基质被细分为不同的部分。基本结构单位是骨单位或哈弗氏系统——纵向的圆柱形结构，中心为血管（哈弗氏管）。次级骨单位的壁由同心骨板构成，而初级骨单位由更为原始的平行纤维骨基质构成（图2-2）。在骨外膜和骨内膜表面，外积生长常形成环状骨板（图2-4）。环状骨板和早期骨单位的残余以间骨板的形式占据剩余的空间。这些皮质改建活动残余物中的骨细胞通常被切断血液供应并死亡[3]（图2-5）。

松质骨骨小梁也由骨结构单元构成，即小包或壁，由黏合线分开或粘接在一块。它们也反映了生长早期的局部改建和松质骨周转[4]。

骨细胞

骨的形成、维持和修复是由间充质细胞和骨髓来源的细胞调节的。成骨细胞、骨细胞和骨衬细胞来自间充质细胞，而破骨细胞属于单核细胞/巨噬细胞谱系，因此来源于骨髓。骨巨噬细胞是骨组织中的驻留细胞，在骨形成和骨改建中起关键作用[5]。成骨细胞、骨衬细胞和破骨细胞覆盖在骨表面，而骨细胞位于骨基质内部，骨巨噬细胞位于骨髓腔。

成骨细胞是一种大的立方细胞，能形成单层覆盖所有骨外膜或骨内膜表面，在这些表面，骨形成活跃[6]。它们是极化细胞，向骨表面单向分泌类骨质。成骨细胞的细胞核呈卵形，细胞质中充满丰富的粗面内质网和发达的高尔基复合体（图2-6）。成骨细胞之间似乎存在异质性，这可能反映了骨类型和/或解剖位点之间的差异[6]。成骨细胞负责骨基质的合成、组装和矿化。

成骨细胞来源于骨髓中的间充质干细胞[7]。成骨细胞的分化在其发育的各个阶段受到多种转录因子的控制。矮小相关转录因子2

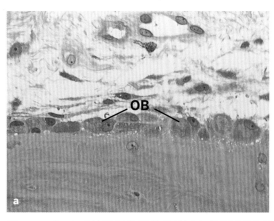 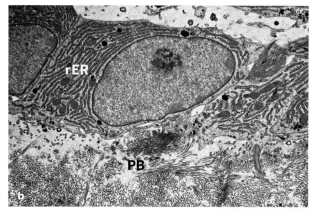

图2-6 （a）光镜下显示骨基质外衬有单层成骨细胞（OB）（甲苯胺蓝染色）。（b）透射电镜下显示类骨质或前骨质（PB）外衬有成骨细胞，内含丰富的粗面内质网（rER）。

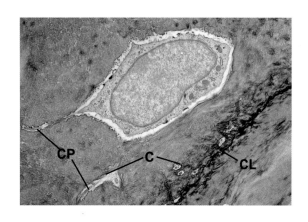

图2-7 透射电镜下显示一个骨细胞位于黏合线（CL）旁的骨陷窝内。在骨细胞附近可见纵切和横切的微管（C），内含胞突（CP）。

（Runx2），又称核心结合因子α1（Cbfa1），以及Runx2下游的Osx（osterix）是成骨细胞分化的主要开关[8]。Runx2的表达并不局限于成骨和成软骨细胞系[9-10]，在完全分化的细胞中也表达Runx2，这提示了Runx2在成骨细胞功能中的其他作用。

一些成骨细胞通过基质分泌倒转或通过相邻的成骨细胞包裹而成为骨细胞[11]。基质沉积的速度可能决定了被包埋的骨细胞的数量[12]。编织骨就是一个例子，编织骨的形成速度比任何其他类型的骨都要快得多，并且拥有大量包埋的骨细胞[13]。骨细胞被包埋在骨基质中的陷窝内（图2-7），相邻的骨细胞之间通过延伸于致密的微管系统中的细小胞突互相连接。这

个骨陷窝-微管系统允许营养物质、废物以及用于相邻的骨细胞、成骨细胞、骨衬细胞、破骨细胞和巨噬细胞间相互沟通的信号分子的扩散。它对于骨细胞的存活是必不可少的，因为营养物质及废物在高度矿化的骨基质中扩散几乎是不可能的。然而，该系统的传输能力也有限。在哺乳动物中，保持骨细胞存活的关键传输距离大约为100μm[14]。这解释了为什么骨单位和骨小梁的壁厚极少超过100μm。健康的骨细胞是骨骼正常运作所必需的[15]。

骨细胞不只是埋藏在骨基质中的被动细胞，它们可能通过参与骨改建、离子交换和机械信号感知积极参与骨稳态[15-16]。重要的是，骨细胞可以合成硬化蛋白（一种骨形成的负

图2-8　光镜下显示牙槽骨中吸收陷窝内的破骨细胞（OC）（品红和甲苯胺蓝染色）。

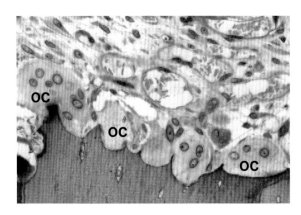

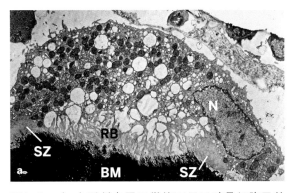

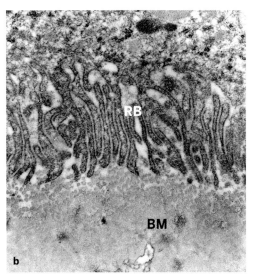

图2-9　（a）透射电子显微镜下显示破骨细胞及其皱褶缘（RB）、封闭区（SZ）、大量的线粒体、小泡和空泡，但只有一个细胞核轮廓（N）。皱褶缘代表骨基质（BM）溶解和降解的部位（未脱钙的超薄切片）。（b）放大的透射电子显微照片显示皱褶缘（RB）和骨基质（BM）（未脱钙的超薄切片）。

调控因子[17]），并且是核因子-κB受体活化因子配体（receptor activator of nuclear factor-κB ligand，RANKL）的主要来源，这是破骨细胞分化和维持活性所必需的[18]。

　　骨衬细胞是成骨细胞家族的第三大细胞。它被认为是一种覆盖在骨表面的不活跃的成骨细胞。骨衬细胞形状扁平，细胞器数量减少，表明细胞代谢和蛋白质合成活性下降。因此，它们也被称为不活跃或静止的成骨细胞。骨衬细胞可能通过释放破骨细胞激活因子、主动收缩来参与骨吸收的启动，骨衬细胞的主动收缩可以暴露骨表面，以利破骨细胞的

附着[19]。破骨细胞是一个大的多核细胞。破骨细胞在形态上不同于其他巨细胞，特别是不同于异体巨细胞，通常可通过其位于骨吸收腔隙内，即吸收陷窝来判断（图2-8）。它们的大小在30～100μm之间，细胞核的数量在3～30个之间。它们的主要功能是降解骨基质，这个过程被称为骨吸收。细胞质呈嗜酸性，常含有液泡（图2-9a）。破骨细胞的边缘附着在矿化表面，并通过所谓的封闭区（透明区域，图2-9a）封闭实际的吸收腔。在这个腔室的中心部分，细胞表面被许多细胞质波纹扩大，形成褶皱缘（图2-9b）。通过扩大的细胞膜，

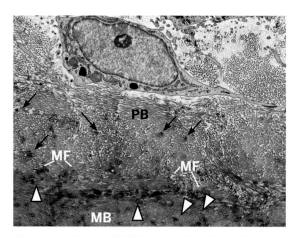
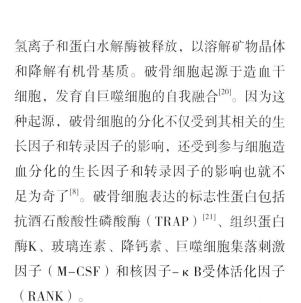

图2-10 透射电子显微镜显示成骨细胞、类骨质或前骨（PB）、矿化前沿（MF）和矿化骨基质（MB）。矿化灶（箭头）和"灰色斑块"（三角形）分别在类骨质和矿化骨基质中可见。

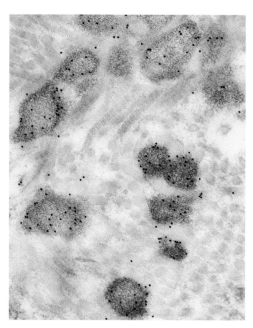

图2-11 高分辨率免疫细胞化学显示骨桥蛋白的金颗粒标记与类骨质中的矿化灶有关。

氢离子和蛋白水解酶被释放，以溶解矿物晶体和降解有机骨基质。破骨细胞起源于造血干细胞，发育自巨噬细胞的自我融合[20]。因为这种起源，破骨细胞的分化不仅受到其相关的生长因子和转录因子的影响，还受到参与细胞造血分化的生长因子和转录因子的影响也就不足为奇了[8]。破骨细胞表达的标志性蛋白包括抗酒石酸酸性磷酸酶（TRAP）[21]、组织蛋白酶K、玻璃连素、降钙素、巨噬细胞集落刺激因子（M-CSF）和核因子-κB受体活化因子（RANK）。

骨中的巨噬细胞（骨巨噬细胞）是另一种起源于造血细胞的细胞，也称为骨瘤样细胞（osteomac）。

这些常驻细胞在骨生物学中发挥着重要作用，在调节骨形成和改建方面发挥着关键作用。

此外，它们是GBR生物材料植入后，第一批与其接触的细胞，它们可以分化为经典的M1或M2巨噬细胞，或随后融合为破骨细胞或其他多核巨细胞[5]。

骨基质的形成与矿化

成骨细胞合成一种大分子的混合物，这些大分子被分泌到细胞外环境中，形成骨基质（类骨或前骨），它由水、矿物、胶原蛋白和非胶原性大分子组成，后者通常被称为非胶原蛋白。前面已经回顾了骨的生化成分[22-27]，胶原蛋白在其中发挥结构和形态发生作用[28]。在矿化组织中，它们与各种非胶原蛋白相互作用，为矿物质晶体的调节提供了支架[29]。骨的非胶原蛋白大致可分为糖蛋白、蛋白多糖、血浆衍生蛋白、生长因子以及其他大分子。除了结构功能外，骨基质还含有在生物矿化和基质-细

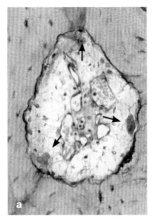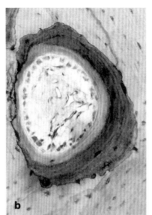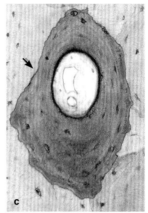

图2-12　成年人肱骨的皮质骨改建。（a）破骨细胞（箭头）形成的吸收管。（b）成骨细胞形成的沉积线。（c）成熟的次级骨单位，以黏合线为界（箭头；生长的次级骨单位的横截面；甲苯胺蓝表面染色）。

胞相互作用中发挥作用的分子，它也是生长因子和细胞因子的储存库，当破骨细胞吸收骨基质时，这些生长因子和细胞因子可能会被释放出来。

在离成骨细胞一定距离的矿化前沿，类骨质转化为矿化骨。编织骨的矿化是由基质小泡启动的。相反，在矿化板层骨的类骨质中很少见到基质小泡。然而，第一个出现在胶原纤维中的矿物可能出现在小的离散灶中，这些灶点分布在类骨质内，并在矿化前沿聚集（图2-10）。非胶原骨蛋白如骨桥蛋白（图2-11）和骨涎蛋白与这些小矿化灶和无定形灰色或网状矿化骨斑块的共定位表明这些蛋白与矿化过程相关。另一方面，骨酸性糖蛋白75和骨钙素在整个矿化骨基质中呈弥漫分布[22]。

骨的塑形与改建

结构方面

在整个生命过程中，骨骼会经历持续的生理改建，以达到修复和机械适应的目的。术语"塑形"和"改建"常造成困扰。塑形指形态的改变，而改建指不改变结构的组织替换或替代。皮质骨的改建可能与骨小梁的改建不同。

皮质骨

皮质骨改建的基本结构单元是骨单位（图2-2）。初级骨单位形成于外积生长阶段，而次级骨单位是基质替换的结果。改建顺序如图2-12中的横截面图所示。首先，破骨细胞形成吸收管。随后，成骨细胞出现并开始用同心板层填充该吸收管。在人的密质骨中，完整的次级骨单位的外径为200～250μm，中心血管——哈弗氏管的外径为50～80μm[30]。作为一个连贯的圆柱形结构，次级骨细胞的长度很少超过2～3mm。它们以0.5～1.0mm的间隔通过称为Volkmann管的横向血管通道相互连接。新形成的骨单位的纵向切片显示，骨吸收和沉积在时空上是伴行的，并且改建位点散在，称为骨代谢单位（bone metabolizing units，BMU）。在吸收管道的前沿，破骨细胞聚集在一个切割锥中（图2-13）。当破骨细胞纵

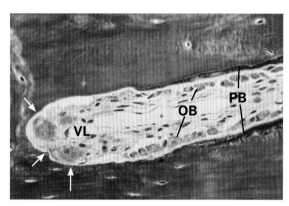

图2-13　犬桡骨骨折修复过程中，改建中的次级骨单位（骨代谢单位）尖端的纵截面。箭头指向破骨细胞的切割锥。VL，血管袢；OB，成骨细胞；PB，类骨质或前骨质缝（显微切片，Goldner三色染色）。

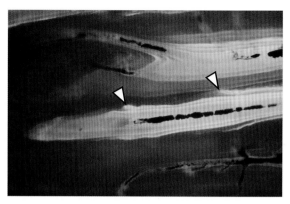

图2-14　每周对骨代谢单位进行连续多色标记（三角形），以测量破骨细胞的每日吸收速率。

向推进时，它们会使吸收管变宽，直至其最终直径。血管环的末端紧跟在破骨细胞的后面。血管环位于吸收管的中心，周围是血管周细胞，后者据信包括成骨细胞前体细胞。在反转期（即骨吸收期和骨基质沉积期之间），管壁衬有单核细胞。在切割锥的后端，成骨细胞出现并沉积板层骨基质，骨基质随后将会矿化。根据物种的不同，骨单位的形成需要2~4个月的时间。这些测量和计算是基于顺序荧光标记（图2-14），该方法还可以准确地测定破骨细胞在纵切面上的吸收速率，例如犬的吸收速率为50~60μm/d[31-33]。

松质骨

　　虽然骨小梁的原始结构是由生长模式决定的，但在整个生命过程中，松质骨的塑形显著地改变了松质骨的结构。骨小梁经历了极大的变化，最终形成适应现行功能负荷的结构，或者正如经常说的，"符合Wolff's定律"[34]。这种适应能力使骨骼能够用最少的骨质承受特定的应力。功能适应的机制还未被完全参透，目前Wolff's定律只能便于我们接受既定事实，而

不必被迫去寻求别的解释。

　　骨改建改善了组织的力学和代谢特性。骨小梁的改建用新的板层骨替代了离散的部分（或小包）（图2-15）。新的小包的形成始于破骨细胞的局部聚集，破骨细胞在小梁表面形成空腔。这些空腔的平均深度约为50μm，很少超过70μm。在这个吸收期结束时，在短暂的间歇或逆转期之后，成骨细胞在形成期开始沉积新的骨基质。与骨单位类似，新的小包被认为是骨结构单元（bone structural unit，BSU），参与其形成的细胞群是BMU。考虑到人体骨骼中小梁表面的范围，松质骨改建的控制和动态在代谢性骨疾病的发病机制中起着重要作用，尤其是在骨质疏松症中。

黏合线

　　黏合线是一种非常有特色的骨骼结构实体。它描绘和划分了新骨与旧骨之间的界面。黏合线分为两种类型：静止线和逆转线。

　　静止线平滑，与骨板严格平行。当骨骼形成停止时，它们就会形成，静止期过后，骨骼形成又会恢复。逆转线是在逆转期形成的，它

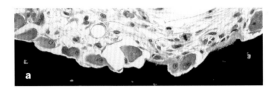
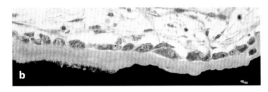
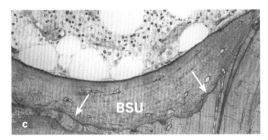

图2-15　骨小梁的改建，人髂骨标本。（a）吸收期（Von Kossa-McNeal染色）。（b）形成期早期（Von Kossa-McNeal染色）。（c）新形成的小包[骨结构单元（bone structural unit，BSU）]，由逆转线或黏合线（箭头）清晰勾画（甲苯胺蓝表面染色）。

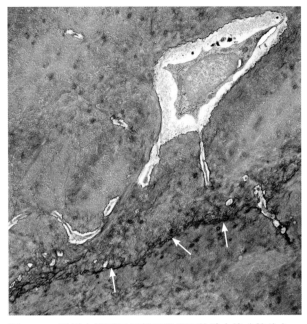

图2-16　透射电镜图显示新旧骨界面的黏合线（箭头）。

们由直接沉积在先前被破骨细胞吸收的骨表面上的基质构成（图2-16）。静止线是由位于未暴露于破骨细胞吸收部位的成骨细胞产生的，其结构和组成与逆转线相似。

次级骨单位与周围较老的骨基质之间总是由一条黏合线隔开或连接。同样，骨小梁改建完成后新形成的小包与较老的骨基质之间由一条黏合线隔开。然而，破骨细胞留下的陷窝使黏合线呈现出皱褶的外观（图2-12c和图2-15c）。黏合线的数量（包括静止和逆转）表明了基质周转的强度。

分子方面

正常的骨改建和骨量的维持依赖于骨形成和骨吸收之间的微妙平衡，涉及多种细胞类型，至少包括破骨细胞、成骨细胞、骨细胞、骨衬细胞、巨噬细胞和血管，也包括来自免疫系统的细胞，这些细胞通过信号分子（即细胞因子和生长因子）相互通信。信号分子表达失衡的后果是骨代谢异常或代谢性骨病，如Paget骨病、骨硬化病、骨质疏松症、关节炎或牙周炎中的骨丧失[35-36]。局部因素以旁分泌和自分泌方式发挥作用，成骨细胞、破骨细胞、骨细胞和炎症/免疫细胞既是信号分子的来源，也是信号分子的靶点。许多细胞因子和生长因子对骨形成有合成和/或分解作用[37-38]。

这些骨调节分子包括甲状旁腺激素、甲状旁腺激素相关肽、降钙素、骨化三醇（维生素D的活性形式）、前列腺素E2、生长激素、甲状腺激素、性激素（雌激素和睾酮）、

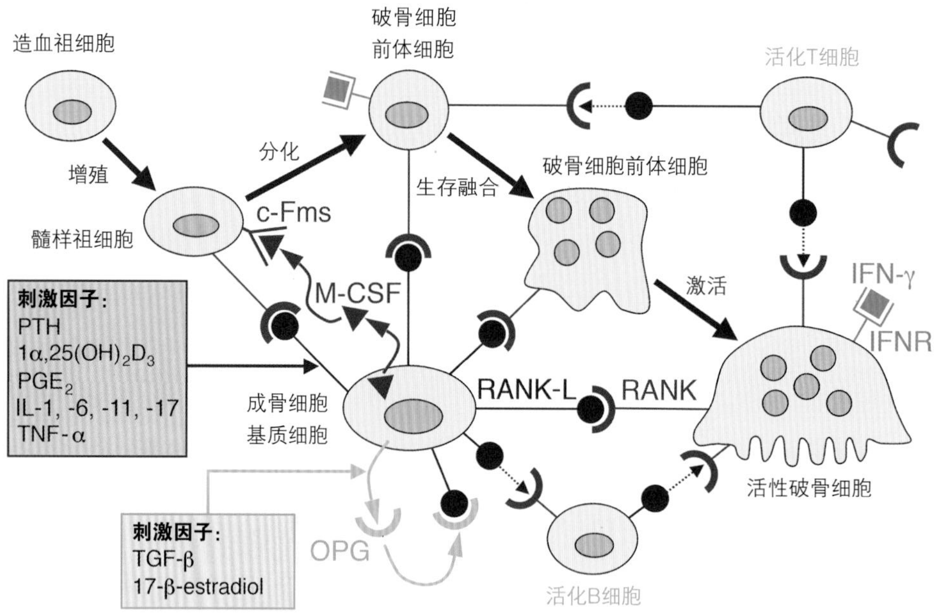

图2-17 RANKL/RANK/OPG系统。PTH，甲状旁腺激素；$1\alpha, 25(OH)_2D_3$，$1\alpha, 25$-二羟基维生素D_3；PGE_2，前列腺素E_2；IL-1，白介素1；IL-6，白介素6；IL-11，白介素11；IL-17，白介素17；TNF-α，肿瘤坏死因子α；M-CSF，巨噬细胞集落刺激因子；c-Fms，M-CSF受体；RANK，核因子-κB受体活化因子；RANK-L，核因子-κB受体活化因子配体；IFN-γ，干扰素γ；IFNR，干扰素γ受体；TGF-β，转化生长因子-β；OPG，骨保护素。

瘦素、他汀类药物、干扰素γ、肿瘤坏死因子α（TNF-α）、转化生长因子α（TGF-α）、TGF-β、骨形态发生蛋白（BMP）、成纤维细胞生长因子（FGF）、胰岛素样生长因子-1（IGF-1）、血小板衍生生长因子（PDGF）、白介素（IL）-1、IL-6、IL-11和IL-17以及硬化素。

RANKL/RANK/OPG系统的发现是骨和免疫学研究的一个突破，该系统在20世纪90年代末首次被确定为骨改建的关键调节因子。骨吸收由该系统调节，该系统包括RANK及其配体RANKL（属于肿瘤坏死因子配体和受体家族的成员）以及骨保护素（OPG）。RANKL主要由骨细胞表达，也由骨髓基质细胞、成骨细胞和某些成纤维细胞表达，RANKL则由破骨细胞前体细胞和成熟破骨细胞表达。RANK与RANKL结合可诱导破骨细胞分化和活化，调节破骨细胞存活。OPG则是由成骨细胞、骨髓基质细胞和其他类型的细胞产生的，是RANKL的可溶性诱饵受体，竞争这种结合。因此，OPG是破骨细胞分化和激活的天然抑制物。

对这一系统的任何干扰都可能改变骨沉积和骨吸收之间的平衡。M-CSF的表达在这一调节系统中起着至关重要的作用。此外，许多促炎细胞因子和生长因子，特别是IL-1和TNF-α，调节RANKL和OPG的表达（图2-17）。免疫系统通过涉及T和B淋巴细胞、树突状细胞和细胞因子的复杂过程调节骨形成与骨吸收之间的平衡。通过B细胞、T细胞和骨髓基质细胞上RANKL的表达，以及破骨细胞前体细胞、成熟破骨细胞、T淋巴细胞、B淋巴细胞和树突状细胞上RANK的表达，这些细胞可以直接影响骨吸收[39-41]。

这一连接骨生物学和免疫细胞生物学的重要调节系统的发现，使新的治疗策略成为可能。使用重组OPG的尝试在防止骨吸收和骨丧失方面取得了成功。然而，一名服用OPG的患者体内产生了显著的抗体滴度，使这一发展提前结束。另一种阻断RANK信号的方法是使用地舒单抗，这是一种全人源抗RANKL的单抗。Prolia（Amgen）用于治疗骨质疏松症患者，而Xgeva（Amgen）用于治疗多发性骨髓瘤、实体瘤骨转移、骨巨细胞瘤和双膦酸类药物难以治疗的恶性高钙血症。与双膦酸盐一样，Proli和Xgeva也会导致颌骨坏死。这些发现导致新的术语出现，即药物相关性颌骨坏死（MRONJ），取代了旧的术语双膦酸盐相关性颌骨坏死（BRONJ）。为了帮助预防MRONJ，临床医生必须询问患者是否服用了抗吸收药物。MRONJ还被称为以血管生成为靶点的癌症治疗的并发症。然而，这种联系更具争议性。在接受破骨细胞抑制剂治疗癌症的患者中，使用抗血管生成药物被认为是一种更明确的可能导致MRONJ的风险因素。

骨再生的生物学

生理性再生与修复性再生

再生通常被理解为用同样高度结构化的组织或器官取代体内消失或丢失的成分，从而使结构和功能完全恢复。生理性再生与修复性再生是不同的。许多组织或器官系统会经历生理性再生，即细胞或组织成分的持续更新。皮质骨和松质骨的改建也属于再生，细胞和细胞外基质（ECM）都被替换了。当组织因损伤或疾病而丢失时，就会发生修复性再生。骨具有完全恢复其原始结构的独特潜力，但存在一定的局限性。原始水平的组织器官有序重建，严格重复了生长发育过程中的骨形成模式。一些基本条件也同样需要实现，比如充足的血液供应以及由坚固的地基提供的机械稳定性。

骨再生的激活

任何骨损伤（骨折、缺损、植入种植体、血液供应中断）都会通过释放和局部产生生长因子及其他信号分子来激活伤口愈合与局部骨再生，如本书第3章所讨论的。骨骼是生长因子和其他信号分子最丰富的来源之一。骨诱导在其经典概念中意味着启动异位成骨，即在正常生理情况下不存在骨的部位形成骨。然而，如果骨化是与现有的骨接触而激活的，即在原位骨诱导的情况下，术语骨诱导也被频繁使用。为避免混淆，如要表达原位成骨，首选术语骨激活。

在异位成骨中，诱导性骨祖细胞在远离骨的地方被发现。这些间充质细胞大量存在于皮下结缔组织、骨骼肌和脾肾被膜中。它们对诱导性刺激（如BMP）的反应比原位成骨更复杂，实际上是在模拟软骨内成骨[42]。

在大鼠皮下植入BMP后，间充质细胞在3~4天后开始增殖。软骨从第5~第8天起开始发育，并在1天内开始矿化。钙化软骨的血管长入和骨替换自第10~第11天开始。诱导性骨祖细胞被诱导时，过渡性软骨的分化似乎是必需的。重要的是，骨祖细胞的反应总是间接成骨。

在原位成骨中，骨祖细胞存在于与骨直接接触的组织中，如骨髓基质、骨膜、骨内膜和皮质内管。这些细胞收到诱导信号时，将直接增殖和分化为成骨细胞。

因此，在原位成骨中，诱导介质作用于定向性骨祖细胞，细胞反应为直接成骨。滞后期很短，很少长于1~3天，新形成的骨直接位于现存骨的表面。

骨缺损的修复

实验性骨缺损的修复是骨再生研究的良好模型。与骨折相比，骨缺损较少受到机械因素和血液供应障碍的影响。Johner[43]观察了兔胫骨上直径0.1~1.0mm的钻孔的愈合情况。孔内的骨形成在几天内开始，没有预先的破骨细胞吸收，并显示出明显的大小依赖性。直径小于骨单位直径（0.2mm）的孔由板层骨同心填充。在较大的孔中，首先形成编织骨支架，然后板层骨沉积在新形成的骨小梁间隙中，其对应的直径为150~200μm。与外积生长一样，板层骨的基质沉积速度被限制在每天几微米，而编织骨能够迅速桥接较大的缺损区。4周后，大小缺损都被密质骨完全填充。

然而，编织骨快速桥接是有上限的，对于兔皮质骨上的钻孔来说，该上限大约是1mm[43]。犬髋关节置换术中多孔髋臼假体的骨长入实验性研究证实了类似的结果[44]，该结果可以用一个常用的短语概括，即成骨跳跃距离。这一术语表明，骨不能在一次跳跃中跨越超过1mm的间隙。在有种植体的情况下，形势变得更加困难，因为缺损的桥接只从骨侧开始。这并不意味着更大的孔或缝隙将无限期地保持开放，但填充需要更长的时间，毫无疑问，3~5mm的钻孔在修复完成前将持续存在，如果不是数月，至少也是数周。

种植体周骨愈合与种植体表面和周围骨之间的距离的关系[45]，与种植体表面特征的关系[46-47]，以及与种植体材料以及表面形貌和化学修饰的关系已有相关分析[48]。

引导骨再生

如前所述，骨组织表现出显著的再生潜力，能完美地恢复其原始结构和力学性能。然而，这种能力是有限制的，如果某些条件得不到满足，甚至可能失败。阻碍甚至阻止骨修复的因素包括（1）血管供应障碍；（2）机械不稳定；（3）缺损过大；（4）高增殖活性的竞争组织。然而，有几种选择可以单独或结合使用来促进和支持骨形成，包括：

* 生长因子的骨诱导。
* 自体骨移植物或骨代用品的骨引导。
* 移植干细胞或祖细胞，分化为成骨细胞。
* 牵引成骨。
* 使用屏障膜的GBR。

GBR，是常规牙科技术中使用最为广泛的骨增量方法，通常与骨移植材料结合。骨再生屏障膜的使用源于牙周再生的相关研究[49-50]，并于20世纪80年代中期开始临床前实验[51-53]。

GBR的原则

GBR的关键原理是防止来自非成骨组织的不良细胞干扰骨再生。为此，将物理屏障膜放置在要增加新骨的区域和相邻软组织之间。因为骨是一种生长相对较慢的组织，成纤维细胞和上皮细胞都有机会在伤口愈合过程中更有效地占据可用空间，并以比骨生长快得多的速度建立软的结缔组织。如果遮挡性屏障功能持续足够长的时间，并且如果屏障膜不暴露于口腔，则存在血管从残留骨向内生长的最佳条件，允许干细胞和骨祖细胞分化为可以产生骨基质的成骨细胞。换句话说，屏障膜创造了一个与世隔绝的空间，让骨骼能不受干扰或受保护地运用其巨大的自然愈合能力。

值得注意的是，完全遮挡细胞的理论受到了挑战，因为人们意识到跨膜的营养转运对于成功的骨再生可能是重要的[54-55]。事实上，对于GBR和GTR手术，大孔径的膜产生的结果被发现更可预测，并且比遮挡性的膜更有利于简单的临床治疗[56-57]。最近，人们对于膜是否仅起到组织分离屏障的作用提出了进一步的疑问。有一些证据表明，某些膜的功能不仅是屏障作用[58]。这些新出现的数据表明，膜主动参与到其下骨缺损的再生中。如果针对生物材料的特定巨噬细胞反应参与了这个过程，也就不足为奇了。

GBR中的生物材料

屏障膜

在临床中，我们将屏障膜放置于与缺损周围骨的外表面直接接触的位置，然后复位并缝合黏骨膜瓣。临床医生可以获得各种各样的GBR膜材料。为了选择最适合某特定临床用途的材料，有必要了解应用于这些适应证的膜材料的基本要求。这些基本特征包括：

- 生物兼容性。
- 细胞遮挡（遮挡性）。
- 建造空间和维持空间的能力。
- 组织整合。
- 可降解性。
- 临床可操作性。
- 并发症易感性。

在GBR的开拓阶段，即20世纪80年代末和90年代，不可吸收的膨体聚四氟乙烯（ePTFE）膜占了上风，而生物可吸收的膜后来才得到评估。不可吸收膜和生物可吸收膜都

有固有的优点和缺点。

不可吸收膜

使用最广泛的不可吸收膜类型是由聚四氟乙烯（PTFE）制成的。它最初是在20世纪60年代末开发的，1971年开始销售。PTFE本质上是疏水的，并且具有生物惰性，这使得这种生物材料不可吸收。因此，主要的优点是其优异的屏障功能，而主要的缺点是需要二次手术来移除膜。ePTFE膜是通过将PTFE暴露在高拉伸应变下，形成膨胀和多孔微结构而制成的。最常用的ePTFE膜具有两部分设计，即致密部分和不致密部分。位于缺损空间上方的中心（中央）致密部分的孔径小于$8\mu m$，以允许液体交换，同时防止细胞浸润（图2-18a）。相比之下，在缺损边缘与骨接触的外周部分的微结构密度较低，其孔径为$20 \sim 25\mu m$，且表面结构有利于血凝块黏附和软结缔组织附着并侵入屏障膜，最终导致组织整合（图2-18b）。在牙科领域，20世纪80年代和90年代初，ePTFE膜成为GTR和GBR手术的标准[59]。

高密度聚四氟乙烯（dPTFE）不同于ePTFE，它具有亚微米级（$0.2\mu m$）的孔隙。由于其高密度和小孔径，消除了细菌的附着和浸润。它不要求初期软组织关闭，在屏障膜暴露于口腔的情况下允许组织愈合。

为了克服膜塌陷的问题，PTFE膜可以用钛进行机械加固，这就是所谓的钛增强PTFE。或者，可以使用含有钛或钛合金和钴铬合金的金属网制成的薄膜[60]。

如前所述，不可吸收膜的一个大缺点是需要额外的外科手术来移除。此外，与ePTFE膜相关的并发症包括由于其疏水性而难以操作、膜塌陷和膜暴露，经常导致感染和再生结果受

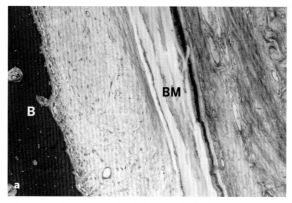 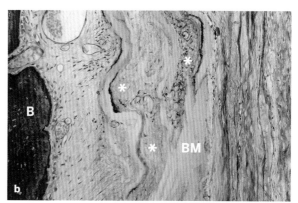

图2-18 邻近ePTFE屏障膜（BM）的软硬组织区（骨磨片；甲苯胺蓝和碱性品红表面染色）。（a）屏障膜的致密部分将外周黏膜区与主要来源于骨（B）区的中心软结缔组织区分开。没有异物反应的迹象。（b）屏障膜的多孔部分（*）允许血管和细胞长入膜内的间隙。

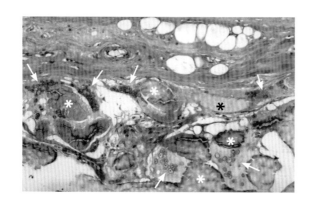

图2-19 12周时的GLTC膜。许多大的多核巨细胞（箭头）夹在无定形基质（*）之间，无定形基质部分取代了膜材料（未脱钙的骨磨片；甲苯胺蓝和碱性品红表面染色）。

损。这些并发症导致了对另一代生物材料——生物可吸收膜的测试。

生物可吸收膜

　　顾名思义，生物可吸收或可生物降解的膜在体内被分解，并随着时间的推移而消失。因此，它们的优点是不需要额外的手术来移除生物材料。生物可吸收膜有两大类：（1）合成聚合物，（2）提取自各种动物来源的聚合物。每种膜都具有不同的物理化学性质和生物效应。降解过程对结果有重要影响，因为（1）如果降解发生得太快，生物材料可能没有机会实现其屏障功能，（2）降解产物可能导致不利的组织反应，包括异物反应，这可能妨碍组织整合和骨形成，甚至导致骨吸收[61]。

大多数临床上使用的生物可吸收膜由加工后的胶原或脂肪族聚酯制成。

合成膜

　　用作屏障膜生物材料的合成聚酯包括聚乙交酯（PGA）、聚丙交酯（PLA）或它们的共聚物。使用的其他脂肪族聚酯包括聚对二氧环己酮[62]和三亚甲基碳酸酯[63]。这些合成生物材料既有优点也有缺点。它们几乎可以无限量供应。另一个优势是PGA、PLA及其共聚物能够通过Krebs循环完全生物降解为二氧化碳和水[64]。已知许多因素会影响生物可吸收聚合物的降解，如其结构和化学成分、分子量、形状、加工条件、灭菌过程、物理化学性质以及水解机制[65-66]。

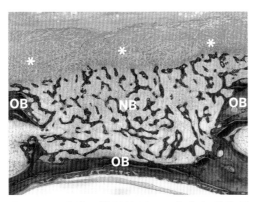

图2-20 光学显微照片展示了将非交联胶原膜（Bio-Gide，Geistlich；*）覆盖在新制造的兔颅盖骨缺损后2周的情况。新骨（NB）已经松散地填充了缺损空间，并且甚至已经超过了原始旧骨（OB）的高度。（未脱钙骨磨片；甲苯胺蓝和碱性品红染色）。

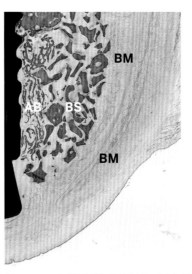

图2-21 光学显微照片展示了用自体骨屑（AB）、骨代用品（BS；Bio-Oss，Geistlich）和非交联屏障膜（BM；Bio-Gide）对种植体周颊侧骨缺损进行骨增量3周后的情况。双层屏障膜完美地覆盖了骨增量区域并与口腔黏膜隔离（未脱钙骨磨片；甲苯胺蓝和碱性品红染色）。

将这些聚合物用作接骨板、螺钉和药物和生长因子的输送载体，被认为与在整形外科、颌面外科及种植牙科中的炎症和异物反应有关（图2-19）。在某些情况下，甚至可能需要外科清创和取出生物材料[67-71]。

胶原膜

大多数天然可吸收膜由动物组织来源的胶原制成，尽管也存在人来源的胶原。胶原膜具有不同的组织来源，包括牛腱、牛真皮、小牛皮肤、猪真皮和来自尸体的人皮肤[72]。胶原是体内最丰富的细胞外基质蛋白。胶原蛋白具有重要的结构功能，它还支持细胞附着、细胞分化、组织修复和组织再生[73-74]。基于胶原蛋白的生物材料非常接近细胞外环境，因此广泛用于生物医学应用。此外，胶原蛋白具有低免疫原性和止血作用[75]。

另一方面，胶原膜具有不利的机械性能[76]，并且可能提供不充分的屏障功能，因为它们生物降解得太快，这种降解是通过巨噬细胞和多形核嗜中性粒细胞的酶活性实现的[77-79]。胶原膜生物降解为二氧化碳和水是由内源性胶原酶引起的[75]。为了延长屏障功能，使用了许多交联技术，如紫外线、甲醛、戊二醛、二苯基磷酰叠氮化物和六亚甲基二异氰酸酯[80-81]，据报道，戊二醛技术会留下细胞毒性残留物[82]。胶原交联度和降解速率负相关[83]。膜骨化是在某些交联胶原膜中观察到的现象。改性胶原蛋白似乎会引发膜骨化[84-85]。

非交联胶原膜目前是大多数GBR手术的首选膜，而由dPTFE制成的不可吸收膜可能仅推荐用于特定的垂直向骨增量手术。图2-20和图2-21显示了两个极好的再生结果，分别是用非交联胶原膜覆盖兔颅骨上制造的骨缺损和牙种植体旁的骨缺损。

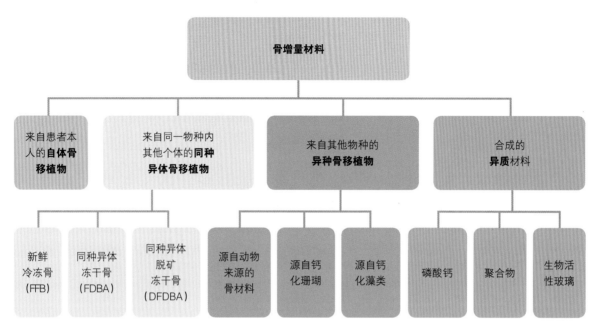

图2-22 骨增量材料的分类。

骨移植物和骨代用品

由于缺乏足够的刚性，大多数生物可吸收膜，以及少数ePTFE膜，在很大程度上不能维持缺损空间，这些膜经常与自体骨移植物、骨代用品或复合移植物结合使用。然而，骨填充物有更多的用途，包括：

- 提供机械支撑，防止膜坍塌。
- 稳定凝血块。
- 允许血管长入。
- 为骨长入提供骨引导支架。
- 可能具有骨诱导性。
- 可能含有骨细胞。
- 与骨融为一体或被骨取代。
- 保护骨增量体积不被吸收。

骨填充材料的临床适应证广泛，从种植体周微小骨缺损的移植到大的连续性缺损的再

生。考虑到这广泛的用途，我们可以预料到某种单一的材料不可能满足所有的要求。因此，通常有必要将两种或多种材料结合以获得成功且可预测的治疗结果。

骨填充材料可以来源于接受治疗的人（自体骨移植）或外部来源（骨代用品）。骨代用品可细分为同种异体骨、异种骨和异质（合成）骨移植替代材料。图2-22显示了骨移植材料的常见分类。这些材料具有不同的物理、化学和生物特性。生物特性通常描述如下：

- 骨引导性。
- 骨诱导性。
- 骨生成性。

骨引导材料具有作为支架或框架的基质。这种基质被用作骨沉积的模板和增大后的坚固地基。具有骨诱导特性的材料包含刺激和支持未分化干细胞增殖和分化为成骨细胞的蛋白质

（BMP）。骨生成性是指自体骨包含骨内的细胞（骨衬细胞、成骨细胞、成骨细胞未分化干细胞和/或骨细胞），这些细胞能够直接或间接支持移植部位骨形成。

自体骨移植物

自体骨是优选的骨移植材料，因为它具有骨诱导性、骨生成性和骨引导性。然而，自体骨的获取可能需要额外的手术干预，这增加了手术时间、成本、术中失血、疼痛和恢复时间。此外，它还增加了供区致病的风险（例如，增加术后疼痛、神经损伤、血管损伤、血肿、感染、疝形成和美学缺陷）。最后，用于移植的自体骨的供应可能是有限的。

自体骨移植时，骨刺激生长因子和有活力的成骨细胞被带到受区[86]。细胞的数量和生长因子的浓度表现出很大的个体间和个体内差异，并在很大程度上取决于患者的年龄、系统性疾病的存在和供区的位置。生长因子包括BMP、TGF-β、IGF、PDGF和FGF。它们主要存在于骨基质中，被动释放或在自体骨移植物吸收过程中释放。自体骨移植物的绝对表面积越大，生长因子释放得越快。这意味着松质骨块比密质骨块更容易释放生长因子，以及颗粒状自体骨移植物比骨块更容易释放骨刺激生长因子[87]。第3章讨论了自体骨移植物释放生长因子的有关内容。

在GBR过程中主要关注的细胞是骨生成细胞（即成骨细胞、骨衬细胞、成骨细胞前体细胞和多能干细胞）。这些细胞在骨小梁中数量最多，在密质骨中数量最少。年轻健康个体的成骨潜力大于老年患者。这主要是因为老年人骨祖细胞的增殖能力下降，而不是由于成骨细胞的功能受损[88]。移植的自体骨中存在活的骨细胞证实了细胞可以在移植过程中存活，但移植骨细胞是否在骨形成中具有功能以及这种功能是什么，我们知之甚少。如前所述，骨细胞在骨生理学中起着非常重要的作用。

自体骨移植物可在口内或口外的不同位置获取（表2-1），并能以不同的形式被应用（表2-2）[89]。自体骨移植物和骨代用品均可用作块状移植物，或用作颗粒移植物，这些不在本章讨论范围内。

自体颗粒移植物

骨颗粒通常用于不需要机械强度的区域，例如种植体周骨缺损或上颌窦底提升手术。颗粒骨可以用刮骨刀（骨屑）、超声骨刀或骨收集器（骨泥或骨粉）直接采集，或者使用骨磨研磨采集的骨块间接采集。相对表面积越大，自体骨的骨引导和骨诱导潜能越大。这是因为更大的表面积允许更多的生长因子主动释放，以及通过破骨细胞吸收骨基质的被动释放[87]。虽然自体骨移植物颗粒化时，其促进骨生成潜力增加，但经过了移植的机械操作，完整的骨生成细胞总数减少[90]。颗粒越小，移植物的稳定性下降越多。此外，吸收率显著增加[91]。在最近的一项临床前研究中，测试了骨屑、骨泥、用超声骨刀采集的骨和用骨磨研磨的骨在小型猪下颌骨缺损处支持骨愈合的能力，并用ePTFE薄膜覆盖[92]。

结果显示，无论采集方式以及愈合阶段如何，所有骨缺损愈合所产生的新骨含量相同（图2-23）。在1~2周后，骨泥中发现的破骨细胞数量最多，这证实了较小的颗粒会导致更多吸收（图2-24）。

来自实验和临床研究的大量科学证据证明，当需要高成骨性移植物时，颗粒自体骨移

表2-1 自体骨移植物的供区

	区域	几何形态	体积	吸收
口内	颏部	皮质松质骨*	++	++
	下颌骨体/升支	皮质骨	++	+
	鼻棘	皮质松质骨*	+	+++
	上颌结节	皮质松质骨†	+	+++
	颧骨体	皮质松质骨†	+	+++
口外	髂嵴前/后	皮质松质骨†	+++	++
	胫骨髁	松质骨	++	+++
	颅骨	皮质骨	++	+
	腓骨（血管化）	皮质松质骨†	+++	+

*皮质骨多于松质骨；
†松质骨多于皮质骨；
+足够用于单颗牙间隙骨增量的骨；
++足够用于多达两个上颌窦底提升的骨；
+++足够用于大的Inlay或Onlay植骨，或重建连续性缺损的骨。

表2-2 自体骨移植物的特点及其适应

骨移植物类型	骨生成细胞	生长因子	机械稳定性	吸收	适应证
皮质骨块	中等	充足	显著	最小	分期进行水平向或垂直向牙槽嵴增量
皮质松质骨块	充足	很多	大量	有限	分期进行水平向或垂直向牙槽嵴增量
皮质骨颗粒	少量	很多	中等	中等	小的水平向增量，种植体周骨缺损以及种植体植入时出现的骨开窗、骨裂开 上颌窦底提升 骨块周围填充 与骨代用品混合
松质骨颗粒	很多	中等	有限	大量	小的水平向增量，种植体周骨缺损以及种植体植入时出现的骨开窗、骨裂开 上颌窦底提升 骨块周围填充 与骨代用品混合
用刮骨刀采集的骨	少量	中等	有限	大量	小的水平向增量，种植体周骨缺损以及种植体植入时出现的骨开窗、骨裂开 小的上颌窦底提升 与骨代用品混合
用骨收集器采集的骨	少量	少量	最小	显著	与骨代用品混合

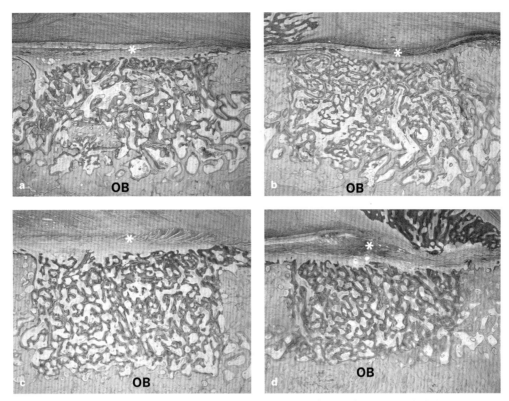

图2-23 组织学磨片显示小型猪下颌骨中的标准骨缺损（未脱钙磨片；甲苯胺蓝染色）。旧骨（OB）和ePTFE（＊）描绘了骨缺损区域。缺损处用自体骨填充。（a）利用骨磨获得的皮质松质骨颗粒。（b）用刮骨刀收集的骨屑。（c）用超声骨刀收集的骨颗粒。（d）来自骨捕获过滤器的骨泥。愈合4周后，所有类型的自体骨移植物都被包埋在新骨的小梁网中，后者填满了缺损区域。

植物适用于骨增量过程。然而，不同采集过程在临床应用时的优点和缺点还需要讨论。

来自骨收集器的自体骨 在这种采集方法中，骨粉是通过一个过滤器收集的，该过滤器与预备种植床时使用的抽吸装置相连。这一理念很有意思，因为获得自体移植骨不会给患者带来额外的不适，但也存在一些缺点。与其他自体骨移植物相比，存活细胞的数量明显较低[90,93]，可收集到的骨量只能覆盖种植体周小缺损，并且经常发生口腔细菌对移植物的污染[94]。

利用骨磨获得的自体骨 在骨磨中研磨的颗粒骨需要从供体部位获取骨块，涉及额外的外科手术干预，从而导致并发症。这种方法可以提供比骨收集器中的骨粉更多的自体骨移植物。研磨过程可能会减少活细胞的数量。

利用超声骨刀技术获得的自体骨 关于这种采集技术，没有太多的数据。最近的一项临床前研究表明，用超声骨刀收集的颗粒自体骨移植物的尺寸与用刮骨刀收集的骨屑的尺寸相似[92]。

利用刮骨刀获得的自体骨 在过去几年

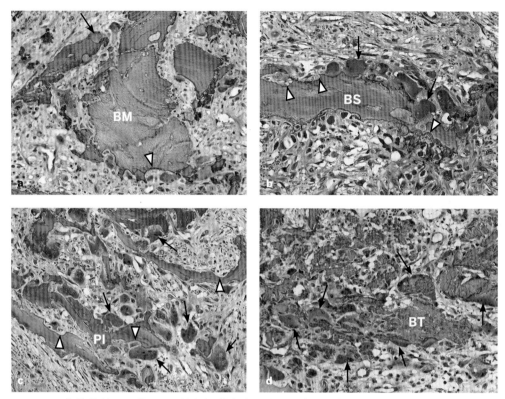

图2-24　自体骨植入吸收1周后的组织学磨片。（a）利用骨磨（BM）获得的皮质松质骨颗粒。（b）用刮骨刀（BS）收集的骨屑。（c）用超声骨刀（PI）收集的骨颗粒。（d）来自骨捕获过滤器（BT）的骨泥。所有的采集技术都显示了大量的骨陷窝（三角形）和破骨细胞（箭头）。在BM颗粒上发现的破骨细胞数量最少，在BT颗粒上发现的破骨细胞数量最多。

里，一直提倡将这种采集技术应用于小的骨再生手术，如拔牙窝和局部上颌窦底提升手术，或覆盖裂开式骨缺损，可以单独或与骨代用品结合使用[95-97]。使用这种技术，我们通过刮擦骨表面获得皮质骨的小颗粒，这是一种简单的口内方法，最多可获得5cm³的骨[95]。骨细胞已被证明在移植手术中存活，但由于移植物的皮质特性，估计很少会出现成骨细胞和成骨细胞前体细胞。由于表面积与体积的比率较高，对吸收的抵抗力可能较低[97]。

自体移植仍然被认为是骨重建手术的金标准[98]。但是，自体移植的显著缺点促使人们寻求替代方法。

首先，皮质松质骨块移植物有高达60%的不可预期的吸收[99]。如果有可预期的统一的吸收率，那么对增量体积进行标准化的过度补偿是不成问题的。其次，存在供区并发症。这在口腔外供骨区最为明显[100]，但在口内移植手术中也很重要[89]。最后，自体骨不能无限量获取也是一个问题。以减少甚至消除自体骨移植物的缺点为主要目标，寻找合适的骨代用品的工作已经进行了50年。

同种异体骨移植物

同种异体骨移植物由从供体处获得的骨构成，应用于同一物种的成员。在整形外科中，将骨从一个人移植到另一个人身上已经有130多年的历史了[101]。

同种异体骨通常储存在骨库中，有新鲜冷冻骨（FFB）、同种异体冻干骨（FDBA）或同种异体脱矿冻干骨（DFDBA）等使用形式。由于免疫排斥和疾病传播的风险较高，FFB很少用于GBR手术，而FDBA和DFDBA的冷冻干燥过程据报道降低了材料的免疫原性，潜在地改善了临床结果。同种异体骨移植物可以是块状或颗粒状，可以来自皮质骨或松质骨[102-103]。

FDBA和DFDBA已被证明具有生物相容性，并含有骨诱导分子，如BMP[104]。对同种异体骨移植物进行脱矿处理旨在暴露BMP，从而增加即刻骨诱导潜能。然而，在脱矿过程中，FDBA失去了部分机械稳定性，因此，如果骨缺损不是包容性的，DFDBA应与空间维持材料结合使用。不同批次DFDBA的BMP含量差异很大[105]，相应地其骨诱导性也不同。

一项使用小型猪下颌骨的对照实验的组织学证据表明，与自体骨移植物（阳性对照）和凝血块（阴性对照）相比，同种异体骨移植减缓了下颌骨的新骨形成[106]。DFDBA显示出骨引导特性，但无法证明其具有骨诱导潜能[106]。因此，FFB、FDBA和DFDBA毋庸置疑地含有骨诱导分子。然而，这些BMP的浓度是否足以引发临床相关的骨诱导潜能以及它们是否以活性形式存在仍有争议。

同种异体骨移植在美国被广泛使用，而欧洲的地方法规限制了人类骨骼的采集。这限制了它们在临床医生中的受欢迎程度。与自体骨移植物的局限性相比，供区的并发症不再是一个问题，并且同种异体骨移植物可以大量获得。然而，与自体骨移植物相同，同种异体骨移植物也报道有吸收现象[102]。

异种骨移植物

异种骨移植物，或异种骨代用品，由源自动物的骨矿物质或源自钙化珊瑚或藻类的类骨矿物质构成，已去除有机成分，以消除免疫原性反应或疾病传播的风险。

有一些种类的钙化珊瑚被发现具有碳酸钙骨架，其几何结构与人类松质骨相似，相互连接的大孔为20~600μm。珊瑚碳酸钙通过与磷的水热交换反应转化为羟基磷灰石（HA）。实验研究表明，珊瑚衍生骨代用品的骨引导潜力低于其他骨代用品[106-107]。由于晚期并发症发生率很高，珊瑚HA目前很少用作GBR手术中的Onlay移植物[108]。当以颗粒的形式使用时，颗粒容易移位，而留在增量区域的颗粒绝大多数被纤维组织包裹。另一方面，以骨块的形式使用时，大多数在整个增量体积内都出现了成骨，但它们很容易出现后期裂开[109]。

还有一组海藻，由碳酸钙构成的钙化外骨骼组成。天然的材料与磷酸铵在700℃左右发生交换反应，转化为氟羟基磷灰石。

其形态学结构由平行排列的平均直径为10μm的孔组成，并通过微孔连接。因此，对于血管内生而言，孔隙结构并不理想，但已有文献证明细胞可长入孔隙内，以及骨可直接在材料表面上沉积[110-111]。取而代之的是，新血管形成预计会发生在骨代用品颗粒之间。与珊瑚HA不同的是，藻源性氟磷灰石通过酶和细胞降解被缓慢吸收，但吸收速度低于自体骨移植物[110]。

大多数异种骨移植物来自动物体内的天然骨源。尤其是牛松质骨，由于其与人松质骨的相似性，被用作这些骨代用品的原料。为了消除免疫反应和疾病传播的风险，通过热处理、化学提取方法或两者的组合来去除其中的有机成分。自从首次报道牛海绵状脑病以来，人们特别关注这些提取方法完全消除牛骨原料中所有蛋白质的能力[112-113]。然而，尽管牛骨代用品中残留的有机物可能有风险，但尚未有使用这些生物材料传播疾病的报道。相比之下，已有一些与异体材料有关的艾滋病毒和肝炎传播病例的报道[114]。

牛源性异种骨移植物通常具有生物相容性和骨引导性，尽管生产方法对其生物学行为有很大影响。例如，高温处理导致较少的骨形成和较低的骨引导性[107,111,115]。这种差异很可能反映了与生产相关的表面特征变化。超过1000℃的温度会导致天然羟基磷灰石烧结，磷灰石晶体生长，晶间空间在很大程度上消失[116]。这降低了骨代用品的微观粗糙度、微观孔隙和纳米孔隙，并增加了结晶度。

异质骨代用品

异质或合成骨代用品具有不传播任何疾病和可大量供应的优点。此外，从理论上讲，有可能对这些生物材料进行特殊设计，使其材料特性满足特定临床适应证的要求。可以定制化学性质、晶体和无定型材料之间的相分布、晶体尺寸、总形态和尺寸、颗粒尺寸、孔径和互连性、宏观和纳米孔隙率以及宏观尺度和纳米尺度的表面粗糙度及纹理等。更好地理解不同材料特性的重要性有助于我们理解为什么具有相同化学成分和宏观形态的材料在体内表现出如此不同的生物学特性。

目前市场上的合成生物材料可以分为3类：磷酸钙（CaP）、生物活性玻璃和聚合物（图2-22）。其中，关于CaP［尤其是HA和磷酸三钙（TCP）］的研究最为深入，因为它们的成分非常类似于骨的无机相[117]。一般而言，HA被认为具有骨引导性且不可吸收，而TCP也具有骨引导性，但吸收迅速。因此，研究了HA和TCP的组合——双相磷酸钙（BCP），以期能兼得HA的稳定的空间维持能力和TCP的可吸收性空间维持能力[118]。通过改变HA：TCP比率，有可能实现对这些生物材料的替代率和生物活性的调节[119-120]。对于为植入人类或动物来源材料感到不适的临床医生和患者来说，BCP是一种有价值的选择。未来的前景可能包括开发2～3种精选的BCP，以适应个体的临床适应证。开发具有骨诱导性的生物材料，特别是具有骨诱导性的BCP，是一个非常有趣和有前途的研究领域。这种生物材料诱导的或内在的骨诱导行为不应与和生物材料无关的未分化诱导性骨祖细胞的骨诱导行为相混淆[121]。迄今为止，这种内在的、依赖生物材料的骨诱导被认为在各种动物模型和人体中是不可预测的。例如，Bohner和Miron[121]提出的生物材料诱导异位骨化的机制。

生物玻璃是一种硅基材料，于20世纪70年代初首次引入。这些玻璃材料以具有表面活性二氧化硅、钙和磷酸盐基团为特征，并因此表现出骨结合。二氧化硅被认为在生物活性中起着关键作用。生物活性玻璃材料的生物相容性很好。一些实验数据支持它们在GBR手术中的使用，如牙槽嵴保存和上颌窦底提升。然而，目前可用的生物玻璃产品存在固有的局限性。由于它们的颗粒性和无孔性，它们不能成为可靠的空间维持装置，尽管现在也有大孔玻璃

图2-25 GBR的手术过程。拔牙2个月后，在暴露的犬下颌骨上制造两个缺损。右边的缺损保持开放，左边的缺损用不可吸收的ePTFE膜覆盖。用微型螺钉固定膜并在影像学上标记缺损的角。

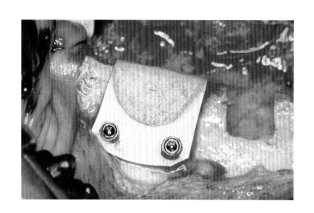

陶瓷[122]。

在屏障膜保护下的无骨填充物的骨缺损的骨愈合

Schenk等[123]在一项里程碑式的实验研究中证明了在不添加骨填充物的情况下，屏障膜保护下的骨再生的组织学愈合模式。拔牙后2个月，在犬的下颌骨中制造鞍状缺损。缺损有（实验）或没有（对照）屏障膜覆盖（图2-25）。使用了标准ePTFE膜和两种不同的用聚丙烯网增强的ePTFE原型膜。膜的位置由两颗微型螺钉固定。没有使用骨填充物。然而，静脉抽取的血液被注射到每个膜下。在愈合2个月和4个月时进行组织学分析。

没有屏障膜的愈合

对照组的缺损显示出一致的修复模式，其中骨形成被限制在缺损边缘内，即缺损的近、远侧壁以及缺损的底部（图2-26a）。2个月后骨髓腔闭合，但骨形成没有进一步进展。4个月时，骨密度略有增加。

在屏障膜下的愈合

屏障膜的保护导致骨再生的巨大变化。该膜维持了手术过程中制造的空间，并将构成口腔黏膜的外部结构与内部空间清楚地分开，而后者主要与骨髓腔接触（图2-26b）。该内部空间最初由血凝块填充，在2个月时，仍可在缺损的中间部分识别出残留的血凝块（图2-27和图2-28）[123]。然而，血肿被肉芽组织和血管完全穿透。现在，大部分隔绝出的空间由海绵状再生骨组成，在其小梁之间，包绕着的迷宫般的、微小的、呈指状突起的骨髓，骨髓中充满了富含血管的、松散的、柔软的结缔组织。血管和纤维组织都与缺损底部的原有骨髓相连续。与对照组一样，骨形成从缺损的边缘开始，并在骨髓腔的开口处扩展（图2-28）。

因此，基本上有3个骨形成中心，这些骨形成中心在骨髓腔的开口处形成了一个圆顶状的封闭物。

以这些骨性覆盖物为起点，骨进一步扩展至膜下空间的中心区域。放射线片（图2-29）和连续磨片（图2-27）都证明了这种骨愈合的特征模式[123]。图2-28即展示了缺损底部的第三个骨形成中心。

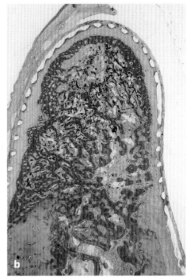

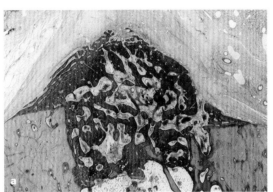

图2-26　2个月后，（a）对照位点（无膜）和（b）实验位点（有不可吸收的ePTFE膜）的中心区域颊舌向磨面。低位的骨性覆盖物封闭了对照组缺损底部的骨髓腔，而实验位点的新生骨完全充满了屏障膜下的封闭空间（未脱钙磨片；甲苯胺蓝和碱性品红染色）。

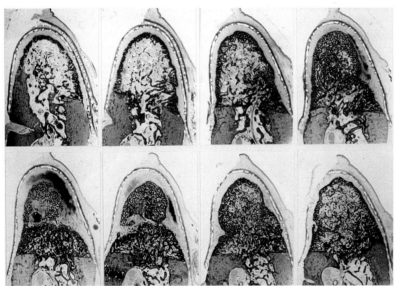

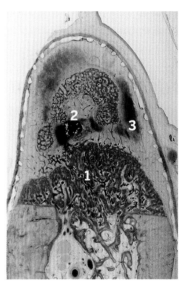

图2-27　有膜覆盖的缺损，2个月时的连续颊舌向切片，按近远中顺序排列。（经Schenk等[123]许可转载）

图2-28　图2-27中的第五张切片，显示了（1）底部骨髓腔的骨性覆盖物，（2）从缺损的近中壁越过骨丘顶部的横断面，以及（3）伴随的血肿。

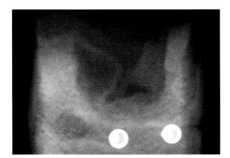

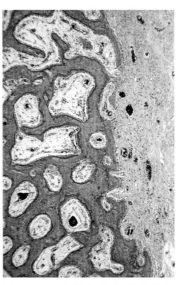

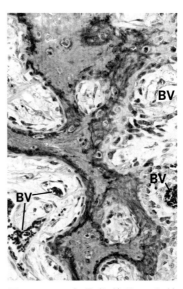

图2-29 有膜覆盖的缺损，2个月时的x线片，显示骨从缺损的近中壁和远中壁以及底部长入。（经Schenk等[123]许可转载）

图2-30 血肿机化和编织骨形成。血管和骨形成细胞侵入陈旧性血肿（右）并构建起编织骨的支架（Goldner三色染色）。

图2-31 在骨化前沿，血管（BV）和外生性骨小梁紧密相连。Goldner三色染色剂将类骨质层染成红色，矿化骨基质染成绿色。

初级海绵状支架的形成 膜保护的空间内骨形成的组织学表现与骨的生长发育过程有显著的相似性（图2-30）。肉芽组织对血肿的浸润遵循伤口愈合的基本模式。血管芽的侵入伴随着来自缺损周围骨髓的细胞，从而使得间充质细胞干细胞分化为成骨细胞[124]。编织骨从皮质骨和骨小梁断面长出，大多呈薄的分叉板状（图2-31）。这种初级松质骨支架的一个特征是与血管丛完美交织。如前所述，血管生成和充足的血液供应是骨骼发育及维持所必需的。

转化为密质骨和规则的海绵状骨 虽然最初的初级骨小梁完全由编织骨构成，但是接着它将成为平行纤维骨沉积的模板，再接着是板层骨，由密质骨和具有成熟骨髓的规则海绵状骨构成最终的板层骨。这些事件发生在术后3~4个月（图2-32）。

皮质骨改建 在第4个月，皮质骨进入了成熟的最后阶段：哈弗氏改建。

再生骨的塑形 在第4个月结束时，膜下的骨继续生长和塑形，特别是在中央部分。随着皮质骨层的形成，骨膜和骨内膜也被修复。只要骨塑形还在进行，骨表面局部就会覆盖有成骨细胞和类骨质层，或破骨细胞和吸收陷窝，作为正在进行的或过去的吸收活动的标志。

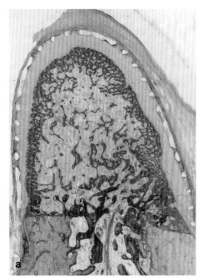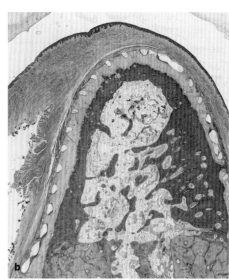

图2-32 初级海绵状骨向皮质骨和松质骨的转化。（a）2个月后，再生骨周围的海绵状骨密度大于中心区域。（b）4个月后的皮质骨和次级海绵状骨。四周的密质骨层包裹着中间的松质骨，松质骨有着清晰的骨小梁和规则的骨髓（甲苯胺蓝和碱性品红表面染色）。

在屏障膜保护下的有骨填充物的骨缺损的骨愈合

有大量的动物实验研究分析了屏障膜下添加各种颗粒状骨填充物的骨愈合模式。Buser等[106]提出了一种标准化的动物模型。在这种模型中，排除了口腔中特定条件的干扰，通过口外入路在小型猪的下颌骨中建立了标准化的骨缺损。这项研究表明，颗粒状骨填充物在成骨潜能和降解动力学两方面具有不同的生物学特性。4周后，即本研究中最早的观察期，与DFDBA、一种合成的β-TCP生物材料还有珊瑚衍生的HA相比，当自体骨用作填充物时，明显有更多的新骨形成（图2-33）[106]。在12和24周后，自体骨组的新骨形成仍多于DFDBA和珊瑚衍生的HA组，但新生骨最多的是TCP组。另一方面，TCP表现出最快的降解速率，

这意味着其他3种填充物的体积更稳定。另一个重要发现是，在整个观察期内，自体骨移植物是最具骨引导性的填充材料（图2-34）[106]。从该研究中可以得出结论，自体骨移植物填充的缺损在愈合的早期阶段表现出最佳效果，并且研究所使用的TCP生物材料显示出降解和替代速率快的特性。

基于这些结果，后续的研究选择了低达1周的早期观察期，测试了其他骨填充生物材料[119-120,125-126]。总之，这些研究证实了自体骨移植物导致最多的新骨形成，至少在前4周（图2-35 ~ 图2-37），并且是最具骨引导性的填充材料（图2-38）。还证实了β-TCP生物材料落后，但正在赶上自体骨移植物组。

此外，这些研究表明，使用合成β-TCP比使用合成HA导致更快的骨形成，HA和TCP的比例为60：40的双相BCP介于两者之间（图

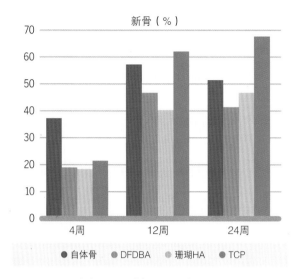

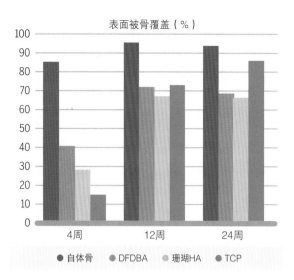

图2-33 移植有不同材料的小型猪下颌骨标准化骨缺损中的新骨百分比。（数据来自Buser等[106]）

图2-34 移植材料表面被骨覆盖的百分比，作为小型猪下颌骨标准化骨缺损中不同移植材料骨引导潜能的指标。（数据来自Buser等[106]）

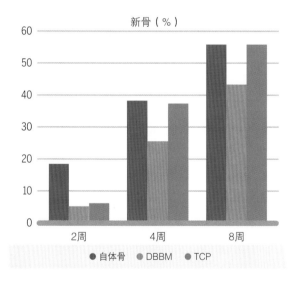

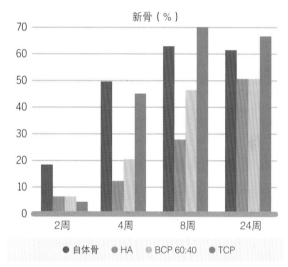

图2-35 移植有不同材料的小型猪下颌骨标准化骨缺损中的新骨百分比。（数据来自Jensen等[106]）

图2-36 移植有不同材料的小型猪下颌骨标准化骨缺损中的新骨百分比。这3种骨代用品除化学成分外，材料特性均相同。在愈合早期阶段，移植有TCP的缺损中观察到比BCP更多的新骨形成，而BCP与HA相比有更多的新骨形成。（数据来自Jensen等[119]）

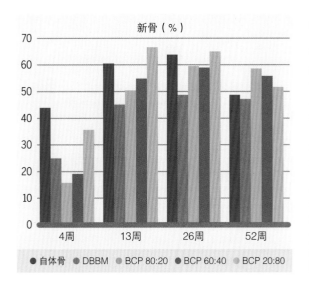

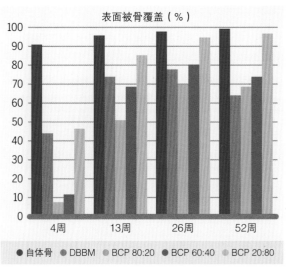

图2-37 移植后小型猪下颌骨标准化骨缺损的骨形成百分比。愈合早期阶段,在移植有高TCP含量的BCP的缺损中可以观察到更多的新骨形成。(数据来自Jensen等[120])

图2-38 小型猪下颌骨标准化骨缺损中移植材料表面被新骨覆盖的百分比。(数据来自Jensen等[120])

2-36)。改变HA和TCP的比例表明,TCP含量越高,骨形成越快(图2-37)。

到目前为止还没有提到的是牛来源的HA。市场上有各种品牌的牛源性骨代用品。然而,其中一种品类在科学数据的数量上远远超过其他所有品类:Bio-Oss(Geistlich),也称为去蛋白牛骨矿物质(DBBM)、牛源骨矿物质(BDBM)或无机牛骨(ABB)。Bio-Oss已经商业化用于再生牙科超过30年。

关于DBBM是否真的可吸收,仍存在一些争议[127]。体外研究表明,破骨细胞祖细胞能够在DBBM表面增殖,随后作为破骨细胞样细胞产生吸收坑。然而,与天然牛骨相比,破骨细胞的数量和大小减少,并且吸收坑不明显[115]。体内实验研究也展示了DBBM表面的多核巨细胞,TRAP染色阳性[119-120,128-130],偶尔出现封闭区,皱褶缘和浅的吸收陷窝[130](图2-39)。这些发现表明,这些细胞具有破骨

细胞样的特性,但不能吸收这种生物材料,至少不能快速吸收。此外,在长达1年的观察期内,没有在小型猪的下颌骨缺损模型中观察到体积的显著减少[120]。人体活检证实,上颌窦底提升术后20年仍可发现DBBM颗粒[131](图2-40)。因此,我们必须认为这种特殊的异种骨移植物在日常实践中是非常耐吸收的。

在Jensen等[120,125]和Broggini等[126]的研究中,填充有DBBM的缺损中的新骨量随着时间的推移而增加,但速度比自体骨移植颗粒的速度慢(图2-35和图2-37)。同样,DBBM的骨引导性低于自体骨移植颗粒(图2-38)。这种差异在缺损填充后的4周内都清晰可见,在1~2周后最为明显(图2-41)。尽管所有类型的骨填充物的骨再生都是从缺损边缘开始的,但是当使用自体骨屑时,骨形成的进程和新骨填充缺损的速度最快(图2-42)。

这些研究以及其他研究得出结论,如果能

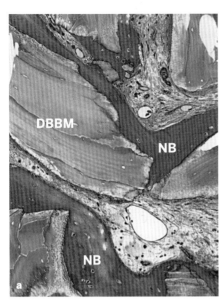
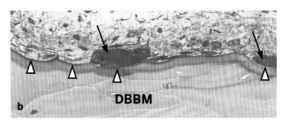
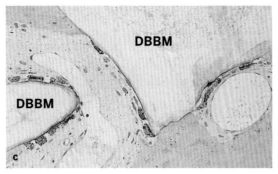

图2-39　移植有DBBM的人体活检组织学切片（脱钙组织的薄切片）。（a）DBBM颗粒显示出良好的组织整合性。新形成的骨（NB）覆盖骨代用品的部分表面，并桥接邻近的DBBM颗粒（碱性品红和甲苯胺蓝染色）。（b）经常在DBBM表面发现破骨细胞样多核巨细胞（箭头），偶尔可见浅的吸收凹陷（三角形；甲苯胺蓝单独染色）。（c）抗酒石酸酸性磷酸酶染色（TRAP；红色染色）识别出DBBM颗粒表面的破骨细胞样多核巨细胞（TRAP染色，甲苯胺蓝复染）。

图2-40　使用DBBM行上颌窦底提升术后20年采集的人体活检标本组织学切片。DBBM颗粒通过骨基质（B）相互连接，并被成熟的黄骨髓包绕（BM）。（脱钙组织的薄石蜡切片；甲苯胺蓝和碱性品红染色）。

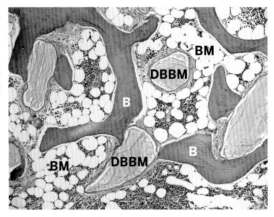

将两个领域最好的部分结合起来，将会非常有利：自体骨，其具有优异的骨促进和骨引导特性，在愈合早期阶段促进骨形成；DBBM，其降解率低，有助于保持增加的骨量长期稳定。事实上，来自人体的临床和放射学数据[1132-135]已经证实了这一仿生学理念，即将自体骨屑和DBBM分层叠放以修复种植体周骨缺损。在这种双层方法中，将自体骨移植颗粒靠近种植体表面放置，以促进骨从先前存在的骨中长出，而DBBM颗粒形成外层屏障，以防止吸收。

对患者进行轮廓增量手术后14~80个月

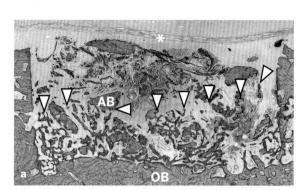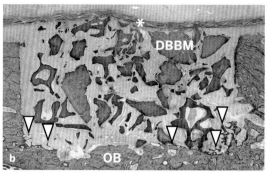

图2-41 使用ePTFE膜（*）和自体骨屑（AB）（a）或DBBM（b）对小型猪下颌骨标准化骨缺损进行GBR手术2周后的组织学切片（未脱钙磨片；甲苯胺蓝和碱性品红染色）。旧骨（OB）和膜标定了缺损的边缘。新骨（三角形）的形成从缺损边缘开始。在用自体骨填充的缺损中，新骨的形成比用DBBM填充的要快得多（三角形）。

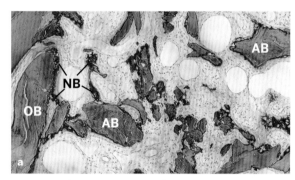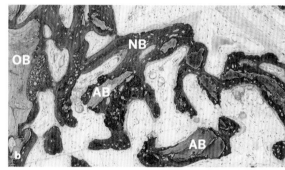

图2-42 使用ePTFE膜和自体骨屑（AB）对小型猪下颌骨标准化骨缺损进行GBR手术1~2周后的组织学切片（未脱钙磨片；甲苯胺蓝和碱性品红染色）。新骨（NB）的形成从缺损边缘的旧骨（OB）表面开始，并向缺损中心发展。形成的新骨在1周后（a）已经可见，在2周后（b）更加明显。

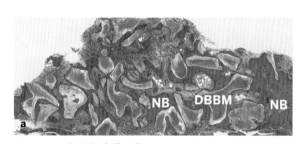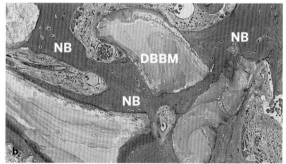

图2-43 使用自体骨颗粒、DBBM和胶原膜对种植体周进行轮廓增量手术74个月后获取的人体活检标本的组织学切片（脱钙组织；甲苯胺蓝和碱性品红染色）。低（a）和高（b）放大倍数展示了DBBM颗粒良好的组织整合。新形成的骨（NB）覆盖了DBBM大部分表面并桥接相邻的DBBM颗粒。脂肪细胞表明存在成熟的骨髓。

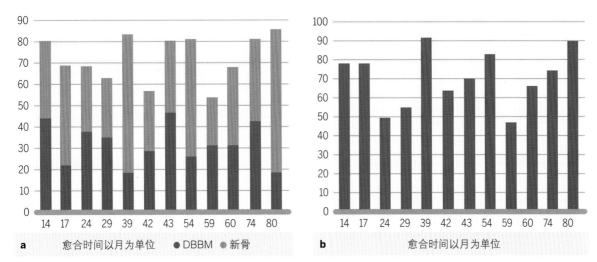

图2-44 使用自体骨颗粒、DBBM和胶原膜进行轮廓增量后14～80个月获取的12个人体活检标本的组织结构图。（a）新骨和DBBM的面积分数。（b）被新骨覆盖的DBBM表面的百分比。

图2-45 使用自体骨屑（AB）、骨代用品（BS；Bio-Oss）和非交联屏障膜（BM；Bio-Gide）对犬下颌骨种植体颊侧骨缺损进行轮廓增量3周后，增量位点的光学显微图，完美显示完整结构。双层屏障膜的残留物仍然清晰可见，口腔黏膜（OM）被屏蔽在外。增量区域的内部可见新骨（NB）形成（未脱钙磨片；甲苯胺蓝和碱性品红染色）。

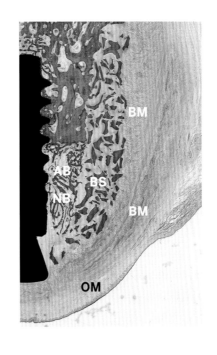

时收集的微小活检样本提供了组织学证据，证明了应用这一理念的长期稳定性[129]。组织学显示DBBM在新形成的骨中整合良好（图2-43），同时，组织形态测量显示新骨体积稳定，没有DBBM颗粒随时间显著替代的迹象（图2-44）。因此，先前的临床前研究的发现得到了证实，组合使用自体骨屑、DBBM颗粒和胶原膜进行轮廓增量时，在临床和放射影像中所记录的长期稳定性，其原因可能是DBBM的低替代率。最近的临床前研究表明，添加自体骨屑和胶原膜可增加DBBM颗粒周围的骨形成[136]（图2-45和图2-46）。

我们达到使用GBR技术进行轮廓增量的极限了吗？正如我们所见，在愈合早期，骨代用

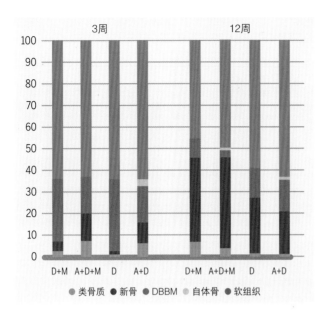

图2-46 犬下颌骨轮廓增量后3周和12周，类骨质、新矿化骨、DBBM、自体骨移植物和软组织的相对数量。测试了3种不同材料的4种组合：（A）自体骨屑、（D）DBBM和（M）胶原膜。自体骨屑的添加和胶原膜的存在增加了DBBM颗粒周围的骨形成。

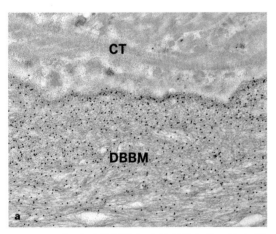

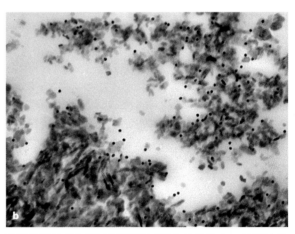

图2-47 （a）人体活检标本的超薄切片，取自用DBBM进行骨增量并包埋在丙烯酸树脂中的骨位点。使用抗典型骨相关非胶原蛋白抗体进行高分辨率包埋后免疫细胞化学染色，显示金颗粒（黑点）优先标记在DBBM颗粒的周围。这一发现表明DBBM在植入后从创口环境中吸收患者自身的蛋白质。（b）使用抗釉质基质蛋白抗体进行高分辨率包埋后免疫细胞化学，证明了DBBM可以在植入前用生物活性分子进行预涂。CT，软结缔组织。

品周围的骨形成滞后于自体骨屑周围的骨形成。因此，找到提高骨代用品性能的方法是很有诱惑力的。一种可能是用生长因子等生物制剂包裹它们，这一过程被称为生物功能化。特别是DBBM似乎非常适合这一点，因为它的宏观和纳米孔隙率高，可以从环境中吸收大量患者自身的蛋白质和其他大分子（图2-47a），并且可以用生物活性分子进行预涂[137-138]（图2-47b）。在本书的第3章中，详细讨论了使用骨条件培养基（BCM）对生物材料进行生物功能化的科学背景和价值，BCM即从骨中释放的患者自己的生长因子。

总结

骨在应对创伤时，具有重建其原始结构和功能的独特能力。GBR的诀窍是利用这种巨大的再生潜力来促进种植体周或预计植入位点的骨形成。在稳定的机械条件下，骨是直接或主要形成的，只要具备两个基本条件：充足的血液供应和骨沉积的坚固地基。坚固的地基由缺损的骨边缘提供。种植体周骨愈合较为特殊，因为缺损区域中的种植体表面没有骨，因此骨必须从先前存在的骨壁生长到缺损内。屏障膜的功能是阻挡不需要的快速生长的组织，而骨填充物的功能是多方面的。因为一种类型的骨填充物不能满足所有的要求，所以应该结合两个领域的优点：自体骨，其具有巨大的骨引导性、骨诱导性和成骨潜力，在愈合早期阶段促进骨形成，以及低替代率填充物，保持增加的骨体积长期稳定。

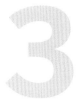

自体骨移植物的生物学力量
The Biologic Power of Autogenous Bone Grafts

Maria B. Asparuhova, PhD

骨移植的历史

从希波克拉底时代起，就有人试图将动物组织移植到人体内。多年来，许多不同的外科手术都要归功于古埃及人。在医学纸草书或视觉艺术中没有发现牙科手术的迹象[1]，但Edwin Smith纸草书，被公认为是整形外科和创伤学的论著，肯定地证明了古埃及人对整形外科有着丰富的知识[2]。

在现代，第一次有记录的异种移植可以追溯到1668年，是由阿姆斯特丹的外科医生Job van Meekeren完成的。他将一块犬的头骨片插入一名受伤士兵的头骨中。手术引发了宗教反响，因为一块动物骨移植物被移植到了一名基督徒身上，这名士兵被逐出教会。当士兵为了重新进入教堂，要求Job van Meekeren医生移除碎片时，碎片已经完全融入，这证明Job van Meekeren实施的手术很成功[3-4]。

1674年，荷兰商人和科学家Antonie Philips van Leeuwenhoek首次描述了骨骼的结构，即现在所知的哈弗氏管。这些发现和许多他多年来的其他作品发表在《皇家学会哲学汇刊（Philosophical Transactions of the Royal Society）》上。因此，骨痂、植入和吸收的概念逐渐成形。1739—1742年，法国医生Henri-Louis Duhamel发表了他的动物实验结果，并提出骨膜在骨形成过程中具有关键作用[5-7]。Duhamel注意到骨膜有一个深的成骨层，他称之为"形成层"。瑞士解剖学家Albrecht von Haller提出了相反的主张[8]。根据von Haller的说法，骨膜仅作为血管的支撑，是动脉的渗出物导致了成骨。1820年，第一例自体移植手术在德国进行。在通过移除一块颅骨来减轻颅内压力的手术之后，Philipp Franz von Walther用

47

从患者自己头部移除的一块骨头来修复这个洞。注意：我们使用术语自体（autologous）来指代供体和受体是同一个人的材料。而自生（autogenous）指的是没有外部操作而产生的材料。

1861年，法国外科医生Louis Léopold Ollier研究了骨再生现象，并首次使用了"骨移植"一词。Ollier毕生致力于研究由骨的不同部分和整个骨诱导的骨化过程。他的实验于1867年分两卷出版，题为《骨移植实验和临床》，他的结论是移植的骨膜和骨在适当的条件下可以存活并成骨。Ollier和他同时代的人使用的骨移植物都是自体来源的。在将近20年内，非自体骨移植物都未被考虑，直到1880年，苏格兰外科医生William Macewen将一名患佝偻病儿童的胫骨移植到另一名儿童感染的肱骨中，非自体骨移植物才被纳入考虑范围[3-4]。在随后的几年中，他用肋骨移植物替换了下颌骨片段。

骨移植的历史随着美国外科医生Frederick Houdlette Albee关于骨移植手术的权威出版物的出版而延续。1915年，他提出了"骨移植使用规则"，该规则至今仍然适用[9]。Albee使用的骨移植物都是自体骨移植物，来自髂嵴、转子、胫骨、跖骨、鹰嘴、腓骨或颅骨等[10]。1942年，哈瓦那大学整形外科教授Alberto Inclan提出了第一个骨移植物保存的概念。这包括将移植物浸泡在供体或受体的血液中，放入无菌玻璃容器，在使用前保存在冰箱中[11]。直到1947年，随着冷却技术的发展，Bush和Wilson才报告需要在−20℃的温度下保存骨移植物，并且他们成功建立了第一个储存小片段骨的骨库[12-13]。

骨形成所需骨移植物的特性

骨移植用于从移植微小的种植体周缺损到再生大的连续性缺损等许多临床适应证。为了支持骨形成，骨移植物应具备几种特性（图3-1）[14-15]。首先，无论是天然的还是合成的移植物，都需要具有生物相容性。生物相容性将确保移植物在体内引起最低程度的炎症或毒性，并且不良生物事件的风险最小（图3-1a）。骨移植物应该具有骨引导性，以促进间充质干细胞（MSC）和骨祖细胞的黏附，以及后续增殖和分化为成熟的成骨细胞。这将允许细胞外基质（ECM）的产生、沉积和基质矿化（图3-1b）。此外，移植物的结构应允许气体、营养物质和调节因子的充分运输，以支持这些细胞功能。骨代用品必须具有维持空间的能力，以保留用于骨形成的引入空间，并防止该空间的塌陷（图3-1c）。移植物的空间维持能力对于增量体积的血运重建也很重要。因此，重要的是不要将骨移植物太紧地压入移植区域，以允许适当的血管再生。骨移植物的结构应允许血管向内生长，从而在替代物内部形成骨[16-18]。当使用颗粒移植物时，血管向内生长更可能发生在移植物颗粒之间。移植物的机械性能极大地影响了它们的空间维持能力[15]。自体骨屑的机械性能差别很大，并由采集的部位和技术以及患者的年龄决定[19-20]。冷冻干燥使得同种异体骨组织的机械强度降低了20%[21]。牛骨矿物异种骨移植物具有与下颌皮质骨相似的弹性模量，而一些异质材料显示出比其他骨代用品高得多的弹性模量[22-23]。最后，为了能够通过被动化学溶解和破骨细胞的骨改建替换为新生骨（再生），移植物应该是可生物吸收的（图3-1d）[24]。其吸收速率应该

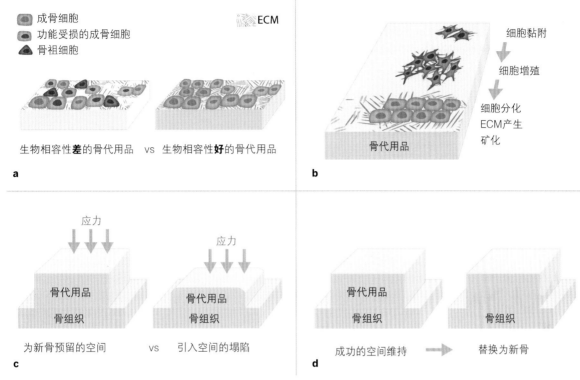

图3-1 骨形成所需要的骨移植物的主要特性。（a）生物相容性。（b）骨引导性。（c）空间维持能力。（d）生物可吸收性。ECM，细胞外基质。

可控，并且接近组织再生速率。一般来说，理想的移植物最好具有缓慢的吸收速率。一个原因是因为快速吸收可能导致在新骨形成之前或在充分再生之前移植物的损失。此外，不吸收或生物降解缓慢可能会遮挡住能够促进新生骨进一步改建和成熟的生理应力。在将新的骨代用品应用于临床之前，需要仔细评估以上列出的骨移植物特性。

在实验室中使用骨祖细胞进行体外研究有可能揭示细胞对材料的行为，如细胞黏附、迁移、增殖、分化和ECM产生。体外研究还可以确定负责骨吸收的细胞（即破骨细胞）是否能够在材料表面形成吸收陷窝，或者是否会发生物理化学溶解。

现有骨移植物的优缺点

在根据来源分类的系统中，骨移植物的传统分类包括自体骨移植物、同种异体骨移植物、异质骨移植物和异种骨移植物。从患者体内获取的自体骨被认为是骨移植的金标准，那些使它成为金标准的特性将在本章稍后深入讨论。本节简要描述了其他骨代用品的优点和缺点。更多详细信息，请参见第2章。

同种异体骨移植物

同种异体骨代用品是从同物种个体中获取的移植物[25]。根据其加工过程，同种异体骨移植物可以保持矿化或脱矿、新鲜冷冻或冷冻干燥。脱矿过程（例如，用盐酸处理）会将骨骼中的钙含量降低到8%或更低。对骨代用品进行脱矿可降低宿主的免疫反应，减少疾病传播。对同种异体骨移植物进行脱矿的目的是暴露骨诱导分子，如骨形态发生蛋白（BMP），以增加其即刻骨诱导潜力[26]。据报道，当用作Inlay移植物或用于上颌窦底提升时，这种移植物可有效促进新骨形成[27-28]。脱矿同种异体骨移植物的一个主要缺点是缺乏机械强度[25]。

新鲜冷冻的同种异体骨来源于接受全髋关节置换的患者或新鲜尸体[29]。因为这种骨移植物的加工程度很低，所以保留了细胞和有机成分。这导致良好的移植物血管化、整合和骨形成[29]。事实上，据报道，这种移植物作为Inlay和Onlay植骨材料在修复人的萎缩牙槽骨方面是有效的[30-32]，其吸收模式可预期，主要发生在愈合的第一年[32]。然而，在使用同种异体骨移植物时，疾病传播、免疫相容性问题和免疫排斥的风险仍然较高[33-34]。因此，在GBR手术中很少使用新鲜冷冻同种异体骨。

与新鲜冷冻的同种异体骨相比，冷冻干燥的同种异体骨更容易处理，便于在室温下保存[35]。它出现宿主免疫反应和疾病传播的风险降低，但其加工过程消除了移植物中有成骨潜力的细胞并使蛋白质变性。这导致较慢的血管形成和整合以及较低的机械强度[25,29]。

异质骨移植物

异质骨代用品是纯合成骨移植材料，因此供应量不受限制[25]。常见的异质骨代用品是磷酸钙和硫酸钙的衍生物。当这些化合物在高温下进行加工时，即所谓的烧结过程，会产生具有不同机械和降解特性的晶体结构，称为陶瓷[25,36]。一种常用的异质陶瓷是合成羟基磷灰石（HA），它具有缓慢吸收、高度结晶的结构，类似于骨骼的无机相[36-37]。β-磷酸三钙（β-TCP）是另一种常见的异质材料，与HA相反，它在愈合过程中表现出早期吸收，并因为移植物支架结构的早期丢失导致再生骨量不足[38]。一般来说，在受保护的骨缺损中，β-TCP骨代用品显示出比HA材料更快的骨愈合[39-41]。这是因为在降解过程中，钙离子和磷酸根离子从β-TCP中释放出来，并用作新骨形成的支持材料。此外，β-TCP的快速吸收通过爬行替代过程为愈合的骨腾出空间。然而，在更复杂的缺损形态中（如牙槽嵴水平向骨增量），β-TCP的空间维持能力在足够体积的新骨形成之前就已耗尽[42]。因此，β-TCP和另一种骨代用品（如同种异体骨或合成HA）的混合物是首选[38]。

生物活性玻璃也是一种异质材料，由二氧化硅、氧化钠、氧化钙和五氧化二磷组成[43]。生物活性玻璃由于表面活性二氧化硅、钙和磷酸盐基团而表现出骨结合的特性。此外，生物活性玻璃既能与骨组织结合，也能与软组织结合，这增加了骨与移植物的接触，并减少了移植物中软组织的入侵量[43-44]。生物活性玻璃的一个主要限制是它们的颗粒状无孔结构，这使得它们不能成为可靠的空间维持物[45]。

硫酸钙，也称为熟石膏，被认为是最古老的异质材料，由二水合硫酸钙组成。然而，由于其快速吸收，临床上并不可靠[36]。

异种骨移植物

从一个物种获取，并移植到另一个不同物种的移植物被称为异种骨移植物。它们来源于珊瑚、藻类、猪或牛。珊瑚HA是一种多孔材料，来源于海洋珊瑚，类似于人的松质骨，根据加工方法，它可以分为天然的和合成的。最

图3-2 自体骨的成分。骨骼的主要成分是矿物质、有机基质和水。本图描述了骨骼的矿物和有机部分的主要功能。

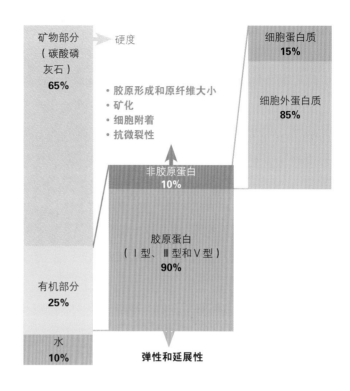

常见的是，珊瑚碳酸钙通过与磷的水热交换反应转化为HA。实验研究表明，尽管珊瑚HA几乎与骨的矿物成分相同，但它的骨引导作用不如其他的骨代用品显著[39]。如今，GBR中很少将珊瑚HA用于Onlay植骨。

猪源性HA具有生物相容性，吸收缓慢[46]。牛源性矿物质是最常用的异种骨移植物。可以分为未经热处理含有机基质、未经热处理不含有机基质和经热处理不含有机基质[47]。未经热处理的牛源性矿物质具有较少的晶体结构和较小的颗粒。这些材料能更好地整合到宿主骨中。超过1000℃的温度会导致天然HA烧结，磷灰石晶体生长，晶间空间在一定程度上消失[48]。缺少有机基质是一个缺点，但使得生物材料更安全，生物相容性更好，并降低了引发患者免疫反应和炎症的可能性[49]。关于去蛋白牛骨矿物质是否真正可吸收的问题仍有争议。

与上述骨代用品相比，自体骨移植物本质上是天然骨，而天然自体骨不仅仅具有骨引导性。

自体骨的功能与组成

骨骼在人体中起着重要的作用。它为肌肉和其他组织提供机械支持，包括支持牙齿咬合和粉碎食物。骨骼对内部器官起着保护作用，特别是在躯干和头部等重要部位，这些部位的损伤可能是致命的。骨骼使运动和移动成为可能。除了这些单纯的支持性的功能外，骨骼还是钙和磷的储存库，钙和磷是全身各种细胞活动的必需矿物质。在某些骨骼的髓腔中发现的红骨髓可以产生血细胞。此外，骨骼通过分泌两种激素[成纤维细胞生长因子（FGF）23和骨钙素]来发挥内分泌功能。因此，它有助于协调骨髓、大脑、肾脏和胰腺中影响骨组织矿化、脂肪沉积和糖代谢的过程[50]。

为了实现这些功能性目标，骨骼由有机和矿物成分组成（图3-2）。矿物成分，主要是碳酸磷灰石，约占骨重量的65%，并为结构提供硬度。使骨成为活组织的有机成分占

20%~25%，其余10%由水组成。水可通过骨中的小管和血管通道自由流动，也可与胶原-矿物质复合物结合。骨有机成分中大约90%是Ⅰ型胶原，少量的Ⅲ型和Ⅴ型胶原主要存在于骨细胞周围的区域。胶原蛋白为结构提供弹性和延展性。剩下的10%由非胶原蛋白组成，在调节胶原形成和原纤维大小、矿化、细胞附着和抗微裂性中起重要作用。在这少量的非胶原蛋白中，大约85%在细胞外，15%在骨细胞内[51]。

非胶原性骨基质蛋白[52]分为几大类：

1. 蛋白聚糖：硫酸肝素、透明质酸、多功能蛋白聚糖和富含亮氨酸的小分子蛋白聚糖。

2. 糖蛋白类：碱性磷酸酶、纤连蛋白、血小板应答蛋白和玻连蛋白。

3. 与骨矿化相关的小整合素结合配体N-连接糖蛋白（SIBLING）家族的蛋白质类：牙本质基质酸性磷蛋白-1、基质细胞外磷糖蛋白、骨桥蛋白和涎蛋白。

4. 骨钙素，也称骨Gla蛋白。

5. 骨连接蛋白，也称为富含半胱氨酸的分泌型酸性蛋白（SPARC）。

这些非胶原性骨基质蛋白中的4种经常被用作骨形成的标志物[53]。碱性磷酸酶（ALP）是一种糖蛋白，作为矿化过程的催化剂。它既参与有机磷酸单酯的降解，从而增加无机磷酸盐的局部浓度，也参与矿物沉积抑制剂（如焦磷酸盐）的水解[54]。在骨骼内中和焦磷酸盐可以让晶体生长并确保正常矿化。碱性磷酸酶功能低下或功能丧失会导致一种称为低磷酸酯酶症的情况。低磷酸酯酶症的表型可以从乳牙过早脱落到导致新生儿死亡的严重骨异常。典型的是乳切牙在4岁前脱落，其他的乳牙也受到不同程度的影响。但是，恒牙列是正常的。牙

齿早期脱落的原因是牙骨质形成有缺陷，这影响了牙齿与骨骼的附着[55]。

骨桥蛋白，也称为骨涎蛋白-1（BSP-1）或分泌型磷蛋白1（SPP1），是一种属于SIBLING家族的含量相对丰富的非胶原糖蛋白，由成骨细胞在成骨早期分泌[56]。它抑制羟基磷灰石晶体生长，分布局限于矿化程度较低的区域，如牙齿周围的牙周韧带（PDL）和骨中的黏合线。骨桥蛋白与破骨细胞上的整合素受体结合，在吸收过程中促进破骨细胞与矿物质的附着。骨桥蛋白通过形成伪足、调节破骨细胞存活和破骨细胞运动性，在骨改建中发挥重要作用[57]。

骨涎蛋白与骨桥蛋白一样，是SIBLING家族的另一种主要涎蛋白[58]。它也被称为骨涎蛋白-2（BSP-2）或整合素结合涎蛋白（IBSP）。它约占人骨非胶原蛋白的12%。骨涎蛋白标志着成骨细胞分化的晚期和矿化的早期。它与钙、羟基磷灰石、骨细胞和胶原蛋白结合[59]。

骨钙素，也称为骨含γ-羧基谷氨酸蛋白（BGLAP），是骨和牙本质中最丰富的非胶原蛋白。它由成骨细胞和骨细胞共同表达。骨钙素能增强钙结合并控制矿物质沉积，因此被认为是骨细胞代谢的标志。此外，骨钙素还具有内分泌功能。它作为一种激素调节各种组织的能量代谢[60-62]。

骨的一生都在被称为成骨细胞和破骨细胞的特殊骨细胞活跃地构建和改建。

自体骨的细胞组成

破骨细胞是参与骨吸收的主要细胞，而成骨细胞是负责骨形成的细胞，包括骨基质

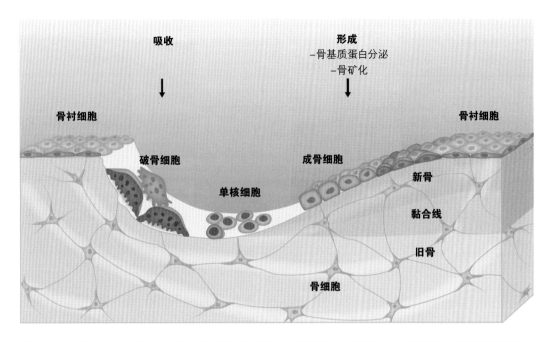

图3-3　自体骨的细胞组成。图示5种骨细胞类型（成骨细胞、骨细胞、骨衬细胞、破骨细胞和单核细胞）以及成骨细胞（骨形成）和破骨细胞（骨吸收）的两种主要活性。

蛋白分泌和骨矿化（图3-3）。骨基质形成完成后，一些成熟的成骨细胞作为骨细胞保留在骨中，而一些变平以覆盖静止的骨表面成为骨衬细胞。因此，在静止状态下，矿化骨表面衬有成骨细胞谱系的骨衬细胞。这4种细胞类型中的每一种的活性对于骨改建过程都是必不可少的。

　　骨改建的定义是新骨组织取代旧骨组织，主要发生在成人骨骼中以维持骨量。因此，改建涉及骨形成和骨吸收的组合[63]。当破骨细胞感觉到需要骨吸收时，它们会向骨衬细胞发出信号，骨衬细胞从骨表面撤回，以形成一种称为骨改建区的结构（图3-4）。骨改建区贯穿有骨髓毛细血管，后者在这个相对隔离的微环境中为细胞以及营养物质提供管道。破骨细胞

前体细胞通过骨髓毛细血管被运送到骨改建区，在骨细胞产生的促破骨细胞生成细胞因子和抗破骨细胞生成细胞因子的影响下融合成大的多核极化破骨细胞[64]。这些细胞因子包括核因子-κB受体活化因子配体（RANKL）、巨噬细胞集落刺激因子1（M-CSF）和骨保护素（OPG）。因此，骨细胞向破骨细胞发出信号，通过骨吸收来启动骨改建。成熟破骨细胞通过ανβ3整合素附着于骨表面，该整合素表达于被称为伪足的特殊附着结构表面，并具有与非胶原骨基质蛋白（如骨桥蛋白和玻连蛋白）相互作用的特性[65]。随后，来自骨髓或血液循环的成骨细胞前体细胞在骨基质吸收过程中释放出的细胞因子的作用下，分化为成熟的骨合成细胞[64]。

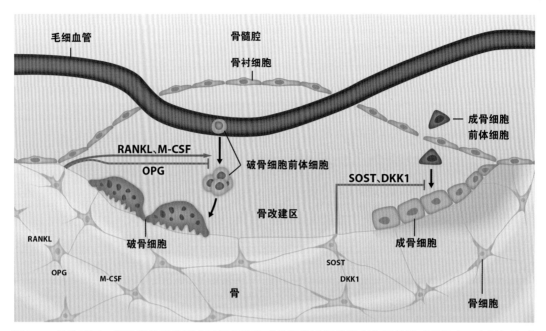

图3-4 骨改建区。骨改建涉及分别由破骨细胞和成骨细胞进行的骨吸收及骨形成的组合。当骨细胞感知到激素、结构损伤等生理性刺激时，骨衬细胞反应性地从骨表面撤回，从而形成骨改建区，骨改建即在骨改建区内发生。破骨细胞起源于通过骨髓毛细血管转运至骨改建区的破骨细胞前体细胞。其向成熟破骨细胞的分化受到来自骨细胞的促破骨细胞生成细胞因子和抗破骨细胞生成细胞因子的调节。其中包括核因子-κB受体活化因子配体（RANKL）、巨噬细胞集落刺激因子1（M-CSF）和骨保护素（OPG）。随后，受到骨基质吸收时所释放的细胞因子的影响，来自骨髓或血液循环的前体细胞反应性地分化为成熟的成骨细胞。一旦感觉不到对骨形成的需求，成骨细胞的分化和功能就受到来自骨细胞的分子的负向控制，例如硬化蛋白（由SOST基因编码）和Dickkopf相关蛋白1（由DKK1基因编码）。这些分子通过抑制Wnt信号通路发出减少骨形成的信号。

成骨细胞的分化和功能也受来自骨细胞的分子控制，如硬化蛋白（由SOST基因编码）和Dickkopf相关蛋白1（由DKK1基因编码）。存在于骨改建区和骨内的第五种细胞类型，一般来说以单核细胞为代表，其本质上是驻留骨组织内的巨噬细胞，通常称为骨瘤样细胞（图3-3）。骨瘤样细胞可能调节成熟成骨细胞的功能和存活，以及骨吸收和骨形成组合的活性[66-68]。

破骨细胞来源于造血单核巨噬细胞系[69]（图3-5）。单核破骨细胞前体细胞在成骨细胞和骨细胞分泌的细胞因子的影响下，分化并融合成多核破骨细胞。这些细胞因子即已经提到的M-CSF、RANKL和OPG。在定向进入破骨细胞谱系后，造血干细胞进入早期破骨细胞前体细胞通路，这是对M-CSF的一种应答。单核细胞谱系中造血细胞的增殖、分化和存活需要M-CSF[70]。RANKL也称为骨原蛋白配体（OPGL）或破骨细胞分化因子（ODF），是肿瘤坏死因子（TNF）家族的一员。它调节破骨细胞的极化和吸收的激活[71]。OPG是RANKL的诱饵受体，从而抑制破骨细胞生成和骨吸收[72-73]。由RANKL激活的细胞极化导致基底外侧膜域和顶膜域的形成（图3-6）。

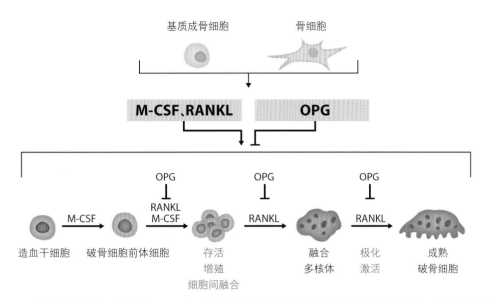

图3-5 破骨细胞的起源和分化。图示由成骨细胞和骨细胞分泌并调节破骨细胞分化及功能的关键分子。在对M-CSF的应答中，造血干细胞进入分化过程并转化为破骨细胞前体细胞。分化过程的进展以细胞间融合为特征，而细胞间融合主要由RANKL及其下游效应分子诱导。RANKL进一步介导破骨细胞的极化及其吸收活性的激活。OPG作为RANKL的诱饵受体，抑制破骨细胞生成和骨吸收。

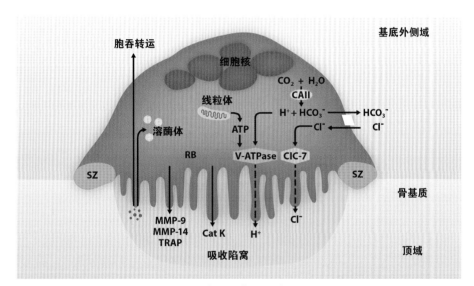

图3-6 破骨细胞的形态和功能。图示极化破骨细胞及其基底外侧膜域和顶膜域、封闭区（SZ）、皱褶缘（RB）和吸收陷窝。活跃的骨吸收破骨细胞具有多个细胞核、大量的产三磷酸腺苷（ATP）的线粒体和大量的溶酶体。在骨吸收过程中，碳酸酐酶2（CA2）产生的质子（H^+）和氯离子（Cl^-）通过液泡型H^+-ATPase（V-ATPase）和氯离子通道-7（ClC-7）转运到RB膜，并在此被分泌到细胞外以酸化破骨细胞下方的区域。细胞内等电位状态的维持由耦合的基底外侧碳酸氢根/氯离子交换体来保证（用质膜上的白色菱形表示）。组织蛋白酶K（CatK）、基质金属蛋白酶（MMP）和抗酒石酸酸性磷酸酶（TRAP）等酶被分泌到吸收陷窝中以降解骨基质蛋白。骨降解产物被释放到骨微环境中，内化到细胞中被溶酶体降解，或通过胞吞转运分泌到基底外侧膜。

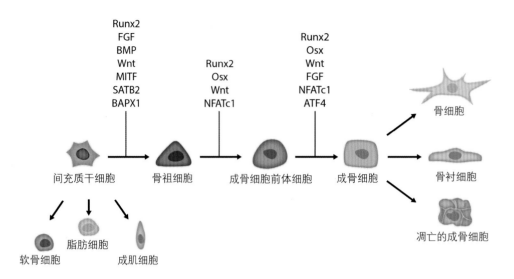

图3-7 成骨细胞的起源和分化。图示成骨细胞生成的阶段和在此过程中起关键作用的细胞因子。成骨细胞、软骨细胞、脂肪细胞和成肌细胞共同起源于MSC前体细胞。通过3种信号通路将MSC导向成骨细胞谱系：（1）转录因子，如矮小相关转录因子2（Runx2）、小眼相关转录因子（MITF）和风笛同源盒蛋白同源物1（BAPX1）；（2）细胞外基质分子如特异AT序列结合蛋白2（SATB2）；（3）FGF、BMP和Wnt家族的成员。向非增殖性成熟立方形成骨细胞（其主动矿化骨基质）分化的进展依赖于转录因子Osx（osterix）、活化T-细胞核因子1（NFATc1）和活化转录因子4（ATF4）的后续参与。成熟的成骨细胞可以用骨基质进行自我包埋以形成骨细胞，或变平以作为骨衬细胞覆盖静止的骨表面，或通过凋亡而死亡。

基底外侧域充当一个外部信号交换区域，而顶域形成（1）与骨表面接触的封闭区（SZ）和（2）称为皱褶缘（RB）的特殊结构。SZ指的是破骨细胞下密闭的骨吸收空间（吸收陷窝），在那里发生吸收过程所必需的离子和蛋白酶的交换。破骨细胞细胞质中的碳酸酐酶2（CA2）将细胞质中的碳酸分解成质子（H^+）和碳酸氢根（HCO_3^-）。后者通过一个通道与氯离子进行交换，该通道可保持细胞内等电位状态。位于RB上的质子被属于液泡型H^+-ATP酶（V-ATP酶）的泵挤压到吸收陷窝内。在该泵附近，发现有氯离子通道-7（CIC-7）。这种通道将两个Cl^-交换为一个H^+，在溶酶体酸化过程中，特别是在骨吸收过程中是必不可少的[74]。因此，在吸收陷窝内形成盐酸。它将环境酸化至pH约为4.5，导致羟基磷灰石的溶解以及钙和磷的释放，同时保持细胞质离子电荷的平衡。最后，有机基质在分泌型酶的作用下发生溶解，分泌型酶包括组织蛋白酶K（CatK），基质金属蛋白酶（MMP如MMP-9、-10、-12和14），以及抗酒石酸酸性磷酸酶（TRAP）。产生的骨降解产物被释放到骨微环境中，内化到细胞中，通过溶酶体降解或通过胞吞转运分泌到基底外侧膜[75-76]。

成骨细胞来源于MSC，MSC也具有分化为软骨细胞、成肌细胞和脂肪细胞的能力[77]（图3-7）。成骨细胞生成遵循3个主要阶段：增殖，基质成熟和矿化。

该过程由一系列转录因子控制，导致参与骨基质生成和基质矿化的蛋白质的顺序表达[78]。矮小相关转录因子2（Runx2）和Osx（osterix）是两种重要的转录因子，调节前一节所述的成骨细胞分化标志物（即骨钙素、骨桥蛋白和骨涎蛋白）的表达。Runx2是转录因子Runx家族的成员，并作为骨生成细胞谱系的早期标志。靶向破坏Runx2导致骨形成完全缺乏，这表明Runx2对于软骨内成骨和膜内成骨都是必不可少的[79]。一般而言，Runx2足以诱导成骨细胞分化。这已在体外的皮肤成纤维细胞中得到证实，在该实验中强制表达Runx2导致正常情况下不会骨化的骨骼发生软骨内骨化[80-81]。与破坏Runx2相似，Osx基因缺失突变小鼠中没有软骨内或膜内成骨[82]。Osx基因缺失突变小鼠中的间充质细胞不沉积骨基质，骨膜内的细胞和膜性骨骼成分中的浓缩间充质内的细胞不能分化为成骨细胞，尽管这些细胞的Runx2表达水平正常。成骨细胞一旦位于骨表面，就会产生有机基质（类骨质），并最终经历凋亡或作为骨细胞被包埋在钙化的基质中。

骨细胞是骨骼细胞中数量最多、寿命最长的。它们构成了基质内或骨表面95%以上的骨骼细胞，存活率达到25年[83]。骨基质中的骨细胞通过穿行于致密微管系统中的树枝状细胞突相互连接（图3-3和图3-4）。这种骨细胞-微管网络允许代谢物和信号分子的扩散，以实现与邻近骨细胞、成骨细胞和骨衬细胞的细胞间通讯。然而，骨细胞表达的分子和分泌的因子到达其细胞靶点的机制尚未被完全揭示。越来越多的证据表明，骨细胞检测机械和激素刺激并对其进行响应，以调节成骨细胞和破骨细胞的功能[84]。

自体骨中生长因子的存在与骨细胞功能的局部调节

除了非胶原性骨基质蛋白之外，由骨细胞产生并分泌到ECM中的多种其他生物活性蛋白通常也具有调节骨骼细胞活性和骨再生的潜力。其中大多数是与细胞表面跨膜受体结合的生长因子，从而触发影响细胞增殖、分化、成熟和凋亡的复杂信号级联（图3-8）。这些生长因子包括BMP、转化生长因子-β（TGF-β）、胰岛素样生长因子（IGF）和FGF。

BMP和TGF-β是TGF-β蛋白超家族的成员。这个家族的所有成员都通过Ⅰ型和Ⅱ型跨膜丝氨酸-苏氨酸激酶的双重受体系统传递信号（图3-9）。在信号从所有被TGF-β超家族成员激活的受体传递到细胞核中的靶基因的过程中，Smad信号通路起着重要作用[85]。BMP由20多种系统学上保守的信号分子组成，但其中只有5种已知具有强大的成骨作用：BMP-2、-4、-5、-6和-7。当一个BMP分子与Ⅰ型（ALK-1、-2、-3和-6）和Ⅱ型（BMPR-Ⅱ、ACTR-ⅡA和ACTR-ⅡB）丝氨酸-苏氨酸激酶受体结合时，BMP信号通路被激活（图3-9）。随后受体-配体复合物的形成导致Ⅰ型受体被Ⅱ型受体磷酸化。被激活的受体反过来磷酸化并激活调节型Smad（R-Smad）转录因子1、5和8，后者在与BMP和TGF-β通用型Smad（C-Smad）4结合后，转移到细胞核[86]。在细胞核内，R-Smad/C-Smad复合物与其他关键分子相互作用，如转录因子Runx2[87-88]。由BMP-Smad信号通路触发的基因表达程序包括那些对成骨细胞的分化和功能很重要的蛋白质的编码基因，如骨钙素、Ⅰ型胶原和碱性磷酸

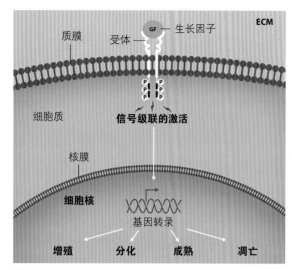

图3-8 受体介导的生长因子信号通路。生长因子〔如转化生长因子-β1（TGF-β1）、BMP、胰岛素样生长因子（IGF）、FGF等〕与细胞表面的跨膜受体结合，通常通过激酶结构域内的磷酸化（用白色圆圈中的"P"表示）激活受体。一旦受体被激活，许多下游信号通路就被激活，导致影响细胞增殖、分化、成熟和凋亡的靶基因进行转录。

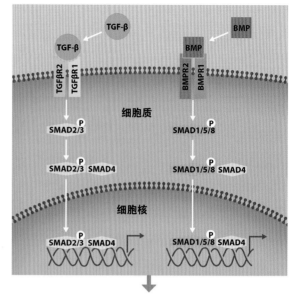

图3-9 典型的TGF-β和BMP信号通路。当配体与Ⅱ型受体结合后，它们与Ⅰ型受体形成异四聚体复合物，接着，后者会磷酸化调节型Smad（R-Smad）（TGF-β对应Smad 2/3，BMP对应Smad 1/5/8）。R-Smad与C-Smad即Smad 4形成复合物，并转运到细胞核，在那里它们促进或抑制调节不同细胞过程的多种基因的表达。典型的TGF-β/BMP信号通路的靶点之一是调节成骨细胞增殖和分化的Runx2。这两种生长因子也能诱导非典型（Smad非依赖性）信号通路。

酶的编码基因。

除了上述典型的Smad依赖的BMP信号通路外，确凿的证据表明成骨细胞中存在额外的、Smad非依赖的通路，可激活细胞外信号调节激酶（ERK）、c-Jun氨基末端激酶（JNK）和应激活化蛋白激酶（SAPK）p38。这些丝裂原活化蛋白激酶（MAPK）级联的激活似乎在调节碱性磷酸酶和骨钙素表达方面具有独特的作用[89-90]。

BMP信号通路受到特定细胞外拮抗剂的严格调节，如头蛋白、卵泡抑素、腱蛋白和Gremlin蛋白[91]。这些拮抗剂通过在细胞外空间结合和隔离BMP发挥作用，从而抑制细胞内的信号通路。成骨细胞过度表达BMP抑制剂头蛋白的小鼠出现自发性骨折、骨质减少以及成骨细胞数量和功能下降[92]。

与BMP相似，TGF-β介导的信号通路可分为Smad依赖性和Smad非依赖性。TGF-β有3种亚型，即TGF-β1、-β2和-β3，它们调节重要的细胞过程，如分化、增殖和存活。TGF-β1是骨骼中最丰富的亚型[93]。在Smad依赖性信号通路中，TGF-β1与Ⅰ型（TGFβR1）和Ⅱ型（TGFβR2）受体结合，随后R-Smad 2和3被激活（图3-9）。在Smad非依赖性信号通路中，TGF-β1与其受体的结合触发了JNK、p38 MAPK等级联的激活。特别的是，p38 MAPK信

图3-10 PTH在调节骨细胞命运中的作用。图示PTH对骨细胞的刺激（+）和抑制（-）功能：（1）PTH刺激MSC分化为成骨细胞；（2）PTH通过抑制凋亡促进成熟成骨细胞的存活；（3）PTH重新激活静止的骨衬细胞成为成骨细胞；（4）PTH抑制Wnt抑制剂即骨硬化蛋白（由SOST基因编码）在骨细胞中的表达，从而促进成骨分化。

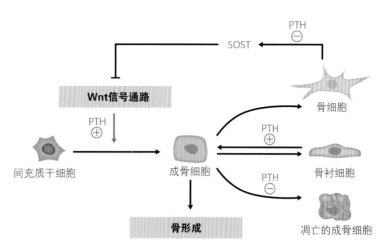

号通路的激活导致了Ⅰ型胶原的表达。

根据骨骼细胞的表型和/或分化阶段，TGF-β1对其具有不同的作用。一般来说，TGF-β1信号促进骨祖细胞的聚集、增殖和骨基质蛋白的合成[86]。在成熟的成骨细胞中，TGF-β1抑制基质矿化和成骨细胞凋亡，从而有利于它们分化为骨细胞[94-95]。

在骨微环境中，BMP通常与其他生长因子共同发挥作用。Celil等[96]发现BMP-2和IGF-Ⅰ参与调节人MSC中Osx的表达。IGF系统包括两个配体，IGF-Ⅰ和IGF-Ⅱ，其序列与胰岛素高度相似[97]。IGF存在于血液循环中，由许多组织合成。肝脏、骨骼和脂肪组织产生了IGF循环池中的95%。循环中的IGF-Ⅰ水平与人体骨量呈正相关，表明该生长因子在骨生长中起着关键作用[98]。除了从循环中提供IGF外，这两种生长因子由成骨细胞在局部产生，并以非活性形式储存在骨基质中，与IGF结合蛋白（IGFBP）结合。在骨吸收过程中，IGF通过骨表面的酸化而释放。在被吸收的骨中，IGF作为信号聚集成骨细胞前体细胞到骨表面[99]。

FGF蛋白家族由22个成员组成，参与调节多种细胞过程，包括细胞增殖、迁移和分化。

大多数FGF以旁分泌的方式在局部发挥作用，只有FGF-19、-21和-23作为内分泌因子发挥作用。一旦与其受体结合，FGF即可激活细胞内激酶：蛋白激酶C（PKC）、磷酸肌醇3-激酶（PI3K）和ERK。这些信号级联刺激成骨细胞前体细胞增殖和成骨细胞分化[100-101]。

生长因子不仅由骨骼细胞产生，还可以在矿化骨基质被破骨细胞吸收的过程中释放出来。与生长因子的局部活性相反，许多激素通过调节矿物质稳态直接或间接对骨骼细胞发挥强大的内分泌功能。直接活性需要借助于骨骼细胞上表达的特异性受体。在对骨骼细胞发挥有效调节活性的激素中，有由甲状旁腺分泌的甲状旁腺激素（PTH）、由脑垂体释放的促甲状腺激素（TSH）、由甲状腺分泌的三碘甲状腺原氨酸（T3）、性激素即雌激素和雄激素、由肾上腺释放的糖皮质激素和由胰腺释放的胰岛素。PTH对骨骼细胞表现出多种作用[102]：它促进MSC分化为成骨细胞，通过抑制细胞死亡促进成熟成骨细胞的存活，重新激活静止骨衬细胞成为成骨细胞[103]，并最终抑制骨细胞中骨硬化蛋白的表达，从而加强Wnt信号传导及其对成骨分化的积极作用[104]（图3-10）。

自体骨是口腔种植学的金标准

生长因子的存在可以吸引骨形成干细胞并促进其向成骨细胞转化和生长，这是自体骨的一个主要特征，被定义为骨诱导性（图3-11a）。自体骨还具有骨引导性（定义为充当新骨形成与血管向内生长的支架的能力）和骨生成性（由活的成骨细胞或可转化为成骨细胞的间充质干细胞的存在决定）[105]。自体骨的这3种特性使其成为理想的骨代用品。因此，自体骨仍然是骨重建外科的金标准。此外，当应用自体骨移植物时，不存在疾病传播或组织不相容的问题。当与植物的生长进行类比时，自体骨的特性很容易记住（图3-11b）。骨引导性由花盆和土壤表示，骨生成性由种子的活力表示，骨诱导性由促进生长所需的肥料和水表示。

自体骨移植物可从口内或口外供区获取[106]。供区的选择取决于骨增量的目的（即结构性或Onlay）、所需移植物的数量以及外科医生的舒适度。可能的供区包括颏部或磨牙后区、髂嵴、颅骨、胫骨和肋骨等[107-108]。口内供区的一个明显优势是可以在局部麻醉下获取移植物。然而，可获取的骨量是有限的。当需要更大的骨体积时，例如在对严重萎缩的上颌骨进行增量时，更青睐以髂嵴作为供区。然而，研究表明，与口内骨移植相比，髂嵴骨移植产生的总骨量明显较低[109]。此外，从髂骨和肋骨获取的骨移植物在愈合过程中具有较高的吸收率[110]。

自体骨移植物也有不同的使用形式——块状或颗粒状。用固定螺钉固定的自体块状移植物在对抗来自覆盖软组织的压力时具有极好的机械稳定性。血管再生的速率不尽相同，取决于供区和块状移植物的几何形状[111]。自体颗粒移植物比块状移植物更具骨诱导性，因为有更大的移植物暴露表面积可提供生长因子[112]。然而，自体颗粒状移植物的机械稳定性降低，这也与吸收速率增加有关[113]。在Chappuis等[114]进行的一项为期10年的前瞻性病例系列研究中，使用自体块状移植物和GBR进行的牙槽嵴水平向骨增量显示了98.1%的良好成功率，块状移植物吸收率低至7.7%。有趣的是，来自颏部的移植物在10年时的移植物维持率明显优于源自磨牙后区的移植物。此外，在第10年的检查中，女性比男性表现出更多的骨丧失，这表明移植物的来源和患者的性别都是影响植入成功率的重要因素[114]。

自体骨移植也可以是松质骨、皮质骨或皮质松质骨。一般来说，自体松质骨移植物在数周内再血管化，与自体皮质骨移植物相比，可诱导更多的骨形成，并在一年内被新骨替代[44,115]。然而，仅使用松质骨不能提供足够的机械稳定性。当要实现结构完整性时，需要使用从腓骨、肋骨或髂嵴获取的皮质骨移植物。皮质松质骨移植物结合了皮质骨的结构完整性和松质骨所保留的成骨特性，使其很受欢迎。然而，下颌皮质松质骨块在6个月内的吸收率高达初始体积的60%[116-117]，相比之下，来自颅骨的皮质骨块的吸收率较低[118]。

自体骨移植物的供区和将其应用于缺损部位的形式不是影响愈合结果的唯一指标。研究表明，采集技术在移植物固化过程中起着至关重要的作用。这通常归因于采集技术对移植细胞的存活率和活性的影响。存在于移植自体骨中的细胞通过释放生长因子以及其他生物活性分子直接或间接促进移植物的固化和新骨的形成[119-120]。

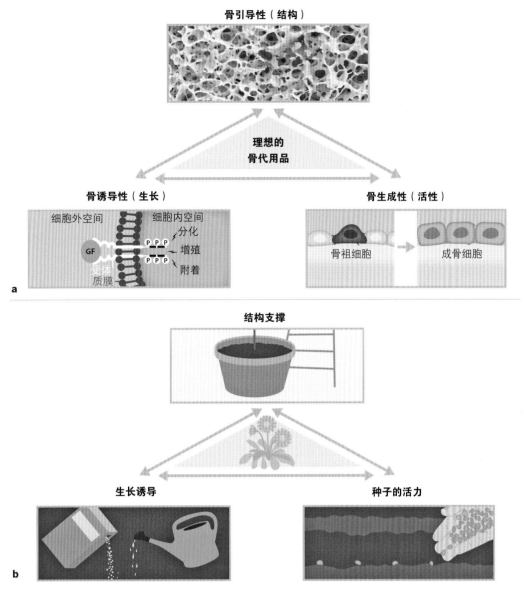

图3-11 作为理想骨代用品的自体骨的特性。（a）说明了自体骨的骨诱导、骨引导和骨生成特性。（b）将自体骨的特性与影响植物生长的因素进行类比。

研究表明，与通过骨钻和超声骨刀制备的样品相比，通过骨磨和刮骨刀收集的样品中细胞存活率和影响骨形成的分子释放率更高[121]。收集过程也会影响基因表达。例如，与另外两种方式相比，通过骨磨和刮骨刀收集的样品其生长因子如BMP-2和血管内皮生长因子的表达明显更高。在一项小型猪下颌骨的体内组织形态学研究中，与刮骨刀和超声骨刀获得的移植物相比，骨磨获得的自体骨移植物中新形成的骨量更多[122]。

已经有许多研究小型猪下颌骨标准骨缺损内骨形成和骨填充物降解的体内研究对自体骨移植物和许多其他骨代用品的性能进行了比较[40-41,123-124]。

在这些研究中，以各种组合使用了去蛋白牛骨矿物质（DBBM）、传统HA、纳米晶HA、合成β-TCP和双相磷酸钙（由不同比例的HA和TCP混合组成）等骨移植材料。在这个动物模型中，所有的移植材料都表现出完全的骨结合。骨缺损最终由新生骨和发育中的骨髓再生。然而，与自体移植相比，骨代用品似乎减慢了骨再生，尤其是在早期愈合阶段（长达8周）。自体骨移植物和TCP在8周内几乎完全吸收，而HA/TCP和HA[40]以及DBBM[41]仍保持稳定。

尽管自体骨移植物被认为在固化方面更具优势，但其采集需要专业技术知识，并伴随有手术时间增加、术后疼痛、血肿、感染风险增加、神经血管损伤和供区的美学缺陷等风险[125-127]。此外，口内部位通常不能为大面积牙槽骨缺损所需的移植材料提供足够数量的骨[127]。为了克服自体骨的这些缺点，Buser等将自体骨、低替代率骨填充物（如DBBM）和生物可吸收性胶原膜相结合，成功实施了一项GBR技术。该技术已成功应用于多种适应证，包括严重水平骨萎缩患者的牙槽嵴水平向骨增量[128]，上颌后牙区分期上颌窦底提升术[129]，以及美学区种植体早期植入的同期轮廓增量手术[130-133]。该技术已被证明具有极低的唇颊侧黏膜退缩风险和增量体积的长期稳定性。总的来说，前瞻性研究展现出稳定的种植体周软硬组织和令人愉悦的美学结果。令人着迷的问题是，究竟是什么使得这种组合型GBR手术有着始终如一的良好结果以及更快的骨形成。关于自体骨屑随时间所释放出的因子以及它们对骨形成过程的贡献的精确描述还不够完善。

使用自体骨屑制备的BCM的生物学力量

自体骨移植物的良好表现要归功于它的3个主要特征：骨引导性、骨生成性和骨诱导性。Buser教授团队进行的大量实验室研究提供了确凿的证据，表明新采集的皮质骨屑具有第四种特性，即旁分泌功能[134-138]，这一功能可能参与了体内移植物固化的复杂过程。因此，在增量手术过程中，外科医生可以选择从口内部位采集自体骨屑，并将它们直接放置在含有生理溶液（例如林格氏溶液）和患者自身血液的培养皿中。在平均持续45分钟的外科牙床预备过程中，该培养基变成所谓的骨条件培养基（bone-conditioned medium，BCM；图3-12）。然后，BCM可用于预水合GBR手术所需要的生物材料。

骨旁分泌功能的第一个令人信服的证据是基于对小鼠长骨上清液的观察，该上清液从骨髓以及骨膜和骨内膜细胞中游离出来，可支持体外骨髓生成[139]。在实验室条件下，使用刮骨刀从新鲜猪下颌骨颊侧采集皮质骨屑，以制备BCM[140]（图3-13）。用细胞培养基对未经处理的骨屑进行24小时提取，提取物内含有多种蛋白质（超过150种）[134]，这些蛋白质具有潜力，能够以与移植物固化有关的多种细胞中的细胞过程为靶点。尤其是，BCM在骨髓培养物中可诱导破骨细胞生成[136]，可通过TGF-β1信号通路提高口腔成纤维细胞活性[137,141]。骨细胞表达TGF-β1[142-143]，因此TGF-β1可以不依赖骨吸收即释放于周围组织中[144]。此外，骨细胞在移植物采集过程中所经历的缺氧也可以刺激TGF-β1的产生，这一特性在近端肾小管细胞[145]和胖胝体[146]中也有发现。因此，猪

骨条件培养基（BCM）

Ⅰ.制备　　　　　　　　Ⅱ.生物材料的预水合　　　　　　Ⅲ.GBR

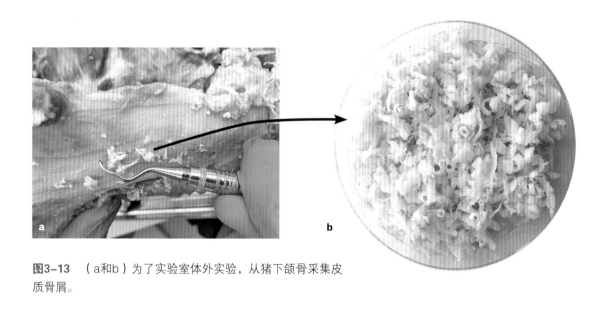

自体骨屑
+患者自体血
+生理盐水（林格氏液）

涂有BCM的DBBM

涂有BCM的CM

BCM-CM

自体骨屑

BCM-DBBM

图3-12　BCM在GBR手术中的制备和应用。BCM的制备是通过：（a）将局部采集的自体骨屑与患者的血液和生理溶液如林格氏溶液混合。然后，将BCM用于预水合生物材料（b），这些生物材料将在GBR中使用（c）。

图3-13　（a和b）为了实验室体外实验，从猪下颌骨采集皮质骨屑。

BCM中TGF-β1的存在愈加提醒我们TGF-β1是参与自体骨旁分泌功能的主要生长因子之一。

已经表明，当间充质细胞暴露于BCM时，有一组受到TGF-β1强力调控的靶基因将变得明显，包括肾上腺髓质素（ADM）、正五聚蛋白3（PTX3）、含BTB/POZ结构域的蛋白11（BTBD11）、白介素-11（IL-11）、NADPH氧化酶4（NOX4）和蛋白聚糖4（PR G4）[137]。

组中的每个基因都报道有与骨代谢相关的多种功能。固有NADPH氧化酶（NOX4），生成细胞内超氧化物，从而调节成骨细胞中BMP-2的功能[147]。血管扩张剂ADM已显示出对成骨细胞的促存活作用[148]。细胞因子IL-11和BMP-2被发现能加速骨再生[149]。多能炎症介质PTX3能够刺激破骨细胞生成[150]。PRG4显示能支持软骨内成骨[151]。总的来说，以上列出的由BCM所调控的TGF-β1靶基因均能以骨骼细胞为靶点，并可能与体内移植物固化的过程有关。还有人提议将该组基因用于开发自体和同种异体骨移植物质量控制的体外生物测定，例如，在应用热、化学或辐射等灭菌方法后[152-154]。使用高剂量辐射（高达120Gy）对切除的瘤骨进行体外辐照灭菌，该瘤骨将用作重建手术中的自体骨移植物，该方法与BCM相似，也能在体外激发细胞的强烈反应[154]。有趣的是，使用0.5%聚维酮碘、0.2%氯己定二葡萄糖酸盐或1%过氧化氢对自体骨进行化学去污，与0.25%次氯酸钠相比，不会显著削弱BCM对牙龈成纤维细胞的体外活性[152]。此外，除了高压灭菌，对骨移植物进行巴氏灭菌和冷冻均可保持其生物活性旁分泌样信号的释放[153]。

进一步的研究揭示BCM可以赋予GBR中所使用的生物材料更多的功能（图3-13）。体外研究表明，对猪皮质骨屑提取24小时，使用获得的BCM预涂DBBM可改善成骨细胞的迁移、附着和分化[155]。同样，胶原膜可快速吸收BCM中含有的TGF-β1活性，这可引起膜上生长的口腔成纤维细胞的基因表达模式发生变化[156]。此外，研究表明，在大鼠颅骨缺损体内模型中，BCM可调节商用胶原膜的骨引导性能[157]。

除了TGF-β，骨形成还受到其他生长因子的显著调节，如BMP-2、-4、-5、-6、-7和-9[158]。BMP-2的短期表达足以不可逆地诱导骨形成[159]。因此，在我们最近对BCM的研究中，我们假设在短时间内收集的BCM足以对MSC的成骨特性产生积极影响，并检测了不同提取时间所获得的BCM中TGF-β1和BMP-2的释放[160]。为了模拟临床情况，BCM是用林格氏溶液或林格氏溶液和自体血清的混合物来提取的。10分钟内即可检测到TGF-β1从自体骨中快速显著释放，而BMP-2在40分钟后才延迟释放（图3-14a和b）[160]。重要的是，从骨屑中释放的TGF-β1和BMP-2的量足以诱导TGF-β1和BMP-2的特异性R-Smad的磷酸化，从而激活BCM处理的间充质基质细胞中的TGF-β和BMP信号通路（图3-14c和d）。

图3-14（对侧页） 皮质骨释放的TGF-β1和BMP-2蛋白，以及间充质基质细胞中Smad信号通路的激活。用皮质骨屑与林格氏液（BCM-RS）或皮质骨屑与林格氏液和自体血清的1∶1混合液（BCM-RS+S）提取BCM，使用定量ELISA技术测定其中TGFβ-1（a）和BMP-2（b）蛋白的含量。在10分钟、20分钟和40分钟以及1天、3天和6天收集两种类型的培养液。对照组（Ctrl）指RS或RS+S，不含骨颗粒（对照组没有检测到所测的两种蛋白质）。数据采用平均值±标准差表示，来自3个独立的BCM制剂。与相应的对照组有显著差异时，表示如下：***，P<0.001；**，P<0.01；ns，不显著。BCM诱导增强间充质细胞内TGF-β1和BMP-2蛋白特异性R-Smads的磷酸化。对经BCM-RS或BCM-RS+S处理的间充质细胞全细胞提取液中磷酸化Smad2（pSmad2）（c）和磷酸化Smad1/5/8（pSmad1/5/8）（d）蛋白进行免疫印迹分析。条形图定量表示免疫印迹的密度。pSmad2和pSmad1/5/8以纽蛋白作为加载控制（loading control）进行归一化。数据采用平均值±标准差表示，来自3个独立的实验。与使用RS或RS+S处理的对照细胞组比较有显著差异时，表示如下：**，P<0.01；*，P<0.05。（经Asparuhova等[160]许可转载）

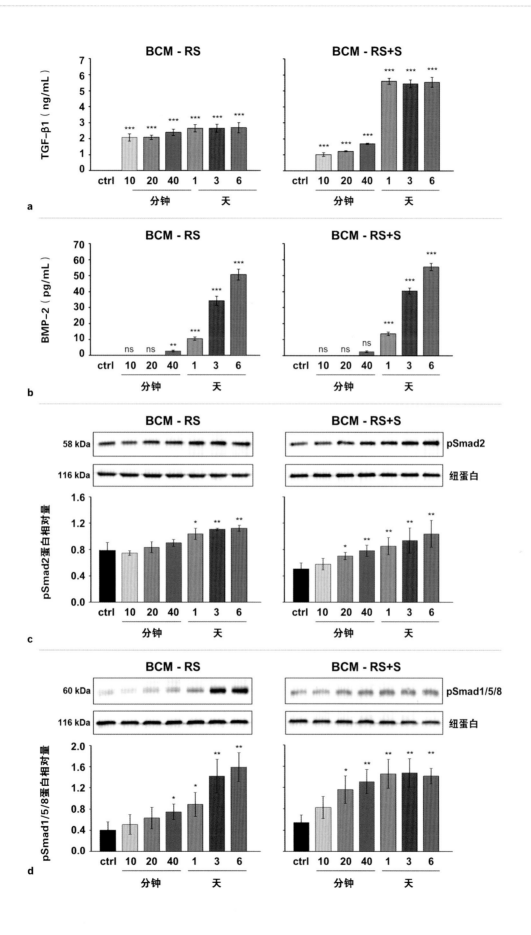

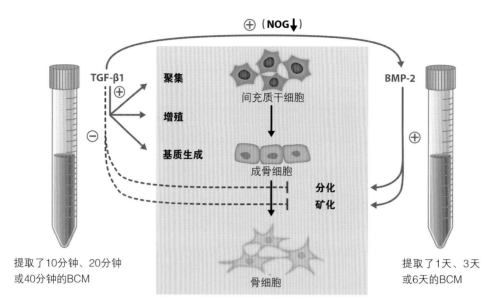

图3-15 BCM表现出协同的TGF-β1/BMP-2活性，有助于启动和推进成骨。在短时间内收获的BCM具有快速释放TGF-β1的特征（短时间指10分钟、20分钟或40分钟，对应于常规的手术时间）。在较长时间内收获的BCM富含BMP-2（较长时间指1天、3天或6天，对应于增量手术发生后的前几天）。短期提取的BCM以及该培养液相应含有的TGF-β1，导致MSC增殖增加，从而扩大了定向成骨细胞的细胞池。此外，这种BCM促进分化的早期阶段，即基质产生，但抑制成骨细胞分化和成熟（矿化）的晚期阶段。相反地，长期提取的BCM和该培养基相应含有的BMP-2刺激后者。该图还阐述了关于TGF-β1通过抑制BMP-2的拮抗剂头蛋白（NOG）而增强BMP-2的成骨活性的发现[160]。+，刺激；-，抑制。

此外，使用短时间内收获的BCM来处理细胞，细胞的增殖活性和胶原基质产量均显著增加（短时间指10分钟、20分钟或40分钟，对应于常规的手术时间）（图3-15）。长期（1天、3天或6天）提取的BCM促进成骨细胞分化和成熟的晚期阶段。短期提取的BCM中可检测到TGF-β1，但没有检测到BMP-2，该BCM降低了晚期分化标志物骨钙素的表达。然而，当两种生长因子同时存在于BCM中时，没有观察到对成骨细胞分化的抑制作用，这表明TGF-β1/BMP-2具有协同活性。因此，在TGF-β1和BMP-2共刺激的细胞中，TGF-β1对BMP-2诱导的成骨细胞分化有显著的刺激和剂量依赖性效应。这是由于BMP-2的拮抗剂头蛋

白（NOG）的表达减少，而BMP信号延长（图3-15）[160]。总之，这些数据为GBR手术（使用由自体骨移植物衍生的BCM）所获得的良好结果其潜在的分子机制提供了新的看法。关于来源于人自体骨屑的BCM中生长因子的时间依赖性释放，未来还需要更多的研究。

总结与未来展望

骨移植在口腔、颌面和整形外科重建手术中都起着关键作用。在GBR手术中，使用骨移植材料的适应证从较小的开窗缺损到桥接面部骨骼的大的连续性缺损。移植物在宿主体内的结合取决于许多因素，包括移植物的类型、自

体和同种异体骨移植物的供区、移植物保存技术、移植骨或骨代用品的质量、移植物的机械性能、受植床的预备、宿主的全身和/或局部疾病以及许多其他因素。对各种各样的骨移植物结合时所伴随的关键生物学事件的理解在不断发展。

尽管新的骨代用品的数量不断增加，但自体骨移植物仍然是口腔种植科GBR手术中骨增量和骨重建的金标准，因为其具有非常优异且合算的生物和机械的性能组合。自体骨是唯一具有以下特性的临床上可用的骨移植物来源，它含有活性成骨细胞前体细胞（骨生成性），能够释放可以诱导新骨形成的生长因子（骨诱导性），并为新血管的向内生长和骨祖细胞的迁移提供支架（骨引导性）。此外，确凿的实验室证据支持自体骨的旁分泌功能。在手术预备牙床的过程中收集局部的自体骨屑，用其制作BCM，并使用BCM为纯骨引导性材料传递骨诱导性，这么做可以更好地利用甚至强化来自自体骨移植物旁分泌功能的益处。在进行GBR时，同时应用（1）自体骨碎片、（2）涂有BCM的骨代用品、（3）涂有BCM的胶原屏障膜，可获得良好的临床结果，为了支持该结果并发布标准化的临床方案，还需要进一步的研究。

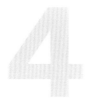

4

拔牙后的硬组织和软组织变化
Hard and Soft Tissue Alterations Postextraction

Vivianne Chappuis, DDS, Dr med dent | *Mauricio G. Araújo, DDS, MSc, PhD* | *Daniel Buser, DDS, Prof em Dr med dent*

发展可预期的和创新的具有理想美学效果的种植治疗，需要对拔牙后硬组织和软组织愈合潜在的生物学进程有一个彻底的了解[1]。以往，研究侧重于更好地了解骨结合过程，因此，种植体表面形态和化学处理已经得到深入研究并已显著改善[2-5]。这些创新有助于缩短愈合周期以及短种植体或窄直径种植体的应用[6-7]。随着时间推移，获得种植体功能长期成功的可预期的骨结合，可以依据Albrektsson等[8]、Buser等[9]和其他学者提出的成功标准来进行评估。

然而，仅靠成功的种植体功能并不能完全满足如今患者和临床医生日益增长的令人愉悦的美观需求。在牙种植学中获得令人愉悦的美学的关键是彻底了解对于拔牙后驱动骨组织和软组织尺寸改变的生物学过程。本章旨在首先描述拔牙后骨组织尺寸改变的程度，其次描述拔牙后软组织变化的特征，最后确定影响组织保存的潜在因素。

唇侧骨壁的厚度已被确定为影响骨吸收的最关键因素，它可用作预后工具，以确定具有拔牙后未来唇侧骨丧失的风险位点。临床研究表明，唇侧骨壁厚度为1mm或更薄的薄骨壁表型显示进行性骨吸收，垂直向骨吸收为7.5mm，而厚骨壁表型仅显示轻微骨吸收，垂直向骨吸收为1.1mm。这与软组织尺寸改变相反。薄骨壁表型显示不翻瓣拔牙后软组织自行增厚7倍，而厚骨壁表型显示在愈合8周后软组织尺寸没有显著变化。在骨吸收有限的位点，可以考虑即刻植入种植体。如果不存在这样的理想条件，建议使用其他种植时机来实现可预期和良好的美学效果。

尽管无法阻止拔牙后骨吸收和骨改建的不可避免的生理过程，使用不同的生物材料和/

或屏障膜进行牙槽嵴保存的拔牙窝植骨技术，通常可以更好地维持组织体积。总而言之，为了限制组织损失并最大限度地提高美学效果，引导拔牙后组织尺寸变化的生理因素的知识应该与综合治疗计划相结合。

前牙区获得令人愉悦的美学效果包括许多临床因素，但是大多主要与种植体周黏膜结构及对比对侧同名天然牙有关[10]。种植体周黏膜需要有充足的牙槽嵴三维骨量支持，包括完整的有足够厚度和高度的颊侧骨壁，并且可以实现以正确的修复为导向的种植体位置[11-13]。颊侧骨壁解剖结构的缺损对于美学有负面的影响，并且可能是引起美学区种植并发症和失败的严重的致病因素[14]。然而，牙缺失之后生理的和结构的改变会危及硬组织与软组织的完整性[15]。实验与临床研究提供了关于拔牙后相关的生物学改变和尺寸变化的重要知识，以及如何将它们最小化，随着时间推移仍可维持牙列天然的软组织和骨组织结构。

本章的目标是总结上颌前部单颗牙拔牙位点组织改变的程度，并确定相关的调节因素，以帮助临床医生选择最合适的治疗方案，以促进令人满意的美学治疗结果。

拔牙后的硬组织变化

实验研究

拔牙后的尺寸和结构的改变在比格犬的下颌前磨牙位点有非常详细的研究[16-17]（图4-1）。这些分解代谢的改变是由排列在拔牙窝内的束状骨的吸收引发的。束状骨由板层骨组成，厚度为0.2～0.4mm，是依附于牙的结构[18]（图4-1a）。分解代谢的变化与牙周韧带（PDL）的血液供应中断有关，随之引发显著

的破骨细胞活动[16-17]。由于束状骨是依赖于牙的结构，因此在拔牙后会逐渐被吸收，导致下颌前磨牙位点唇侧垂直向骨丧失约2.2mm[17]。与之相反，在舌侧观察到的骨吸收最小（图4-1b和c）。这种现象归因于与牙槽窝的舌腭侧相比，颊侧骨壁的厚度有限[17]。一项对犬的进一步实验研究表明，与较薄的颊侧骨壁相比，1.5mm或更厚的骨壁生理性变化明显更小[19]。已经证明拔牙窝植骨可以减少骨改建带来的变化，并抵消部分拔牙后发生的边缘牙槽嵴收缩[20]（图4-1d）。即刻种植体植入新鲜的拔牙位点并不能阻止牙槽窝骨壁发生改建。3个月时，种植位点和缺牙位点的颊侧及舌侧骨壁高度相似。牙槽嵴的颊侧垂直向骨丧失比舌侧更明显，达到SLA（喷砂、大颗粒、酸蚀）处理表面[21]根方2.6mm（图4-1e）。在一项实验犬研究中观察到，2mm骨壁厚度位点即刻种植之后完全保持了唇侧骨壁的尺寸[22]。然而，拔牙后尺寸的改变似乎还与数个附加因素有关，包括翻瓣造成的创伤、剩余骨壁缺乏功能性刺激、缺乏牙周韧带（PDL）和遗传信息等[15]。

临床研究

有报道在人体中前磨牙和磨牙位点的牙缺失之后的第一年，尺寸改变造成牙槽嵴宽度的减少多至50%，其中2/3的改变发生在拔牙后的前3个月内[23]。

系统性评述显示愈合后的拔牙窝骨宽度丧失2.6～4.5mm，骨高度丧失0.4～3.9mm[24]。拔牙窝的愈合过程也在拔牙后不同时机的人体活检中进行了检查[25]。结果表明，拔牙后的2～4周内血管结构和巨噬细胞缓慢减少，破骨细胞活性水平也在拔牙后4周的时间内缓慢减少，

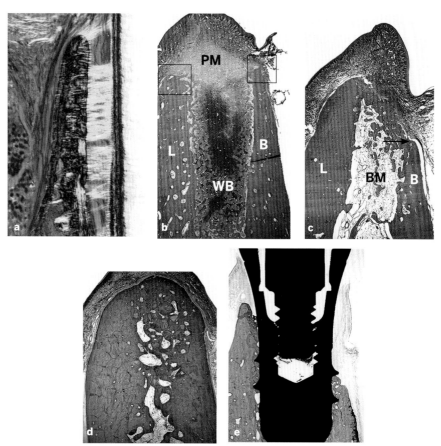

图4-1 （a）颊舌向切面显示颊侧骨壁最冠方部分。颊侧骨壁主要由束状骨组成。偏振光，甲苯胺蓝染色，原始倍率×50。（经Araújo等[15]许可转载）（b）拔牙位点愈合2周之后的概览。注意拔牙窝侧壁和根尖区存在大量的编织骨。B，颊侧；L，舌侧；PM，临时基质；WB，编织骨。伊红（H&E）染色；原始倍率×16。（经Araújo和Lindhe[17]许可转载）（c）拔牙位点愈合8周之后的概览。拔牙窝的入路被由编织骨和板层骨硬组织嵴封闭。拔牙窝的中心部分被骨髓占据。注意颊侧骨壁的边缘部分（箭头）大约位于舌侧骨壁边缘根方2mm。伊红（H&E）染色；原始倍率×16。（经Araújo和Lindhe[17]许可转载）（d）植骨位点颊舌向切面的显微镜照片。注意大量的Bio-Oss（Geistlich）颗粒存在于愈合后的拔牙窝中。Ladewig纤维蛋白染色；原始倍率×7。（经Araújo和Lindhe[20]许可转载）（e）种植位点3个月愈合期后的颊舌向切面。注意种植体颊面和舌面种植体骨嵴顶的位置。骨-种植体接触水平位于大颗粒喷砂酸蚀（SLA）水平的根方2.6mm（颊面）和0.2mm（舌面）。甲苯胺蓝染色，原始倍率×16。（经Araújo等[15]许可转载）

然而成骨细胞的存在在6~8周时达到峰值，并且此后几乎保持稳定。拔牙后骨丧失的程度似乎取决于唇侧骨壁的厚度、牙齿角度以及其他不同牙位的解剖上的差异[26]。

拔牙窝唇侧骨壁的厚度要么术中在牙槽嵴下方1mm处进行评估[27]，要么通过CBCT在不同水平进行测量[28-30]。上颌前部唇侧骨壁厚度在90%的病例中小于1mm，几乎有50%的病例小于0.5mm[27-30]。因此，这种主要由束状骨组成的薄的唇侧骨壁似乎在拔牙后更容易吸收。在39位患者的临床CBCT研究中，在唇侧骨壁厚度为1mm或更薄的位点观察到进行性

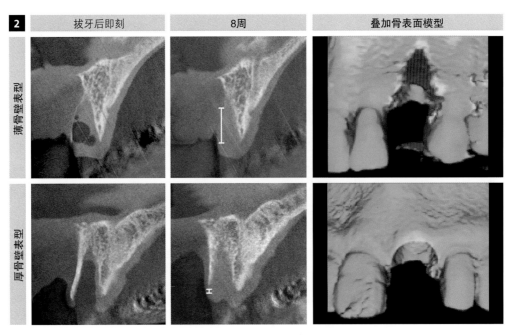

图4-2 唇侧骨壁厚度为1mm或更薄的薄骨壁表型显示进行性骨吸收模式，导致在8周愈合后中位垂直向骨丧失7.5mm或为之前唇侧骨高度的62%。这与唇侧骨壁厚度超过1mm的厚骨壁表型形成对比，后者仅显示1.1mm或9%的中位垂直向骨丧失。具有健康邻牙的单颗牙拔牙位点的尺寸变化模式主要发生在拔牙窝的中央区域，而在愈合8周的不翻瓣拔牙后，邻面区域几乎保持不变。（经Chappuis等[31]许可转载）

骨吸收模式，导致8周愈合期后中位垂直向骨丧失7.5mm或为之前唇侧骨高度的62%[31]（图4-2）。相比之下，具有厚骨壁表型、唇侧骨壁厚度超过1mm的患者，显示中位垂直向骨丧失仅1.1mm或为9%。具有健康邻牙的单颗牙拔牙位点的尺寸变化模式，主要发生在拔牙窝的中央区域，而不翻瓣拔牙愈合8周后，邻面区域几乎保持不变（图4-2）。

拔牙后临床相关骨尺寸的变化

拔牙前对于唇侧骨壁厚度的评估为临床医生提供了一种预后工具，可在拔牙前估计未来骨丧失的程度。值得注意的是，在患者身上观察到的骨尺寸的改变比实验研究中观察到的严重2～3.5倍[17,21,31-34]。

拔牙后8周，单颗牙拔牙位点的拔牙后骨改建似乎局限于拔牙窝唇侧中部，而邻面区域得到邻牙牙周韧带（PDL）的良好支持，没有骨丧失[29]。这种骨吸收模式会导致薄骨壁表型病例唇侧骨壁被部分吸收，呈现二壁型骨缺损形态，而在具有完整厚唇侧骨壁表型的病例会导致三壁型骨缺损形态[31]。二壁型和三壁型种植体周骨缺损的高再生潜力归因于暴露的骨髓区域与待再生的缺损体积之间的比率[35]。如前所述，研究表明初始破骨细胞活性在8周时减少，而成骨细胞活性仍然很高[16-17,25]，为再生程序提供了有利条件[36-37]。因此，在薄骨壁表型中，应等待最初和生理性拔牙后的骨改建阶段，以促进骨再生过程。该方案已被用于早期种植，种植体植入前留有4～16周的愈合期[38]，并且已被推荐作为表现出进行性骨吸收模式的位点，如薄骨壁表型病例的首选治疗方法[39]。对于厚骨壁表型和厚牙龈生物型，可以推荐即刻种植方案，在这些情况下拔牙后骨改建预计最小[39]。然而，如果不存在这种理想条件，建议使用其他种植时机方案以提供可预期的美学治疗结果[39-40]。

拔牙后的软组织变化

拔牙前的软组织尺寸

尽管软组织的质地、颜色和外观在实现令人愉悦的美学效果方面起着关键作用[41]，但在临床研究中，拔牙后位点软组织愈合的影响却很少受到关注[42]。较厚的软组织不仅具有较高的细胞外基质（ECM）和胶原蛋白总量，而且增加了血管分布，从而增强了毒性物质的清除并有利于免疫反应[43-44]。因此，已证明较厚的软组织对伤口愈合、瓣的管理和修复创伤的反应更有利，不仅在牙周[43]，而且在种植手术中也是如此[45-46]。在拔牙之前，大多数患者的上颌前部唇侧软组织厚度本来就很薄，介于0.5～1mm之间[47-49]。已经发现软组织厚度与下方唇侧骨壁厚度之间无显著差异[50-52]。几种手术技术已经被开发用于有效增加软组织量，并被临床医生常规使用[53-54]。

拔牙后的软组织尺寸

拔牙窝创口愈合是一个复杂的过程，需要空间和时间上的调节表达以及许多不同类型

的组织和细胞之间的协调相互作用，如同骨折修复中所描述的过程一致[55-57]。目前对软组织愈合和再生的理解主要基于皮肤伤口[44]。与皮肤伤口相反，黏膜伤口愈合时仅形成最小的疤痕，并表现出加速愈合模式[58-60]。与皮肤伤口相比，口腔黏膜良好愈合的特征是炎症消退更快并且控制肌成纤维细胞的作用[61]。ECM的成分揭示了口腔和胚胎组织之间的相似性，它最终在这两种组织的良好的愈合事件中发挥了作用[62]。这可能表明一些ECM成分参与了修复模式。然而，关于被覆的唇侧软组织尺寸变化的知识十分缺乏，而且关于其对拔牙后骨改建的贡献知之甚少[52]。

在单颗牙拔牙位点已有研究检查了拔牙后软组织的尺寸变化[52]。总体而言，超过50%的这些变化会在愈合阶段2周内发生得非常快。软组织厚度增加明显取决于下方的骨组织尺寸[52]（图4-3）。在厚骨壁表型中，牙槽骨提供了一个独立的骨缺损，这有利于祖细胞从拔牙窝骨壁和周围的骨髓腔向内生长。

在如此厚的骨壁表型中，唇侧软组织尺寸在愈合过程中保持不变[52]（图4-3）。这与薄骨壁表型形成对比，在薄骨壁表型中，软组织尺寸在愈合后自发增加7倍，这被称为自发性软组织增厚。可以假设由于唇侧软组织的高增殖率，快速吸收的薄唇侧骨壁有利于唇侧软组织向内生长。随后，这些软组织细胞占据了拔牙窝缺损处牙槽嵴顶区域的大部分可用空间。高度血管化的肉芽组织形成，并且成纤维细胞迁移到伤口内[57]。这些成纤维细胞中的一部分分化成肌成纤维细胞，稳定伤口边缘并且可能参与到增厚现象中[63]。其他研究也显示拔牙后软组织增厚的趋势[64-67]。在分子水平上，8周时软组织增厚的水平与内皮细胞密度、骨形态

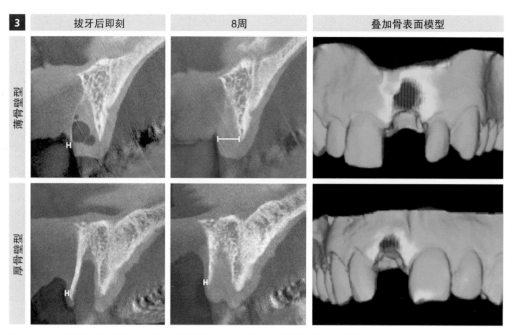

图4-3 在厚骨壁表型中，牙槽骨提供了一个独立的骨缺损，有利于来自拔牙窝骨壁和周围骨髓腔的祖细胞向内生长。在如此厚的骨壁表型中，面部软组织尺寸在愈合过程中保持不变。这与薄骨壁表型形成对比，在薄骨壁表型中，软组织尺寸在愈合后自发增加7倍，这被称为自发性软组织增厚。可以假设由于唇侧软组织的高增殖率，快速吸收的薄唇侧骨壁有利于唇侧软组织向内生长。随后，这些软组织细胞占据了拔牙窝缺损处牙槽嵴顶区域的大部分可用空间。（经Chappuis等[52]许可转载）

发生蛋白-7（BMP-7）和骨钙素表达的峰值平行[25]。因此，分子和细胞控制新骨形成的机制也可能影响软组织增厚[55,68]。

拔牙后的软组织尺寸变化与临床相关性

唇侧软组织在之前的拔牙窝骨壁发生进行性骨吸收的部位自发增厚[52]。在8周的愈合期后，薄骨壁表型中的这种自发软组织增厚在种植手术中提供了几个优势。首先，愈合后自发的软组织覆盖提供了更多的角化黏膜，这有助于初期瓣的关闭并有利于骨再生[36,45,69-70]。

其次，自发增厚的软组织量可以减少对额外软组织移植的需求，控制发病率和治疗成本。然而，这些自发增厚的组织可能会在临床检查期间掩盖下方骨缺损的真实范围，并可能随后误导临床医生选择适当的治疗方案[39]。

尺寸改变程度的影响因素

在过去的20年里，已被充分证实，由于作为牙齿依赖性结构的束状骨的吸收，以及由于缺乏功能性刺激和由于牙周韧带（PDL）及遗传信息丧失造成的血管血供缺乏等相关因素，不可避免地会发生拔牙后尺寸的改变[15]。尽管已有许多骨组织和软组织增量的技术用于再生丧失的组织结构[71]，但建立明确的指南以促进种植体植入和实现可预期的治疗结果仍然是临床实践中的一项重大挑战[72]。几种外科技术有可能调节这些必然的变化的程度，例如不翻瓣拔牙、牙槽嵴保存和即刻种植体植入。

不翻瓣拔牙

尽管拔牙被认为是一种简单的程序，但应该谨慎进行，并假设牙槽嵴会随之发生改变[15]。拔牙是一种有创程序，因为它会破坏血管结构并损害软组织和相关的牙周韧带（PDL）[16]。不翻瓣拔牙对于避免由翻黏骨膜瓣引起的骨表面额外的骨吸收来说十分重要[73]。与翻全厚瓣相比，不翻瓣拔牙已被证明可以减少4~8周早期愈合阶段的骨丧失量[74]，而在6个月的愈合期后，未观察到骨丧失与翻瓣或不翻瓣相关[75]。因此，在厚唇侧骨壁表型即刻种植的病例，以及使用早期种植方案（即2型和3型）以避免浅表骨壁处的额外骨丧失时，建议采用不翻瓣低创伤拔牙方法[38,76]。拔牙本身不应向薄的唇侧骨壁施加力量。几种新的手术器械和方法可用于辅助微创拔牙，例如牙周膜切开器、超声骨刀和垂直拔牙装置[77-78]。如果没有这些工具，则建议在颊舌向沿牙根纵轴进行分牙，建议尽量减少对唇侧骨壁的压力，可以分别去除牙根碎片。

牙槽嵴保存

尽管尝试保存牙槽嵴未能阻止拔牙后不可避免的牙槽嵴尺寸改变的生物学过程，特别是在保持牙槽骨骨量方面，研究表明，用生物材料对拔牙窝植骨并使用屏障膜能够减少尺寸改变的程度[20,72,79]。

保留牙根

早期预防牙槽嵴吸收的治疗尝试是使用牙根进行固位，其初始目标是最大限度地提高可摘义齿的稳定性[80]。临床研究已经验证了这样一个假设，即通过去除骨水平上方牙冠部分保留牙根固位能够减少牙槽嵴改变并维持现有骨量的尺寸[81-82]。其他作者建议在植入种植体的同时保留唇侧根盾，目的是保持唇侧骨结构[83-85]。然而，由于受感染、折裂、龋坏或出于战略原因，只有在精心挑选的病例中，保留牙根和同期植入种植体才是可行的。如果受损的牙根与种植体保持紧密接触，它们可能会对邻近的种植体造成严重损坏[86]。

拔牙窝植骨

近年来，由于其概念上的吸引力和技术上的简单性，拔牙窝植骨越来越受欢迎[87]。多种生物材料已在多项研究中得到应用和测试，包括自体骨、骨代用品（同种异体骨移植材料、异种骨移植材料和异质骨移植材料）、自体血液衍生产品和生物活性剂[88]。一项实验研究表明，在未经处理的拔牙窝中，50%~60%的组织在愈合3个月之后是新矿化的骨，而在使用去蛋白牛骨矿物质（DBBM）移植的部位，之前的牙槽骨只有12%被新矿化组织占据[89]。这意味着在植骨位点的早期愈合阶段新骨形成被延迟。最近一项针对14位患者的随机临床试验表明，在愈合4个月之后，拔牙窝植骨未能维持颊侧和腭侧骨壁的再吸收。然而，DBBM颗粒与新形成的宿主骨结合，并保留了硬组织缺损的体积，尽管颊侧骨板以及在某种程度上腭侧骨板均明显减少[90]。一项系统性评述显示创口关闭，使用膜，以及应用异种骨移植材料或同种异体骨移植材料比无干扰愈合产生更好的结果，颊舌向厚度的平均效果为1.9mm，颊侧中央高度的平均效果为2.1mm[72]（图4-4）。2019年骨科学共识研讨会得出结论，大于1mm的颊侧骨壁厚度在牙槽嵴保存方面显示出更有利的结果，但没有哪项拔牙窝植骨或拔牙窝封闭技术更优越[91]。牙槽嵴保存可有效减少水平方向2mm，垂直方向1.2～1.7mm的组织损失[91]。虽然初期创口关闭被认为是一个重要因素，但文献并未对不同的技术进行有意义的比较[91]。

即刻种植体植入

建议种植体植入新鲜拔牙窝中，骨-种植体间隙为2mm或更小，可以防止改建，从而保持牙槽嵴的原始形状[92]。然而，Botticelli等[93]的一项临床研究报告的结果未能支持这一假设。愈合4个月之后，颊侧和舌侧骨壁的外表面明显减少，颊侧平均减少56%，舌侧平均减少30%[93]。这些发现得到了一项实验研究的支持，该研究表明经过12周的愈合期后，唇侧骨壁的垂直向骨丧失平均为2.6mm[21]。

最近的动物研究评估了种植体表面新的纳米拓扑结构或种植体颈部的微螺纹对唇侧骨壁吸收的影响。两项研究均表明，无论是改良的表面形态还是种植体设计，在即刻种植方案中限制唇侧骨壁吸收方面都没有显著效果[32-33]。已提出根形种植体设计以减少种植体与之前拔牙窝骨壁之间的间隙，从而防止骨丧失。相比之下，占据大部分拔牙窝的粗的根形种植体会导致更明显的牙槽骨吸收[94]。除了即刻种植体植入外，在一项实验研究中还使用DBBM颗粒

同期进行了轮廓增量。愈合3个月之后，颊侧骨未得到维持，但平均再吸收2.3mm[34]。

最近两项涉及种植体植入时和1年后连续CBCT的临床研究证实，在即刻种植体植入病例中发生了显著的唇侧中央垂直向骨吸收[30,95]。最近的系统评述表明，这些技术如果不按照严格的纳入标准去应用，难以获得可预期的效果，并且这些技术黏膜退缩的风险显著增加[96-98]。即刻种植体植入后1～3年，9%～41%的位点出现超过1mm的唇侧中央退缩[14]。其他外科因素，例如使用不翻瓣技术、即刻临时修复体、软组织移植物的应用或使用平台转移的种植体-基台连接，仍然存在争议，因为仍然没有明确的证据证明它们的有效性[40]。这些需要在精心设计的临床试验中进一步研究。

牙槽嵴保存技术的临床相关性

一般来说，如果由于患者或位点特异性的适应证而无法即刻或早期植入种植体，则需要拔牙窝保存。牙槽嵴保存技术的患者特异性适应证包括（1）年龄太小（即小于20岁）；（2）因医疗、经济或社会原因而推迟治疗。位点特异性适应证与拔牙位点骨缺损的严重程度有关。大量的缺损需要部分骨愈合，以便随后在正确的三维位置上获得足够的种植体初始稳定性。与大量软组织缺损相关的位点可能需要软组织移植，以在种植体植入前改善角化龈和/或软组织量。

保留牙根直至种植体治疗开始是一种简单且经济的方法，但只推荐用于没有急性或慢性炎症、龋坏或纵折的牙根。

对于拔牙窝植骨技术，拔牙窝软组织封闭结合使用低替代率的生物材料是可取的，

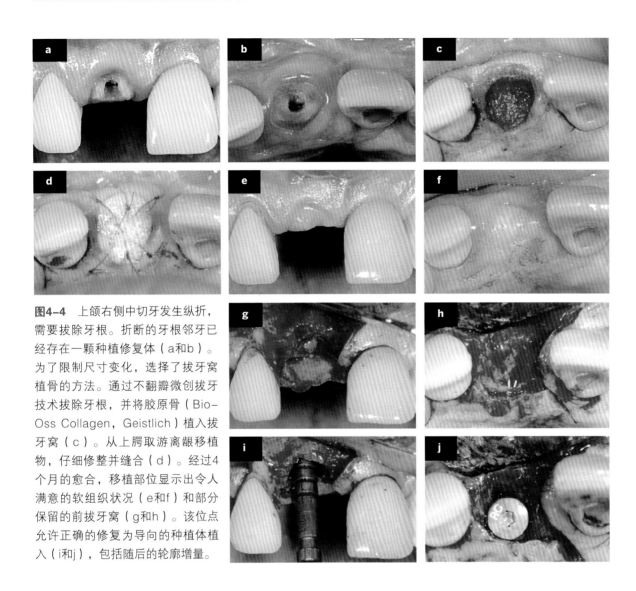

图4-4　上颌右侧中切牙发生纵折，需要拔除牙根。折断的牙根邻牙已经存在一颗种植修复体（a和b）。为了限制尺寸变化，选择了拔牙窝植骨的方法。通过不翻瓣微创拔牙技术拔除牙根，并将胶原骨（Bio-Oss Collagen，Geistlich）植入拔牙窝（c）。从上腭取游离龈移植物，仔细修整并缝合（d）。经过4个月的愈合，移植部位显示出令人满意的软组织状况（e和f）和部分保留的前拔牙窝（g和h）。该位点允许正确的修复为导向的种植体植入（i和j），包括随后的轮廓增量。

因为这似乎可以部分保留该位点的组织体积[24,72,88,99-101]。根据2013年国际口腔种植学会（ITI）共识的建议，即刻种植本身并不能阻止骨吸收，只能用于预计拔牙后骨改建最小的位点，例如具有厚骨壁表型（>1mm）和厚龈生物型的位点[39]。如果应用严格的患者纳入标准和适当的技术，则可以通过即刻种植体植入方案来维持之前拔牙窝的唇侧骨壁[102-103]。如果不存在理想条件，则首选其他种植体时机方案以实现可预期的美学效果[39-40]。

结论

上颌前部拔牙后骨和软组织的尺寸变化对种植体支持式修复体的美学效果有重大影响。研究表明，在愈合的前2周内会发生显著的骨改建活动。单颗牙拔牙位点的骨改建主要局限于唇侧骨壁的中央，而邻面则由相邻牙齿的牙周韧带（PDL）很好地维持。不翻瓣拔牙后骨改建的程度取决于唇侧骨壁厚度。薄骨壁表型（<1mm）通常表现出进行性骨吸收模式，之

前的拔牙窝骨壁大量垂直向骨丧失，而厚骨壁表型（>1mm）仅显示有限的吸收率。关于软组织尺寸改变，唇侧软组织厚度不一定与下方的骨壁尺寸相关。对于薄骨壁表型，拔牙导致自发软组织增厚7倍，而厚骨壁表型没有明显变化。最后，薄骨壁表型中的软组织增厚可能掩盖下方骨缺陷的真实范围，这可能会在临床检查期间误导临床医生。牙槽嵴保存技术和即刻种植体植入都不能完全阻止拔牙后的生理性骨改建活动。因此，应在了解牙槽嵴会随之减少的前提下实施拔牙，并且在考虑用种植体支持式修复体替换拔除的牙齿时，应考虑进一步的临床步骤，例如拔牙后的种植时机或牙槽嵴保存技术。

5

影响引导骨再生效果的解剖学和外科因素

Anatomical and Surgical Factors Influencing the Outcome of GBR Procedures

Daniel Buser, DDS, *Prof em Dr med dent* | *Alberto Monje*, DDS, MS, PhD | *Istvan Urban*, DMD, MD, PhD

应用引导骨再生进行骨增量的目标

当今，临床医生选择引导骨再生程序时有多种临床方案和生物材料可供选择。所选择的引导骨再生方案应该尽量满足下列的主要目标和次要目标（框5–1）。

引导骨再生方案的主要目标是使骨缺损区获得成功的骨增量，且具有较高的可预期性，确保植入种植体的长期稳定。基于目前的临床经验，目标是获得超过25年的长期稳定性。另外，引导骨再生还需要有较低的并发症风险。这里我们区分早期并发症（例如膜暴露和感染）与后期并发症。后期并发症是在种植体行使功能以及这些种植体发生种植体周感染时观察到的，通常是由于致病菌寄居于牙槽嵴顶区域暴露的微粗糙种植体表面引起的[1]。

次要目标是获得成功的效果，同时用最少

框5–1　引导骨再生方案的目标

- 引导骨再生方案的主要目标
  - 成功的骨增量效果和植入的种植体的长期稳定
  - 愈合期较低的并发症风险，例如膜暴露和感染
- 引导骨再生方案的次要目标
  - 尽量少的外科处理，减少损伤
  - 为患者尽量减少疼痛，减少发病
  - 缩短总的愈合周期

的外科干预，让患者保持较低的发病率，缩短愈合周期。如同之前所讨论的，在过去的20余年，这些次要目标同样非常重要，因为全球的临床医生都在尽力改进这些临床问题试图使引导骨再生程序不再复杂，今后在日常临床实践中可以更好地服务患者。然而，需要强调的一点是，实现这些引导骨再生程序的次要目标不是以妥协主要目标来实现。

换句话说，新的手术方案，尽管可减少外科干预的次数、减少患者的发病，或缩短治

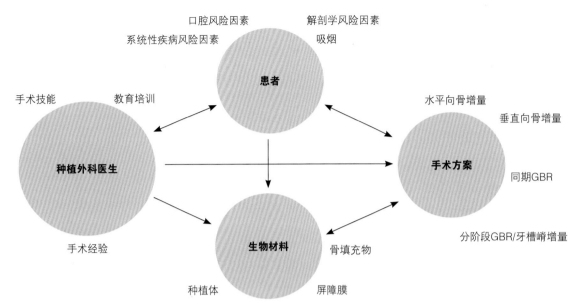

图5-1 影响引导骨再生治疗再生效果的4个因素。最重要的是种植外科医生，由种植外科医生来检查患者，选择生物材料，向患者介绍可获得预期效果的最适合的治疗方案。

疗时间，但不能降低骨增量效果成功的可预期性，不能增加并发症的风险。因此，所有的目标都非常重要，但主要目标明确优先。

获得长期稳定结果的关键因素

获得长期稳定结果的一般关键因素

可预期的治疗效果受4个关键因素影响，这在"国际口腔种植学会（ITI）口腔种植临床指南"第三卷中由Buser和Chen[2]进行拔牙位点种植体植入的相关论述中首先进行过描述（图5-1）。

种植外科医生

最重要的关键因素是种植外科医生，由种植外科医生对患者和临床条件进行适当的评估后做出所有的决定。种植外科医生评估患者，选择合适的生物材料，向患者介绍可获得预期效果的最适合的治疗方案。另外，种植外科医

生应该接受过良好的教育培训，具备必需的手术技能，具有丰富的手术经验，可以应对引导骨再生程序相关的挑战。

检查患者，进行风险描述

对患者进行综合评估可帮助临床医生将临床条件确定为低风险、中风险或高风险。

已被证实，吸烟、牙周病史和口腔菌斑控制不佳是影响种植体周组织稳定性的风险因素[3]。鉴于菌斑在种植体周炎病因学中的角色，可以理解为，如果患者个人或者专业的口腔卫生管理措施不充分的话，就更容易发生生物学并发症。鉴于此，建议患者每3~6个月进行定期维护，以获得长期成功[3]。

此外，在确定患者的风险描述时也必须考虑患者的全身条件。慢性疾病和身体情况，例如高血糖和风湿性紊乱已经被证明和骨新陈代谢有关。同样，骨结合及其后续的骨稳定性也会受到影响。例如，糖尿病（diabetes mellitus，DM）已被证实可减少多核白细胞功能，影响胶原代谢，抑制胶原生成，促进胶原活性。事实上，糖尿病患者发生种植体周炎的倾向比正常人群高50%[4]。

另外，牙周病史和吸烟史被认为是疾病的风险指标。特别是，有共识认为，有牙周病史的患者患种植体周炎的风险更加显著[5]。更多的争论关注在吸烟对种植体周组织稳定性的不利的影响。然而，根本的机制，例如中性粒细胞功能和血管化改变、抗体生成和纤维原细胞活性，可以解释吸烟患者进行种植治疗的潜在风险。在作者自身的临床实践经验中，有重度吸烟习惯（>10支/天）的患者在种植术后5~10年经常会发展为种植体周炎。另外，他们发生术后并发症的概率更高，例如创口裂开。因此，我们团队对重度吸烟患者不进行复杂的骨移植治疗。

局部牙槽骨的解剖学扮演了重要的角色，因为它界定了骨缺损的形态，这主要影响到合适的外科方案的选择。最重要的是，决定临床条件适合同期还是分阶段GBR程序。现今，局部牙槽骨的解剖是通过CBCT扫描获取放射线三维影像进行评估的。这种新的放射线影像技术是自2000年以来种植学科最重要的进展之一，在本书第1章已经进行了详细讨论。

手术方案的选择

在完善的术前检查以及和患者进行讨论获得知情同意后，确定手术方案。我们需要区分同期或者分阶段方案以及水平向或者垂直向骨增量。这些内容将在本章后续详细讨论。

生物材料的选择

为了引导骨再生程序及种植体骨结合的

框5-2　种植体获取良好的长期稳定性的外科关键因素

- 选择的种植体具有足够的长度、直径以及强度，具有微粗糙的表面
- 将种植体植入在正确的修复位置（以修复为导向的种植体植入）
- 骨愈合之后种植体应该完全根植于健康的牙槽骨内
  - 种植手术中种植体周骨壁至少1.5mm厚
  - 局部骨缺损的病例，应用引导骨再生技术进行骨增量
- 种植体必须位于角化黏膜内

长期稳定，适合的生物材料的选择是至关重要的。这不仅包括合适的种植体的选择，也包括骨移植材料、骨代用品以及合适的屏障膜的选择。这些内容将在本章后续详细讨论。

获得种植体长期稳定的外科关键因素

聚焦到外科方面，过去超过35年的临床经验清楚的显示，我们可以聚焦以下4个关键因素（框5-2）。

种植体的选择

这一点在之前曾简略提到。适合的种植体的选择是至关重要的，因为只有部分种植体品牌可提供长期的循证证据。选择种植体时，下列特征为关键要素：

- 种植体材料：工业纯钛 vs 钛合金 vs 氧化锆。
- 种植体表面：机械光滑 vs 微粗糙/非多孔 vs 微粗糙/多孔 vs 粗糙/多孔。
- 种植体型号：一体式设计 vs 分体式设计，平台转移 vs 非平台转移。
- 种植体形态：柱状 vs 锥状。
- 种植体直径：标准直径（4~5mm）vs 细直径（≤3.5mm）vs 粗直径（≥5.5mm）。
- 种植体长度：标准长度（8~12mm）vs 短种植体（≤7mm）vs 超长种植体（≥13mm）。

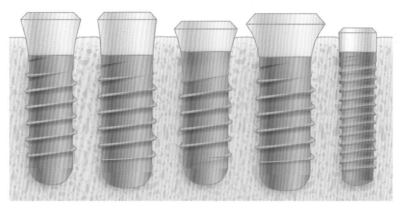

图5-2 这是Straumann软组织水平种植体系列，我们团队在日常的临床工作中常规使用它们。从左到右：标准种植体、宽体种植体、标准美学种植体、宽颈种植体以及细直径NNC种植体（Roxolid材质）。

瑞士伯尔尼大学有长期使用Straumann种植体系统的历史，并对种植体系统的改进给予了帮助性意见。现阶段可提供的种植体的改进始于1986年，被称为Bonefit系统，包括各种形态的软组织水平种植体（tissue-level，TL）[6-7]。TL种植体是一体式、非平台转移种植体设计。当时，TL种植体植入骨内的部分是带有涂层、粗糙、微孔隙种植体表面，可获得骨的锚固。在种植体颈部，TL种植体有两种不同高度（1.8mm和2.8mm）的机械光滑的种植体表面，置于穿牙槽嵴顶和穿黏膜的区域（图5-2）。后来，这种种植体设计被Dennis Tarnow称为"柱状设计种植体"[8]。在20世纪90年代后期，种植体植入骨内的部分改为微粗糙、无空隙SLA（大颗粒、喷砂、酸蚀）表面，基于临床前研究结果进行处理[9-11]。

不同直径和长度的TL种植体首先用于上下颌的后牙及下颌前牙区的种植位点。在前磨牙位点，钛锆细直径NNC（Narrow Neck Cross-Fit）种植体经常被用于优化二壁型骨缺损的GBR程序。在磨牙位点，推荐使用粗直径种植体，尤其是由于剩余骨高度不足必须使用短种植体时。在这些病例中，短种植体（<7mm）常规是和其他种植体夹板相连减少种植体过度负荷以及继发导致的骨结合丧失。

从外科的角度来看，TL种植体植入在牙槽嵴内较深的位置，因此微粗糙的种植体表面位于牙槽嵴顶下方1~2mm。我们团队已经应用这种植入技术20余年，因为这样可以减少患者发展为种植体周炎的风险。在我们团队10年的研究中，牙列缺损的患者植入超过500颗种植体，显示失败率为1.8%，种植体周感染的发生率为1.2%[12]。

在2005年前后，我们开始了骨水平（bone level，BL）种植体的改进和试验。这些种植体全长到肩台部都是微粗糙表面。BL种植体呈柱状，采用平台转移理念设计来减少牙槽嵴顶骨在愈合和后期负荷过程中骨的改建活动。

这种新概念是由Lazzara和Porter在2006年进行了介绍[13]。首批的BL种植体是在2005—2006年由伯尔尼大学在美学区单颗牙种植同期GBR的前瞻性研究中应用的。前瞻性研究

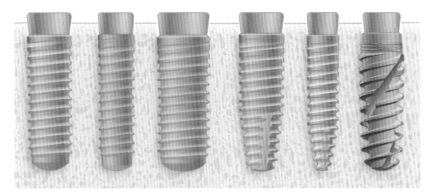

图5-3 Straumann骨水平种植体系列。从左至右：3颗不同直径的BL种植体、2颗不同直径的BLT种植体，以及BLX种植体。

1～10年的记录确认，这种平台转移类型的种植体骨吸收是最少的[14-15]。

自此之后，BL种植体提供了额外的两种形态以及多种直径型号，2015年左右，Straumann公司推出了带有锥柱状形态的BLT种植体，现在，双螺纹设计的BLX种植体可提供理想的初始稳定性（图5-3）。

自2005年以来，我们团队已经在上颌美学位点成功应用BL种植体，用于单颗牙缺失的种植修复，后来也用于两颗中切牙缺失的种植修复。近期，我们开始将BLT种植体用于筛选后的前牙美学区即刻种植病例，因为BLT种植体可提供更好的初始稳定性。BLX种植体还没有开始使用，因为我们更喜欢有机械光滑颈部的混合式设计形态。这种类型的种植体将被称为TLX种植体。

正确的三维位置

正确的三维位置是基于以修复为导向的种植体植入的概念，该概念是1995年Garber和Belser[16]针对美学区位点种植治疗提出的。在美学区，植入种植体位置错误可导致严重的、灾难性的问题[17-19]。最严重的问题是位置偏唇侧，经常会导致唇侧黏膜退缩（图5-4～图5-7）。

国际口腔种植学会（ITI）在2003年召开的ITI共识研讨会上定义了美学区位点正确的种植体三维位置。Buser等[20]建立并在文献中发表了安全带和风险带的概念。这个概念包括种植体在三维维度上的正确位置：近远中、冠根向和颊舌向（图5-8）。种植体肩台或平台在3个维度上都应该位于安全带是确保美学区治疗效果的重要先决条件。

在后牙区，正确的三维位置必须确保种植修复体有正常的直径，并与对颌牙有正确的牙尖交错位置。另外，修复体需要有良好的穿龈轮廓，便于患者进行种植修复体维护时有良好的通道。

种植体在骨内的锚固

多中心长期研究显示，牙种植体生物并发症主要是由于种植体表面被致病菌污染导致

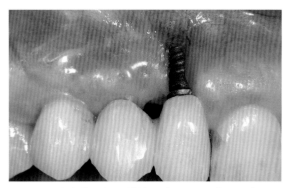

图5-4 种植体的颊侧错位通常是严重黏膜退缩的主要因素。

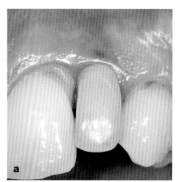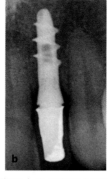

图5-5 （a和b）当种植体平台位置太靠近邻牙根面时，可能导致的并发症是种植体和天然牙之间的龈乳头退缩。

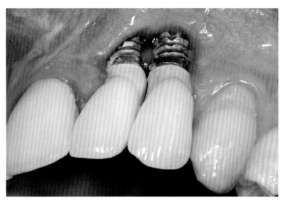

图5-6 2颗相邻的种植体位置过近（例如＜3mm）时，也会导致严重的美学并发症。本病例中，种植体的颊向错位也是导致美学风险第二个因素。

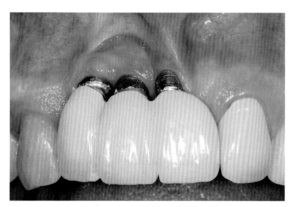

图5-7 由于3颗相邻的种植体相互距离过近导致美学失败。更好的方案应该是植入2颗种植体避免种植体相邻过近。

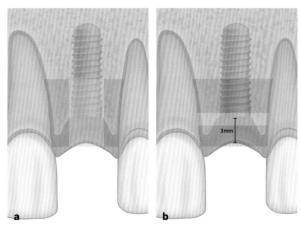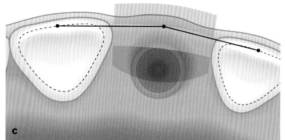

图5-8 2003年ITI共识研讨会建立了安全带（绿色区域）和风险带（红色区域）的概念。种植体平台在所有三维方向上都在正确的位置非常重要：（a）近远中向，（b）冠根向，（c）颊舌向[20]。

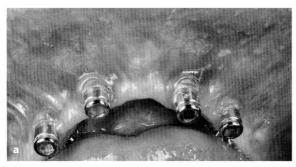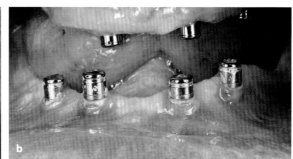

图5-9　（a和b）角化黏膜缺失通常继发严重的菌斑堆积、黏膜退缩和骨吸收。

的。事实上，牙槽嵴顶区域种植体微粗糙表面暴露是风险因素，因为它为菌斑生物膜寄居提供了的理想环境[1]。这可以导致一系列的生物学结果，如果不及时阻断，可导致炎症状态危害种植体长期成功或存留。因此，种植体在完成骨愈合后种植体周围的锚固是预防疾病的首要的保护机制。因此，在种植手术时，如果存在原始骨的宽度或高度不足的情况，必须考虑GBR。

角化黏膜存留

在20世纪80年代和90年代，角化龈对牙周稳定的影响是一个激烈讨论的主题[21-23]。事实上，过去10年中，在评估角化黏膜（keratinized mucosa，KM）对种植体周稳定性的作用时也存在争论。早期临床结果未能证明角化黏膜对种植体周组织健康的益处[24]。后来的结果，相反地，认为如果保存2mm以上宽度的角化黏膜有助于获得更加健康的种植体周条件[25-27]，特别对于不能规律接受种植体周维护治疗的患者[28-29]。从这个意义上说，角化黏膜对配合定期复诊（≥2次/年）的患者来说作用似乎微不足道[30]。

鉴于这些结果，2017年世界牙周和种植牙周疾病研讨会达成共识，不能证实角化黏膜是

种植体周疾病的促成因素，但建议角化黏膜缺失或宽度变窄会对口腔卫生自我维护效果产生负面的影响[3]。当然，角化黏膜缺失位点关联口腔卫生维护较差和菌斑附着更多的情况比有角化黏膜的位点要明显。由于在做家庭口腔护理时产生不适，其他解剖特征，例如前庭沟深度过浅、种植体周龈缘入口受损，问题可能会加剧[27,30]（图5-9）。

总的来说，维持种植体颊侧角化黏膜长期稳定，对种植体的长期功能来说是非常重要的策略。

各种临床条件下的种植体植入：解剖学考量

如同在本书第1章总论中所述，口腔种植学在过去50余年中发展非常迅速[31]，从20世纪70年代下颌无牙颌患者及牙槽嵴愈合后患者种植治疗开始，随后在20世纪80年代牙列缺损患者种植治疗的适应证逐渐拓宽。在20世纪90年代，随着GBR技术和上颌窦底提升技术的发展，在骨缺损位点进行种植体植入变得越来越重要，这直接扩展了种植治疗的适应证[32]。现今，牙列缺损患者的种植治疗在日常临床工作中占据多数，在有缺损的位点种植的比例也

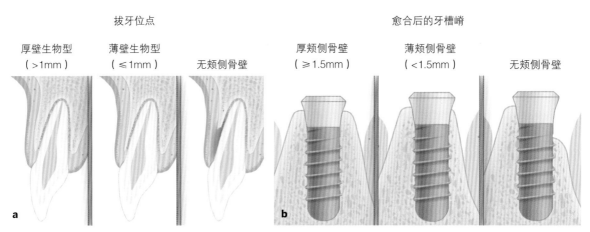

图5-10 种植体植入可以细分为两种不同的方式：（a）在拔牙窝内植入种植体；（b）在愈合后的牙槽嵴植入种植体。

水平向骨增量			垂直向骨增量
三壁型缺损	二壁型缺损	一壁型缺损	一壁型骨缺损
• 拔牙窝种植病例 • 如果可能，在数字化种植外科技术辅助下即刻种植 • 如果可能，选择不翻瓣种植 • 拔牙窝内植入同种异体或异种骨移植物 • 如果可能，进行即刻修复	• 拔牙窝或愈合后的位点种植 • 种植体植入同期行GBR • 同种异体或异种骨移植物 • 胶原膜，不需要膜钉固定 • 初期创口关闭 • 至少愈合2个月	• 愈合后的位点，牙槽嵴水平向萎缩 • 通常采用分阶段治疗 • 应用块状骨、异种骨移植物和胶原膜行牙槽嵴增量 • 香肠技术同期种植体植入，使用膜钉固定胶原膜 • 初期创口关闭 • 至少愈合5个月	• 愈合后的位点，牙槽嵴垂直向萎缩 • 通常采用分阶段治疗 • 应用加强的聚四氟乙烯（PTFE）膜 • 使用膜钉固定膜 • 同种异体或异种骨移植物 • 初期创口关闭 • 至少愈合8个月

图5-11 手术方案的选择取决于种植位点存在的骨缺损形态。主要的不同在于水平向和垂直向骨缺损。另外，水平向骨缺损又分为三壁型、二壁型和一壁型骨缺损。

远高于在健康的牙槽嵴位点[33]。本节的目标是系统的讨论不同临床条件下的解剖学因素及生物学因素，以及这些因素对种植治疗方案的影响。

现今，我们主要区分两种不同的种植体植入方式：
• 在拔牙窝内植入种植体。
• 在愈合后的牙槽嵴植入种植体。

如图5-10所示，这两种种植手术方案在日常的临床工作中发挥非常重要的作用。在过去的15年，我们已经掌握基于完整的术前检查对不同的临床情况进行分类。这些细节将在本章后续讨论。

两种外科场景均与不同的骨解剖型相关。因此，对临床医生在种植手术中遇到的不同的骨缺损结构进行分类非常重要。首先的区别在于区分水平向和垂直向骨增量（图5-11），因为较之水平向骨增量，垂直向骨增量对生物学和临床要点要求更高。对水平向骨增量来说，

框5-3　外科程序的选择标准

- 局部骨缺损和拔牙窝情况
  - 拔牙窝骨壁是否完整？
  - 颊侧骨壁的厚度
  - 釉牙骨质界根方3mm牙槽嵴宽度
  - 根尖区骨量
  - 拔牙窝是否被感染？
- 其他标准
  - 美学或者非美学位点
  - 患者的系统性疾病和牙科风险
  - 患者年龄

我们了解三壁、二壁和一壁骨缺损的区别，因为骨形成需要的血管原细胞和成骨细胞位于邻近的骨髓腔。Schenk等[34]在临床前里程碑性的论文中首次详细描述了应用GBR技术治疗骨缺损。另外，在应用GBR技术时，骨缺损区对血凝块和所使用的骨填充材料保持稳定的可控性是成功骨再生的另一个关键因素。这类似于牙周的组织再生[35-36]。用于GBR技术的骨缺损形态的差异也将在本章后面讨论。

在拔牙窝位点植入种植体

近20年来，拔牙窝内即刻种植是种植学科的热门话题。临床医生需要在几种治疗方案中进行选择。一个重要的原则是，临床医生应该在一颗没有保留价值的牙齿拔除之前就确定治疗方案。治疗方案必须以详细的临床和影像学检查为基础。

在拔牙当天，医生有多种治疗方案进行选择。确定选择这种方案，医生必须要评估一系列标准，如框5-3中所列。

局部牙槽骨解剖和拔牙窝形态

局部解剖条件可能是在特定情况下选择最佳治疗方案的最重要的因素。本节主要讨论上颌前部的解剖学方面。首先要检查的要素是拔牙窝形态：完好无损或受损。根尖放射线片和

颊腭侧的骨探诊可用于判断拔牙窝是完整或受损。如果牙槽骨壁完好，即刻种植是一种治疗选择。因此，需要进行三维CBCT扫描，从各个维度详细检查局部颌骨解剖形态。

第二个要素，对美学效果影响最显著的是唇/颊侧骨壁的厚度。拔牙后的拔牙窝骨壁可表现为厚壁型（≥1mm）、薄壁型（<1mm），或颊侧骨壁缺损，这个分型在Braut等[37]的CBCT研究中有介绍。该研究证明，在美学区厚壁型（图5-12）是非常少的（<10%），特别是双侧尖牙之间区域，这说明了在美学区是薄壁型（图5-13）占主导。一篇综述和荟萃分析[38]证实了这些观察结果。这些美学位点容易发生明显的垂直向骨吸收。

第三个要素，拔牙位点唇/颊侧骨壁受损（图5-14）。当牙齿发生根折、牙体或牙周疾病、外伤后的根吸收时，这样的拔牙窝状态是很常见的。这些位点通常需要通过骨增量程序来重建未来种植体颊侧完整的骨壁。

Chappuis等[39]的另一篇文献中利用CBCT研究了拔牙后愈合8周内牙槽嵴改建的模式。研究表明，具有厚壁型的位点在8周后表现出比较接近的稳定状态，垂直向骨吸收最小（中位数为1.1mm）。在这些部位发生少量的骨吸收是由于颊侧骨壁顶端的束状骨吸收导致的。另一方面，薄壁型的拔牙窝在颊侧中间区域表现

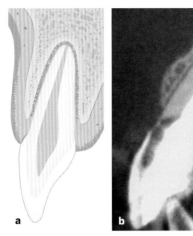

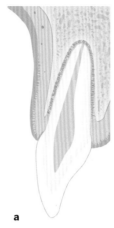
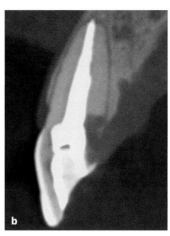

图5-12 （a和b）模式图和放射线片示例说明上颌切牙厚壁型。颊侧骨壁厚度超过1mm，这种情况罕见。注意嵴顶部的骨壁较薄。

图5-13 （a和b）模式图和放射线片示例说明上颌切牙薄壁型。这种情况在上颌前牙区最为常见。颊侧骨壁小于1mm，在拔牙后随着束状骨一起吸收。

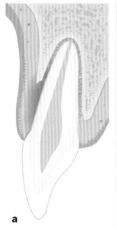
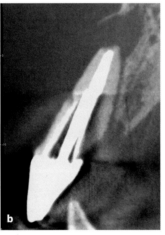

图5-14 （a和b）模式图和放射线片示例说明上颌切牙由于局部感染导致颊侧骨壁完全吸收。

出显著的垂直向骨吸收，在愈合8周时中位数为7.5mm。正如Araújo和Lindhe[40]的里程碑式的论文所证明的那样，这种骨吸收是由生物学驱动的束状骨吸收导致的。选择最合适的治疗方案时必须考虑到牙槽嵴改建的因素，这些内容在本书的第4章详细讨论。

除了评估颊侧骨板的厚度，另一个关键的解剖学因素是可用的牙槽嵴的宽度。可在CBCT影像中釉牙骨质界（CEJ）下方大约3mm

位置水平断层片上进行确认。这张片子上可以清晰地标示出种植体植入后种植体肩台部或平台大致所在的位置牙槽嵴的宽度，以满足美学效果所需的理想的穿龈轮廓（图5-15）。这是一个重要的方面，因为只有当可以获得二壁型或三壁型骨缺损形态时，才能进行种植体植入。本章后续还会详细讨论这个因素的更多细节。

下一个需要检查的要素是根尖区及其腭侧的骨量。这个区域的骨结构对种植体的稳定性非常重要，无论是即刻种植还是早期种植。在大多数病例中，有充分的可用骨量，因为大多数患者有较厚的腭侧骨板以及拔牙窝腭侧有较大量的骨量（图5-15）。然而，也有少量病例腭侧骨量缺乏，如同图5-16中3个病例所示。第一个病例显示腭侧骨板非常薄，这种情况较罕见（图5-16a）。这么薄的腭侧骨板容易形成束状骨吸收，导致明显的腭侧骨缺损。第二个病例显示根尖囊肿向鼻底方向扩张导致较大范围的根尖周骨吸收（图5-16b）。这两个病例都适合进行拔牙窝骨增

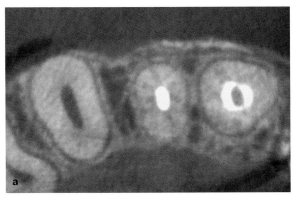 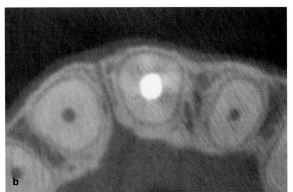

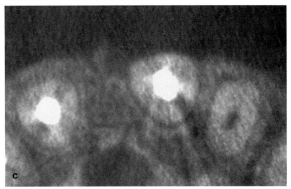

图5-15 （a）CBCT轴位片显示侧切牙唇侧为厚壁型（较于图5-12b）。（b）CBCT轴位片显示中切牙唇侧为薄壁型（较于图5-13b）。（c）CBCT轴位片显示无颊侧骨壁（较于图5-14b）。

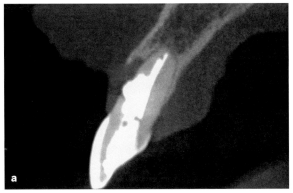 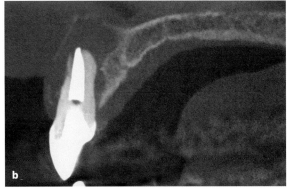

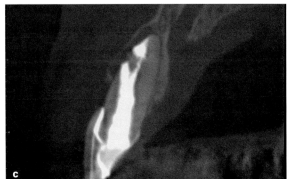

图5-16 （a）侧切牙CBCT垂直断层影像显示颊侧骨板缺损，腭侧骨板薄壁型。这个病例适合拔牙后行拔牙窝植骨减少腭侧牙槽嵴萎缩。（b）中切牙CBCT垂直断层影像显示该位点存在根尖囊肿导致的根尖周骨缺损扩大。不适合即刻和早期种植，因为不可能获得种植体初始稳定性。（c）中切牙CBCT垂直断层影像显示其鼻腭管走行与众不同。该位点完全无法植入种植体。

量来获得牙槽嵴较好的愈合，减少牙槽嵴萎缩。第三个病例是一个非常罕见的病例，其鼻腭管走行与众不同（图5-16c）。鼻腭管走行于中切牙根尖的根方，该位点不能进行种植体植入。

其他因素

除了这些解剖学因素，临床医生必须同时评估其他因素。这包括通过询问评估种植位点是否为高美学风险。美学区种植对临床医生挑战更大，因此，临床上建议选择并发症风险较低的手术方案。另外，必须评估患者的系统性疾病风险和牙科治疗风险。特别是对于免疫系统低下、出血性疾病、急性或慢性感染以及已知会改变骨代谢的疾病和使用相关药物的患者，手术前必须仔细检查。

另一个重要的因素是患者的年龄。老年患者（70岁以上）比以往任何时候更频繁的遇到需要咬合重建的需求。瑞士伯尔尼大学最新的患者群研究中，70岁以上的患者占患者群的比例几乎达25%[33]。他们经常患有前面提到的系统性疾病风险，即所谓的共患病，他们通常接受多种药物治疗[41]。

另外，术后发病率高的手术方案应尽可能避免[42]。这种情况下，在过去的10年中，由拔牙窝骨增量手术驱动的不翻瓣种植体植入术、选用具有更好生物力学强度的窄直径种植体以及计算机辅助种植外科（CAIS）的重大进展已经越来越普及。

拔牙当天的手术方案选择

如上所述，决定拔除一颗没有保留价值的牙齿是基于完善的临床和放射线检查，并且在拔除牙齿之前与患者一起制订后续治疗计划。

在拔牙当天，医生可以选择拔牙窝管理3种治疗方案的其中之一，如框5-4所示。

完整拔除患牙即刻种植，并在拔牙窝内植骨 在理想的解剖条件下，如颊侧骨壁完整、厚壁型、根尖周骨量充足，可以考虑拔除后即刻种植（图5-17）。通常情况下，情况并非如此，但它对患者来说是一种非常有吸引力的治疗选择，因为手术是使用CAIS进行不翻瓣手术、植入种植体及拔牙窝内骨移植。这通常允许在无功能性负荷的情况下进行即刻修复。

在具有薄壁型（图5-18）的拔牙窝中进行即刻种植时，由于束状骨吸收，唇侧轮廓会吸收变平。这种唇侧的牙槽嵴变平影响了美学效果，在某些情况下可能导致黏膜萎缩。这些并发症在系统性综述中经常有记录，当临床经常不规范应用即刻种植的准入标准时[17-18]。一项为期1年的初步研究显示，一些患者出现了明显的垂直向骨吸收[43]。Cosyn等[44]在一项为期5年的前瞻性研究中也观察到了这种结果，44例研究中，17例单颗牙种植体中有8例（47%）出现了美学并发症。其中3例患者出现了严重的黏膜萎缩，均发生在中切牙位点。有美学并发症的部位很可能是薄壁型。

总之，强烈建议使用严格的选择标准进行即刻种植，最重要的是选择厚壁型。关于这种有吸引力的手术方法的所有细节将在第7章中

图5-17 （a）厚壁型位点即刻种植的三维模式图。不翻瓣、在略偏腭侧位置植入种植体，同期在拔牙窝内骨移植。颊侧骨壁嵴顶部将会有少量骨吸收。（b）轴位断层显示为厚壁型（≥1mm），这将提供稳定的牙槽嵴空间轮廓。注意拔牙窝内骨移植，这种三壁型骨缺损骨再生的速度很迅速。

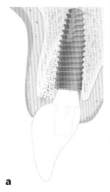
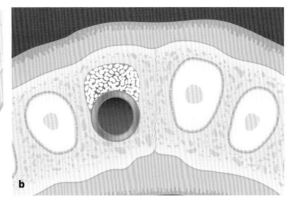

图5-18 （a）薄壁型位点即刻种植及拔牙窝内骨移植的三维模式图。在拔牙后2~4周内由于束状骨的吸收引起颊侧骨壁吸收，这导致牙槽嵴颊侧轮廓解剖形态变平。（b）轴位断层显示为薄壁型（<1mm）。由于束状骨吸收，薄的颊侧骨壁将在2~4周内吸收，导致唇侧轮廓吸收变平，这经常影响美学效果。

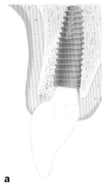
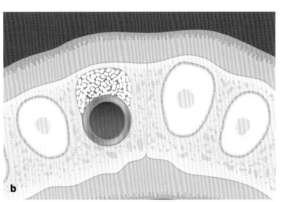

图5-19 （a）三维模式图展示了生物学上有趣的SST概念。牙根的一小部分保留在唇侧，以避免束状骨的吸收。随后植入种植体，大多数病例同期在拔牙窝内骨移植。通过应用SST技术，可以保存牙槽嵴轮廓，即使是薄壁型。（b）轴位断层显示了SST潜在的弱点。在牙根片在位的情况下，尚不清楚种植体与根表面之间的空间是否可预测地与骨再生，或者在长期行使功能过程中是否可能成为种植体周感染的切入点。

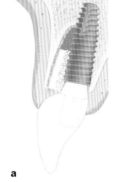
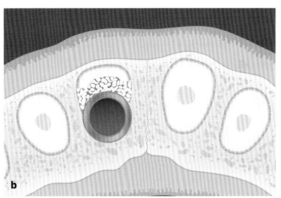

介绍。

采用根盾技术，部分拔牙并即刻种植 根盾技术（socket shield technique，SST）是一种崭新的外科技术，部分拔牙后即刻植入种植体，在牙根的颊部留下部分薄片，以避免影响美学结果的最关键区域的束状骨吸收（图5-19）。

SST技术要求完整的颊侧骨壁，但厚度似乎无关。这种技术于2010年由Hürzeler等[45]首次描述。

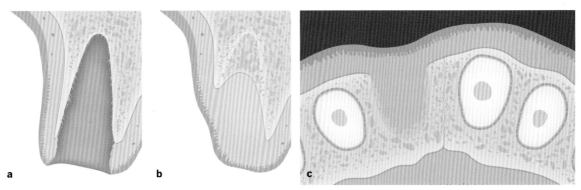

图5-20 （a）拔牙窝自然愈合的模式图。胶原蛋白塞常用于稳定血凝块。薄的颊侧骨壁正中区域很快会吸收。目标是软组织愈合4~8周。（b）在愈合期间，会发生以下生物现象：（1）黏膜愈合，KM带增宽；（2）颊侧骨壁会因破骨细胞活动导致吸收，造成二壁型骨缺损；（3）软组织厚度明显增加；（4）拔牙时如果存在局部感染，将得到解决；（5）观察到轻度的颊侧正中区域轮廓变平；（6）在拔牙窝的根尖区会形成一些新骨。（c）轴位图显示二壁型骨缺损，骨壁处有骨形成，窝内有较厚的软组织，颊侧正中区域轮廓变平。相邻牙的牙槽嵴宽度基本不变。　　　　　　　　　　　　　　　　　　　　　　　　　　　　　　　　　　　　→

　　从生物学的角度来看，这是一个非常有趣的概念。然而，SST是技术敏感型技术，它的记录最长只有5年[46-47]。另外，有疑问的是，在牙槽嵴顶种植体颈部和残根的间隙可以通过暴露的近端和远端窝壁提供的成骨细胞进行骨再生，因为残根的牙本质不能为骨形成提供细胞。这方面是SST的一个潜在不足，在一定比例的患者中，它是种植体周病变的潜在诱发因素。迄今为止发表的最大的队列研究是Gluckman等[47]对128例患者进行的研究，记录时间最长达4年（平均随访时间略高于3年）。作者报告愈合期间的早期失败率为3.9%，总体并发症率为19.5%。考虑到所涉及的临床专业知识和临床主治医生的能力，这两个比率都相当高。这就强调了在客观地判断这个有趣的概念并推荐为常规应用之前，有必要进行至少10年的前瞻性随访。

　　拔牙窝自然愈合　这种选择通常用于软组织愈合4~8周后早期种植的概念，2008年由Buser等[48]首次描述。我们的小组通常使用胶原蛋白塞来稳定拔牙窝内形成的血凝块。重要的是使用微创不翻瓣拔牙技术，以避免因骨膜血供中断而引起额外的浅表骨吸收。

　　从临床角度来看，该技术具有4个显著优势：（1）在自发的软组织长入过程中额外形成KM；（2）束状骨吸收；（3）软组织自发增厚；（4）如果存在局部感染和/或瘘管，自然消除（图5-20a~c）。

　　经过4~8周的软组织愈合期后，可以进行早期种植体植入，同时进行轮廓增量以重建颊侧骨壁（图5-20d和e）。关于早期种植概念的所有细节将在第8章中介绍。

　　拔牙同期拔牙窝内骨移植的牙槽嵴保存术　Araújo和Lindhe[49]的临床前研究首次描述了这种治疗方案。该技术的目的是在愈合的6个月内减少牙槽嵴的局部萎缩。系统综述表明，这种牙槽嵴保存技术（ARP）可以减少拔牙后拔牙窝的尺寸变化[50-53]。

　　Araújo等[54]对28例上颌前部拔牙后ARP患者进行了随机临床试验，通过CBCT分析显

图5-20（续）（d）这是早期种植同时使用GBR技术进行轮廓增量后的情况：（1）在正确的三维位置植入种植体；（2）植入肩台位于腭侧牙槽嵴顶点下方；（3）颊侧水平向骨缺损骨增量到愈合帽的边缘，使用双层骨移植材料混合和一层胶原膜；（4）创口无张力初期闭合结束手术。

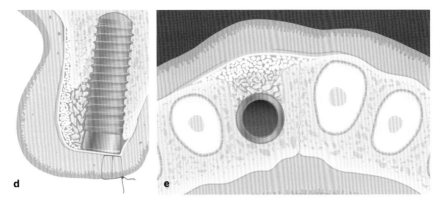

（e）轴位图显示正确植入的种植体，加上一层局部获取的骨屑和第二层作为低替代骨填充物的去蛋白牛骨矿物质（DBBM）。骨增量区域覆盖双层胶原膜。初期创口关闭后需要8周的恢复期。

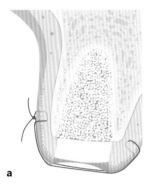
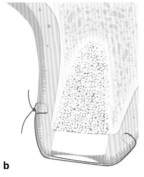
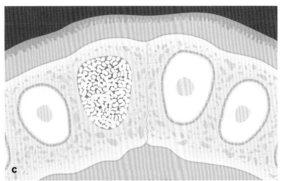
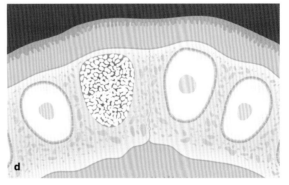

图5-21（a）厚壁型切牙不翻瓣拔除后的模式图。拔牙窝的入口是用一块薄薄的胶原片封闭的。厚的颊侧骨壁将为牙槽嵴轮廓提供极好的稳定性。（b）采用相同技术完成拔牙窝内骨移植的模式图。薄的颊侧骨壁将会吸收，并且会发生一定程度的轮廓变平现象，尽管拔牙窝内骨移植将会导致一定程度的牙槽嵴萎缩。（c）厚壁型拔牙窝骨移植的轴位视图。颊壁不会再吸收，提供一个稳定的牙槽嵴轮廓。（d）具有薄壁型的拔牙窝内骨移植轴位视图。薄壁会很快被吸收，导致颊部变平。

示，在4个月的随访中，接受拔牙窝内骨移植的部位效果明显更好。然而，该研究也表明，两组患者的颊侧骨壁在高度上都吸收了3mm以上。最有可能的是，这些提取部位主要是薄壁型，发生束状骨吸收并导致颊侧骨壁减少。因此，在拔牙窝内骨移植的部位也必须考虑颊侧骨壁的厚度（图5-21）。最近，Avila-Ortiz

等[55]在一项随机临床试验中阐明了颊侧厚骨壁型对拔牙后牙槽窝尺寸变化的意义。该研究表明，厚壁型（≥1mm）是减少牙槽嵴轮廓吸收的一个强有力的预测因素，在进行牙槽嵴保存（ARP）的拔牙窝内骨移植的位点牙槽嵴轮廓变化最小。

在我们的研究团队中，这种拔牙窝内骨移

植的方法已经获得了很好的效果，特别是在前磨牙和磨牙位点，以及老年患者中，可进一步减少种植手术的侵入性。它通常允许在愈合4个月后采用不翻瓣手术入路和CAIS技术种植方案，不需要同时进行GBR。第6章和第9章介绍了一些这类病例。

在愈合后的牙槽嵴植入种植体

除了在拔牙窝内即刻植入种植体外，日常实践中，在愈合后的牙槽嵴植入种植体仍然发挥着作用。这种方法是20世纪70年代和80年代的标准方案，在GBR技术或其他骨增量手术被开发出来之前。现今，这些患者主要是在很久以前拔过牙，而植入种植体的时机不能由临床医生控制。这意味着拔牙部位发生牙槽嵴萎缩，要么骨嵴愈合后有足够的骨量，要么存在水平向或垂直向骨缺损。骨萎缩的程度取决于多种因素，如拔牙时的局部解剖、拔牙窝的管理、拔牙和种植术前检查之间的时间间隔、潜在的修复体的负荷（特别是可摘局部义齿，如远中端悬臂的情况），最后但并非最不重要的是临床医生在拔牙过程中造成的手术创伤。

如前所述，牙槽嵴宽度是一个需要评估的重要因素。临床医生必须预估种植窝预备好之后颊侧骨壁和腭侧骨壁的厚度。在愈合后的牙槽嵴中，这是一个非常关键的参数，在过去的20年里一直被低估。如前所述，种植手术最重要的目标之一是在骨愈合完成时种植体完全由骨包绕。如果牙槽嵴骨量不足，导致缺失骨壁的骨缺损（最常见于颊侧），对骨增量的需求是毫无争议的。其他病例在植入手术当天颊侧骨壁完整，但有些病例在愈合过程中出现垂直向骨吸收，而另一些则没有。

直到最近，人们对由于外科创伤导致的种植体植入后的骨动力学知之甚少。Spray等[56]的经典发现建议颊侧骨壁厚度为1.8mm，这是基于一项大型临床队列研究，在植入种植体当天颊侧骨壁少于1.8mm的位点种植体的失败率较高。这得到了临床数据的支持，临床数据显示，在薄的颊侧骨壁存在的情况下植入种植体更容易经历较高的颊侧骨吸收和黏膜退缩[57-58]。因此，临床指南为尽量减少美学和生物学并发症，将2mm作为成功的阈值[59]。

最近，Monje等[60]的一项临床前研究阐明了临界颊侧骨壁厚度对减少术后骨吸收和随后的美学或生物学并发症的意义。事实上，有证据表明在颊侧骨壁厚度不足的情况下（<1.5mm）在种植体植入时，愈合8周后，颊侧观察到平均4mm的垂直向骨吸收。有趣的是，在相同的实验模型中，当使用结扎线诱导种植体周炎时，发现种植体植入后颊侧骨壁薄（<1.5mm）的情况下颊侧骨吸收率更高，黏膜退缩也更多。基于这些发现，我们建议使用1.5mm的阈值来区分种植床预备后颊侧骨壁的厚和薄。

颊侧厚骨壁的位点

在颊侧骨壁较厚（≥1.5mm）的部位，种植床的预备和种植体的植入主要发生在松质骨内。因此，颊舌侧骨壁都是由外皮质层和牙槽嵴内部松质骨部分组成（图5-22a）。松质骨具有骨小梁结构，血管丰富。因此，舌侧和颊侧骨壁的骨内膜血供不会中断。

另一方面，翻瓣导致骨膜血供中断，一些浅表骨吸收0.5~0.7mm，如牙周外科文献所述[61-63]。在愈合期间，舌侧和颊侧骨壁将完全保持高度。然而，在穿牙槽嵴区域，骨沿种植体颈部区域的表面进行重塑，特别是当选用混

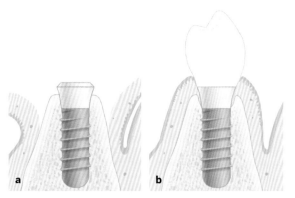

图5-22 （a）种植床准备后，标准种植体放置于愈合后的牙槽嵴中，嵴两侧厚壁（≥1.5mm）。在牙槽嵴下方至少1mm处植入一颗微粗糙表面的混合设计种植体。（b）愈合完成后，在嵴顶区域发生了一些骨重建，但种植体完全嵌入在骨中，为长期稳定提供了良好的预后。

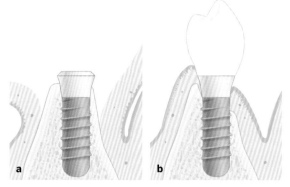

图5-23 （a）在愈合后的牙槽嵴中预备种植窝后，植入标准种植体，颊侧骨壁为薄骨壁（<1.5mm）。（b）愈合完成后，颊侧骨壁因颌骨坏死而导致嵴顶区发生骨吸收。这导致了黏膜萎缩和种植体表面暴露到龈沟中，这是种植体周炎发展的一个重要风险因素。

合设计的种植体时（图5-22b）。

颊侧薄骨壁的位点

在颊侧骨壁较薄的部位（<1.5mm；图5-23a），种植床预备和种植体植入后皮质骨占优势。皮质骨接受血液供应，血液供应从外部通过骨膜血管分支，从内部由骨内膜分支[64]。因此，薄皮质骨壁不仅由于翻瓣而失去骨膜血供，而且由于种植体的植入而失去骨内膜血供。这导致了一种称为无血管坏死[65]的过程，以及随后通过破骨细胞的聚集和激活[66]而引起的垂直向骨吸收，由此产生的垂直向骨吸收导致微粗糙的种植体表面暴露于种植体周龈沟，通常伴有黏膜萎缩（图5-23b）。暴露的种植体表面微粗糙是种植体污染的重要风险因素，会导致更高的失败率[56]、更严重的种植体周炎，和/或伴随频繁的黏膜边缘根向迁移（即黏膜退缩）的美学并发症[17-19,60]。

因此，在种植手术中，强烈建议在种植体植入前用金刚砂钻去除薄的颊侧骨壁，直到缺损基部的骨壁厚度达到1.5mm。随后，植入种植体，所造成的颌骨缺损必须同时用GBR程序进行增量，以在骨愈合完成时获得厚的颊侧骨壁。

缺损形态对骨再生的影响

如图5-11所示，手术入路也取决于种植位点的骨缺损形态。首先区分水平向骨缺损和垂直向骨缺损。水平向骨缺损在种植患者的日常实践中占很大比例，因为拔牙后牙槽嵴的改变主要发生在牙槽嵴的颊侧[67-68]。这两种类型的骨缺损将在下文更详细地讨论。水平向骨缺损被细分为三壁型、二壁型和一壁型骨缺损，因为骨壁的数量对种植体周骨缺损部位的骨愈合能力有积极的影响。值得注意的是，这些骨壁会出血，为邻近的骨髓腔提供通道，因为这是血管生成细胞和成骨细胞的来源，两者对骨的形成都很重要[34]。

水平向骨缺损

三壁型骨缺损

在日常实践中，三壁型骨缺损最常见于拔牙当天新鲜的拔牙位点。拔牙时保持牙槽壁完整和微创拔牙技术是很重要的，拔牙技术不会使牙槽壁破裂，尤其是在颊部。三壁新鲜拔牙窝缺损，窝壁完整，由出血的牙槽骨组成。如今，这些骨壁通常在充分冷却下用2～3mm的金刚砂钻进行内部清洗。这需要非常小心地操作，以尽可能去除束状骨，从而减少在愈合的前两周破骨细胞的活动。

为了确定在特定情况下如何进行治疗，颊侧骨壁的厚度是我们团队最重要的考量标准。如前所述，我们将拔牙位点分为厚壁型（>1mm）和薄壁型（≤1mm）。典型示例如图5-12～图5-15。重要的是要有明确的选择标准，以确定哪种手术方法能提供最成功的治疗结果，无论是即刻还是早期种植方案，还是拔牙窝内骨增量手术。

二壁型骨缺损

典型的二壁型骨缺损发生在牙槽窝愈合4～8周后的拔牙位点。在软组织愈合过程中，薄的颊侧骨壁因束状骨吸收而被吸收，如第4章所述。然而，二壁型骨缺损也可能在种植床预备后愈合的牙槽嵴，存在轻微的颊侧萎缩。水平向二壁型骨缺损主要位于颊侧，形态各异。这些火山口样骨缺损，通常被称为嵴顶裂隙型骨缺损，位于种植体的关键区域，因为在骨愈合完成时，种植体在颈部均被骨包绕是美

学结果和种植体长期稳定的重要前提条件。这方面在本章前文已经讨论过。各种骨缺损的配置均可以在3个维度上进行分类：缺损的高度、宽度和深度。

第一个缺损的维度是缺损的高度，垂直向测量（图5-24）。这个维度对于缺损的再生潜力不是关键的，因为骨是由近端和远端骨壁形成的，而不是从根端到嵴顶区。

第二个缺损的维度是缺损的宽度，在嵴顶区近远中向测量。根据Kan等[69]的临床研究，我们分为V形、U形和UU形缺损。在日常实践中，我们经常看到V形或U形的火山口样缺损（图5-25）。

根据Chappuis等[39]的CBCT研究，这些缺损通常出现在拔牙位点，拔牙时呈薄骨壁型，随后在唇侧中区软组织愈合后4～8周内发生束状骨吸收。UU形骨缺损主要见于因牙根根折、牙髓或牙周病变或创伤后牙根吸收而导致牙齿长期局部感染的患者。颊侧骨壁被局部感染破坏。从再生的角度来看，UU形骨缺损比V形缺损更具挑战性，因为要再生的缺损体积要大得多。有必要将暴露的种植体表面置于所谓的骨轮廓内。

第三个缺损的维度是缺损的深度，从颊侧骨表面到缺损内暴露的种植体表面，水平向测量（图5-26）。我们区分深（≥1mm）和浅（<1mm）缺损。很明显，深的缺损比浅的缺损更有利，因为更大的出血骨表面可用于缺损再生。此外，该缺陷被更好地控制，这优化了应用骨填充材料的稳定性。

每个骨缺损都有这3个维度的特定组合。最佳配置是V形和深的缺损，而UU形和浅的缺损是最具挑战性的（图5-27）。

在后一种骨缺损中，问题不仅在于缺损形

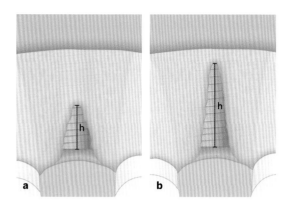

图5-24 环形火山口样骨缺损常出现在拔牙位点，表型为薄骨壁型。这些骨缺损有3个维度。第一个维度是缺损的高度，它的范围从短（a）到长（b）。这与缺损的再生结果无关，因为骨形成是从侧面、近端和远端骨壁来源的。

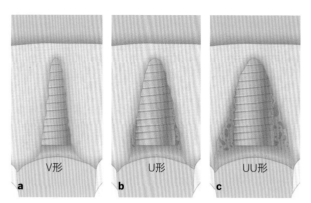

图5-25 第二个维度是缺损的宽度，即在牙槽嵴顶区域的近远中向延伸的火山口样缺损，更为重要。较浅的缺损为V形缺损（a），较宽的缺损为U形缺陷（b），最宽的缺损为UU形缺损（c）。V形缺损最有利于再生。这种分类首先由Kan等[69]使用。

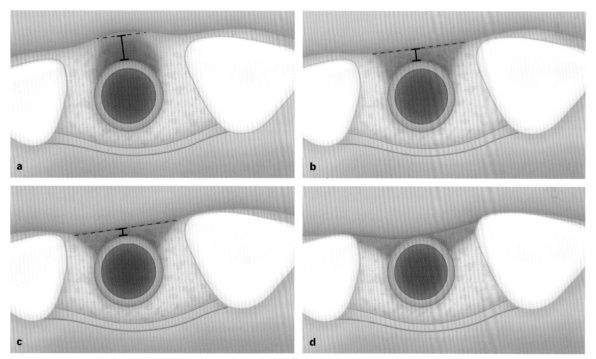

图5-26 （a）第三个维度是缺损的颊舌向深度。深度≥1mm的情况最为常见。结合V形缺损，这种缺损形态对骨再生最有利。（b）模式图显示浅的缺损（深度<1mm），但仍具有二壁型骨缺损形态。（c）这是一种边界情况，种植体表面几乎在骨表面的水平。缺损深度最小。（d）在这种情况下，暴露的种植体表面在骨轮廓之外，必须仔细考虑种植体的放置。种植体植入同期GBR时必须使用膜钉或微型螺钉，以优化膜和骨填充物的稳定性。

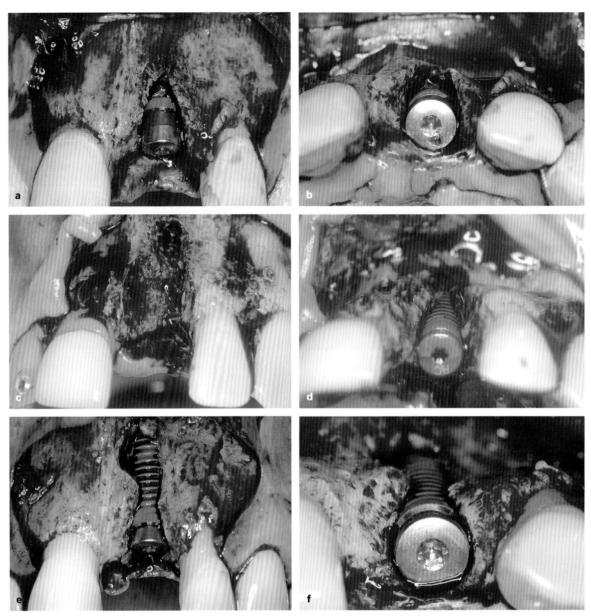

图5-27 （a）一例在不翻瓣拔牙术后8周出现V形骨缺损的种植病例。（b）𬌗面观显示有很深的骨缺损，这对其骨再生潜力是最有利的。近中端和远中端骨表面较大，为骨再生提供血管生成细胞和成骨细胞。此外，在这种缺损中，填充材料的稳定性是最佳的。（c）中切牙部位长期慢性感染后出现UU形骨缺损。（d）𬌗面观证实UU形骨缺损。然而，该缺损较深，在缺损的近中端和远中端有大面积暴露的出血骨表面。（e）拔牙后8周种植体植入后的侧（中）切牙位点。颊侧骨缺损相当严重。（f）𬌗面观显示浅的缺损，特别是在远中端。

态不佳，而且在于所应用的骨填充物的稳定性，这往往会受到影响，可能需要特殊的手术措施来改善。

一壁型骨缺损

水平向的一壁型骨缺损通常是拔牙超过6个月，通常是几年的愈合后的牙槽嵴。根据文献记载，牙槽嵴的改变主要发生在唇侧[68]。

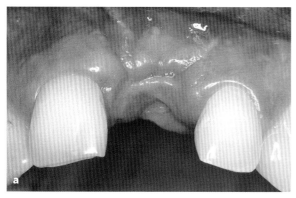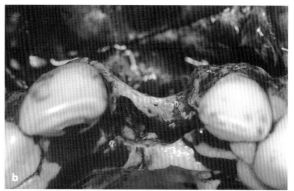

图5-28 （a）愈合后的单个缺牙隙的临床观。（b）翻瓣后暴露牙槽嵴的殆面观。牙槽嵴顶宽度小于4mm。局部水平向牙槽嵴增量，适合使用块状骨移植和胶原膜进行分阶段治疗方案。　　　→

牙槽嵴萎缩的程度受各种因素的影响，如手术创伤（不翻瓣拔牙 vs 翻瓣拔牙、拔除牙根伴或不伴骨切除），拔牙窝骨移植材料的使用（ARP vs 非ARP），以及拔牙和种植术前检查之间的时间跨度。

临床医生有3种选择：

1. 牙槽嵴整平和种植体植入。
2. 种植体植入同期使用香肠技术进行GBR。
3. 块状骨移植和GBR进行牙槽嵴增量，然后采用分阶段种植体植入。

选择最合适的治疗方案取决于局部解剖，种植位点的位置（美学区与非美学区），以及外科医生的偏好。下文简要讨论以上3个选项。

牙槽嵴整平和种植体植入　在某些情况下，这个问题可以通过将牙槽嵴磨平，降低2～4mm来增加牙槽嵴宽度来解决。这通常是在下颌后部，在那里美学效果不是种植治疗的主要目标。要使用这种技术，必须有一个有利的水滴形牙槽嵴形态。此外，利用增加了机械强度的窄直径种植体在日常实践中产生了重大

影响，如第1章所述[70-71]，这种牙槽嵴整平技术不能应用于美学区牙列缺损的患者，因为它会对美学效果造成很大的影响。

种植体植入同期使用香肠技术进行GBR　该技术由Urban等[72]首次描述，可用于种植体表面暴露在颊侧骨表面水平或骨轮廓稍靠外的边界病例。最重要的是膜的固定，将骨填充物稳定在屏蔽的空间。香肠技术可用于同期种植或分阶段种植。这在第11章中详细的介绍。

块状骨移植和GBR进行牙槽嵴增量　该技术使用分阶段方法，最初是在1990年左右开发出来的，经过多年的改进和记录，最近是一项为期10年的前瞻性研究[73-76]，用于所有愈合后牙槽嵴宽度小于4mm的潜在种植位点（图5-28）。该技术的一个主要优点是通过螺钉固定所应用的块状骨的稳定性好。显著的缺点是由于获取块状移植物引起的患者并发症的增加，需要两次翻瓣手术，以及至少7～9个月的较长治疗期用于牙槽嵴增量、种植体植入和种植修复。该手术技术的细节将在第10章中介绍。

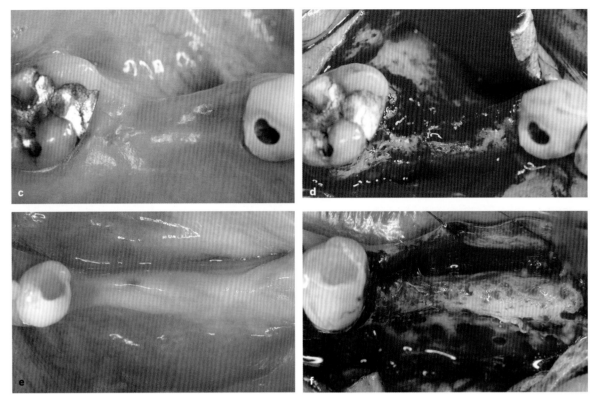

图5-28（续） （c）两颗前磨牙缺失的骀面观。牙槽嵴的颊部解剖结构明显变平。（d）翻瓣后，牙槽嵴宽度小于4mm，在颊侧有延伸的骨缺损。因此，种植体植入是不可能的，适合的是块状骨移植的牙槽嵴增量手术。（e）左下颌骨远中端延伸情况的骀面观。牙槽嵴很窄。KM带也明显减少，可能是由于翻瓣拔牙技术与创口关闭。（f）翻瓣后，可以完全看到水平向牙槽嵴萎缩，嵴宽度为3~4mm。牙槽嵴颊侧轮廓甚至显示出轻微的整体萎缩，需要块状骨移植和GBR来增加水平向牙槽嵴宽度。

垂直向骨缺损

　　牙槽嵴上方骨增量的目的是在非包涵性骨缺损的垂直方向上重建牙槽骨。这种非包涵性的骨缺损形态在生物学上要求很高，因为血管生成细胞和骨祖细胞必须从现有的基底骨桥接很大的距离。在某些情况下，使用短种植体是一个很好的选择。然而，它们的潜在用途取决于几个因素，如解剖位置、患者的咬合方案和可用的骨高度。

　　临床医生在治疗垂直向骨缺损时需要考虑几个因素。其中两个最相关的是：

- 基底骨的牙槽嵴宽度。
- 相邻区域骨表面的结构及距离。

基底骨牙槽嵴的宽度

　　必须仔细检查剩余的基底骨的宽度。基底骨可以有足够的宽度，然而，它往往是不足的和狭窄的。图5-29显示了下颌骨后部垂直向骨缺损的狭窄基底骨。在这样的缺损位点植入骨移植物会带来两个重大问题。第一个是生物学上的，因为血管生成和骨骼形成的来源是一小块出血的颌骨。因此，与宽的牙槽嵴和扁平的骨缺损形态相比，这种垂直向骨缺损骨再生的

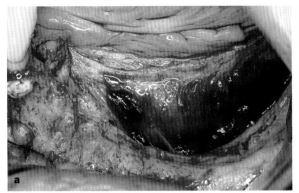 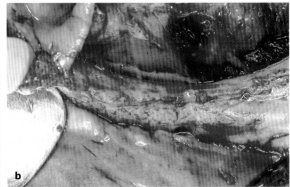

图5-29 （a）左下颌骨远中端延伸的情况，前磨牙区和磨牙区有重度垂直向骨缺损。（b）殆面观显示基底骨狭窄，从外科和生物学角度来看，这使得垂直向牙槽嵴增量非常具有挑战性。

生物学潜力降低。第二个问题是手术技术的挑战。在如此狭窄的牙槽嵴上放置骨移植物和稳定固定膜是非常棘手和最具挑战性的。因此，从外科和生物学的角度来看，宽的牙槽嵴更易于处理。

近远中向骨缺损形态和相邻骨表面的接近性

在垂直向骨缺损中检查近中端和远中端骨形态是很重要的。在下颌骨后部，远中端骨可形成扩展的鞍状骨缺损，这是一个明显的不利因素。如果近中最后一颗牙远中相邻的骨结构非常薄且陡峭，则应考虑拔除最远中端的牙齿。这被称为"卒祭"，这是国际象棋中的一个术语。图5-30a和b展示了含有这些因素的一个案例。拔除最远中端的牙齿有助于降低术后感染的风险，并使手术过程不那么复杂。这增加了垂直向骨增量成功的机会（图5-30c）。

除了邻近骨表面的角度外，这一重要骨结构的距离也发挥着作用。距离近是一种优势，因为出血的骨表面也有助于骨的形成。

基于这些解剖参数，垂直向骨缺损可细分如下：

I型：垂直向缺损≤7mm，与邻近骨壁有良好的距离，称为常规垂直向骨缺损（图5-31）。

II型：>7mm的垂直向缺损与邻近骨壁有良好的距离，被称为重度垂直向骨缺损。图5-32是上颌骨前部的一个很好的案例。

这种重度垂直向骨缺损在缺损附近有出血的骨表面。这些最常发生在严重创伤、颌骨扩展感染或良性肿瘤切除术后的上颌前部或下颌骨。相邻的两个骨壁对新骨形成有积极的影响。

III型：>10mm的垂直向骨缺损且不靠近骨壁的称为极端垂直向骨缺损（图5-33）。

除了缺损的单纯大小外，非常重要的是要注意缺损中间没有骨壁。整个骨结构必须从缺损的底部生长，没有从侧面来源的进一步供应。这使得这些III型骨缺损在生物学上最具挑战性。

垂直向骨缺损的外科挑战

如前所述，从手术角度来看，这些是GBR治疗最具挑战性的缺损。因此，外科医生不仅

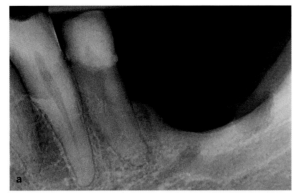

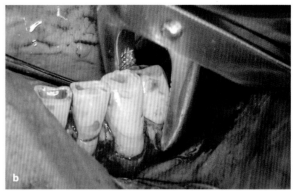

图5-30 （a）向远中端延伸评估的根尖放射线片显示前磨牙远中端的骨量减少且相当陡峭。（b）选择"卒祭"，拔除前磨牙，目的是降低术后感染的风险，使手术更容易。通过这种拔牙方法，提高了获得垂直向骨生长的机会。（c）拔牙后临床情况的颊侧观。这种情况使得外科手术难度降低。

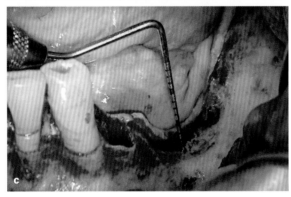

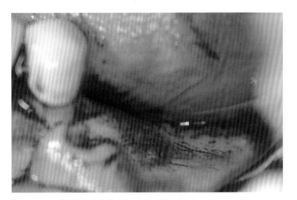

图5-31 下颌后部骨缺损的颊侧观。

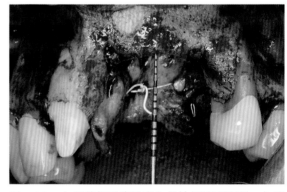

图5-32 上颌前部重度垂直向骨缺损的正面观，与骨壁距离良好。

要非常有才华和训练有素，而且要有每年处理足够数量患者的经验。手术中遇到的挑战包括大范围翻瓣、大量自体骨屑的采集（应与低替代率骨填充物混合作为复合移植物）、用膜钉或微螺钉稳定屏障膜以确保骨增量材料的稳定应用，最后但同样重要的是，一种无张力的初期创口关闭方法，需要通过骨膜减张切口活动颊侧和舌侧黏骨膜瓣。此外，大量的骨增量常常导致KM的缺失，这必须通过单独的外科手术来解决。目前的垂直向牙槽嵴骨增量手术技术已在一系列出版物中描述[77-80]，并在本书的第11章中详细介绍。

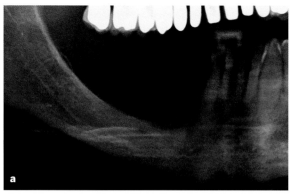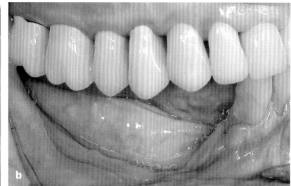

图5-33 （a）曲面体层放射线片显示极端的垂直向骨缺损。注意骨缺损中部附近无骨壁。（b）Ⅲ型垂直向缺损的颊侧观。

GBR手术的基本外科要素

除了所有这些解剖学因素外，GBR手术中也有一些重要的外科因素，这些要素对骨再生结果有显著影响。其中最重要的是：

- 选择合适的骨移植物和骨代用品。
- 选择合适的屏障膜。
- 所应用复合骨移植物的稳定性。

选择合适的骨移植物和骨代用品

在20世纪90年代初，自体骨屑首次用于屏障膜下方，主要从机械角度来看，以避免所用的膜的塌陷[81-82]。20世纪90年代中期，为了更好地了解骨移植物和骨代用品的特征，人们开始在患者中使用各种骨移植物和骨代用品，并开展了一系列临床前研究。瑞士伯尔尼大学的Buser等[83]对骨填充物进行的第一个动物研究表明，GBR手术的两个主要特征是：（1）成骨潜力；（2）骨填充物的替代率。

具有高成骨潜力的骨填充物能够在骨愈合的早期阶段加速新骨的形成。Jensen等[84-86]进行的几项临床前研究清楚地表明，与其他骨代用品相比，局部获取的自体骨移植物在成骨潜力方面具有优势。据推测，这种快速骨形成是由生长因子的释放引起的。这一点后来在一系列细胞培养研究中得到了证实[87-90]。这些体外研究发现，当骨屑储存在血液和林格氏溶液的混合物中时，10分钟内就开始释放转化生长因子-β1（TGF-β1），而骨形态发生蛋白-2（BMP-2）则稍微延迟释放到周围的溶液中。两者都是有效的成骨生长因子这种溶液被称为骨条件培养基（BCM）。

第二个特点是骨填充物的替代率。具有高替代率的填充物在骨重塑过程中完全被吸收，并被新的板层骨所取代。随着时间的推移，低替代率的填充物更稳定，因为破骨细胞不能或只能缓慢地吸收嵌入骨结构中的颗粒。在20世纪90年代中期，人们认为骨填充物应该具有较高的替代率，以便在骨再生和重塑结束时只允许种植体周为新生骨。

在所有这些临床前研究中[83-86]，自体骨屑显示了很高的替代率，似乎是完美的匹配。然而，20世纪90年代末的临床观察表明，从临床角度来看，自体骨屑的高替代率是一个缺点，因为它会导致增量的骨在4～6个月内体积减小。这一临床观察引起了关于骨移植和骨代用品的模式转变。在20世纪90年代末，外科研究团队一直在寻找低替代率的骨填充物。同样的临床前研究表明，羟基磷灰石（HA）衍生的骨填充物都具有较低的替代率，如珊瑚衍生的HA、去蛋白牛骨矿物质（DBBM）和合成HA骨填充物。基于这些临床前研究和临床观察，很明显，两种骨填充物的协同组合，一种所谓的复合移植物，将提供最佳的机会来获得良好的骨增量和长期稳定性。一种填充物必须是高度成骨的特性，如自体骨屑，以加速愈合早期的新骨形成。另一种材料必须具有较低的替代率，如DBBM或其他填充物，以提供足够的体积稳定性，满足功能和美学需求。复合移植物可以是混合移植物，也可以是双层复合移植物。这取决于局部骨缺损的解剖结构，也取决于外科医生的偏好。令人惊讶的是，在当今的日常实践中，全球大多数领先的GBR外科医生都在使用复合移植物进行GBR手术[48,77,79,91]。最有趣的是，自体骨屑和BCM溶液的结合，因为BCM能够生物激活骨代用品和屏障膜，这在另外3个体外细胞培养研究中显示[92-94]。

关于骨移植和骨代用品的所有细节将在第2章中介绍和讨论，BCM效果的细节将在第3章中介绍。

屏障膜的选择

在GBR的早期发展阶段，标准的屏障膜是由膨体聚四氟乙烯（ePTFE）制成的，以品牌名称而闻名，GORE-TEX膜（Gore Medical）[95-97]。直到20世纪90年代中期，所有

病例报告和短期临床研究都使用ePTFE膜进行GBR手术。ePTFE膜是一种不可吸收的生物惰性膜，它需要二次翻瓣去除。此外，这种膜的疏水特性增加了手术处理的复杂性，总是需要用微螺钉或膜钉固定，并且在愈合过程中经常显示软组织裂开，这导致了骨再生结果受损[81,98]。因此，人们做出了很大的努力来寻找可吸收的膜作为替代，这个问题在1993年美国亚利桑那州举行的一次会议上得到了热烈的讨论[99]。在可吸收膜的潜在候选者中有（1）聚乳酸或聚乙醇酸制成的聚合膜，（2）从各种动物来源制成的胶原膜[100]。到20世纪90年代末，胶原蛋白膜在临床前和临床研究中显示出最有希望的结果[101-102]。胶原膜主导了当今的GBR市场，但生物惰性膜仍然用于非常苛刻的缺损部位，特别是垂直向牙槽嵴增量。最初的ePTFE膜已经退出市场，但新的PTFE膜已经取代它。

因此，临床医生目前在各种配置中可以从不同的膜类型中进行选择，例如可吸收的胶原蛋白膜（非交联 vs 交联），以及生物惰性的、不可吸收的PTFE膜。膜的选择主要取决于骨缺损形态、增量手术的目的（水平向骨增量还是垂直向骨增量）以及外科医生的偏好。关于屏障膜的更详细的信息不仅在第2章中提供，而且在所有临床章节中都介绍了用于水平向和垂直向骨增量的各种GBR程序。

所应用复合骨移植物的稳定性

如前所述，骨移植物和骨替代物在GBR手术中通常被用作膜下的复合移植物。在骨愈合的早期阶段，复合移植物具有良好的稳定性是非常重要的，因为前体细胞只有在增量区域没有微动时才会形成成骨细胞。

否则，就会形成成纤维细胞，再生的结果就是纤维组织。因此，外科医生必须仔细考虑是否有必要采取特殊措施来为复合移植物提供良好的稳定性。

在有利的二壁或三壁骨缺损中，这并不是问题。用几滴BCM浸泡的亲水胶原膜以双层膜方式应用，为应用的复合移植物提供了极好的稳定性。更关键的是具有UU形和浅的缺损形态的骨缺损。在这种缺损中，使用纤维蛋白密封剂，如Tisseel（Baxter），已被证明是非常有效的。Tisseel是一种由纤维蛋白原和凝血酶组成的双组分密封胶。当在注射器中混合时，它立即形成纤维蛋白，可稳定复合移植物。

在要求更高的缺损中，如单壁缺损的水平向骨增量术或垂直向骨增量术，必须使用微螺钉或膜钉进行膜的固定。这些稳定复合材料移植的特殊措施将在第8、第9和第11章中详细讨论。

结论

这是第一次在书的一个章节中系统而全面地介绍和讨论与GBR手术骨再生结果相关的各种解剖学和外科因素。本文总结了过去30年在使用GBR的骨增量手术领域获得的所有知识。

这些内容对读者有很大的帮助，帮助他们了解哪些方面与选择最合适的手术方法和生物材料相关，以实现可预期的骨再生结果和种植体良好的长期稳定性。这些方面和因素被提出，并经常结合日常实践进行讨论，如何处理水平向或垂直向骨缺损。生物学和外科的细节，将在本书其他章节详细讨论。

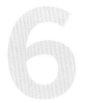

美学区单颗牙位点拔牙后种植体植入：何时即刻、早期或延期

Implant Placement Following Extraction in Esthetic Single-Tooth Sites: When Immediate, Early, or Late

Daniel Buser, DDS, Prof em Dr med dent | *Stephen T. Chen, MDSc, PhD*

在基于骨结合概念的现代口腔种植学的初始25年中[1-2]，种植体主要为全口无牙颌患者植入已愈合的位点[3-4]。这些患者中的大多数已经缺牙多年，使用牙种植体的目的是改善他们的咀嚼功能和生活质量。在20世纪80年代，种植体的使用谨慎地扩展到牙列缺损患者，并且发表了首份报告，结果令人鼓舞[5-6]。在20世纪90年代，接受种植体治疗的牙列缺损患者的比例显著增加，今天，这些适应证在日常实践中占主导地位，尤其是单颗牙缺失的患者[7]。在单颗牙修复的病例中，种植体植入愈合位点已完全失去主导地位，因为人们对拔牙后牙槽嵴尺寸改变的理解有所提高[8-9]，显示这种方法通常会使治疗复杂化，并且种植体植入前6个月或更长的拔牙后愈合期并不是患者真正认为具有吸引力的选择。

种植体植入的最佳时机已在研讨会上争论多年，2003年、2008年和2013年，该主题在连续3次国际口腔种植学会（ITI）共识研讨会上通过叙述性或系统性评述得到了具体解决[10-12]，并且其他牙科组织的共识会议也是如此[13-15]。基于这些已发表的评述，并利用临床医生的临床经验，ITI制订了共识性声明和临床建议[16-18]。在最近的2018年的ITI共识研讨会上，对种植体植入和负荷方案的各种组合进行了检查，以确定哪些方案经过了临床和科学验证[19-20]。

本章的目的是对过去40年拔牙后种植体植入的发展历程以及当今推荐的临床方法进行历史性概述。该综述仅限于美学区的单颗牙拔除，因为这是当今种植治疗常见的指征[21-22]，并且大多数拔牙后种植体植入的临床研究都与种植治疗的这一临床指征相关[11-12]。本章的结构是基于ITI共识研讨会的评述论文所定义的种植时机。

拔牙后位点不同种植体植入方案的发展

即刻种植先锋阶段：1975—1989年

德国图宾根大学的Wilfried Schulte教授于1978年发表了第一份关于即刻种植的报告[23]。Schulte教授介绍了所谓的Tübinger即刻种植体，这是一种由氧化铝（Al$_2$O$_3$）制成的陶瓷种植体。20世纪80年代，这种手术方法在德国相当流行，但它在种植牙大会上引发了关于哪种种植体材料（钛或氧化铝）应该成为牙种植体首选材料的激烈辩论。这一讨论在20世纪90年代初戛然而止，当时陶瓷种植体制造商转而使用钛合金[24]。作者报告说，种植体断裂频率的增加是转换的主要原因。由于转变，即刻种植技术在德国失去了很大的动力。此外，由于该研究发表在德国期刊上，该技术当时在德国以外并不为人所知。

在20世纪80年代后期，基于一些临床前动物研究，引入了利用生物惰性屏障膜的GBR的概念[25-27]。据报道，这种新的手术技术可以在各种临床情况下再生种植体周骨缺损的骨。第一份病例报告发表于1990年左右。随着GBR技术的日益普及，屏障膜在日常实践中的使用更加频繁，即刻种植成为主要适应证之一。

即刻种植的试错阶段：1990—2003年

在20世纪90年代，一些病例报告和临床研究报告了使用引导骨再生（GBR）进行即刻种植体植入的外科技术[28-31]。在大多数研究中，使用了膨体聚四氟乙烯（ePTFE）膜，并且膜的暴露被经常报道。此外，大多数论文报道了骨充填材料在种植体周骨缺损中的应用，包括自体骨移植材料和同种异体骨移植材料。在20世纪90年代末和21世纪初，主要是受希望降低因ePTFE膜暴露引起的并发症率以及减少摘除膜的二次外科手术的愿望所驱使，人们从生物惰性ePTFE膜逐渐转向可吸收膜[32-36]。这些膜主要由胶原组成。

20世纪90年代末，最早关于该主题的文献综述发表了[37-38]。两篇论文都指出，大多数出版物要么是病例报告，要么是短期随访的临床研究。

种植时机选择的术语定义：2003年

2003年，在瑞士格施塔德举行的第三次国际口腔种植学会（ITI）共识研讨会期间，Chen等[10]撰写了关于该主题的第一篇系统性评述。该评述只接受纳入不少于10位患者和不少于12个月随访的临床研究。31项临床研究符合这些要求。作者得出结论，即刻种植和延迟即刻种植似乎是可预期的治疗方式，其留存率与种植体植入已愈合的牙槽嵴中相当。然而，缺乏关于美学结果的数据。此外，作者指出，针对拔牙位点种植体植入时机提出了多种分类[37-39]。所使用的各种术语（即刻、延迟–即刻、延迟、近期、早期、成熟、延期等）缺乏标准化，并且难以比较文献中可用的数据。在临床上，这导致在确定拔牙后种植体植入时机时出现一些混乱和不一致。作者们清楚地看到了用统一的方式合并拔牙窝愈合时间和事件来进行分类的需求。

本次ITI共识研讨会产生了一个包含4个类别（1型～4型）的新分类[12]。这个分类在之后的"国际口腔种植学会（ITI）口腔种植临床指南"第三卷（图6-1）中进行了修改，由Chen和Buser[40]添加了描述性术语，变得更加清晰。今天，拔牙后即刻、早期和延期种植的

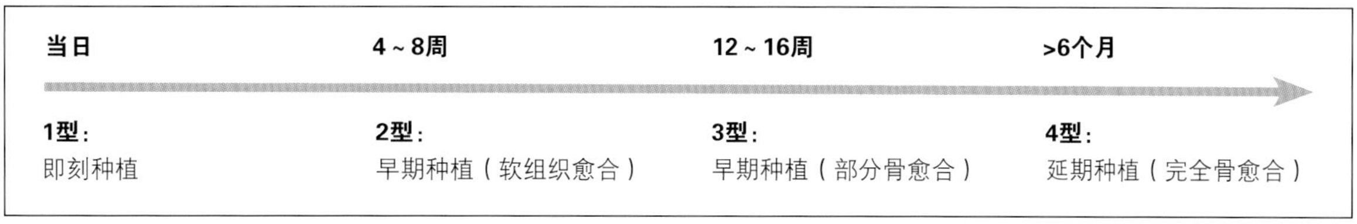

当日	4～8周	12～16周	>6个月
1型： 即刻种植	**2型：** 早期种植（软组织愈合）	**3型：** 早期种植（部分骨愈合）	**4型：** 延期种植（完全骨愈合）

图6-1 依据ITI标准的拔牙后种植体植入的治疗选择[16,40]。

术语已被广泛采用[13-15]，这些是本书中使用的术语。

美学并发症的文献记录，风险因素的定义：2008年

在接下来的几年里，直到2008年，临床研究的数量显著增加，正如Chen和Buser[11]在第二次系统性述评中所分析的那样。2008年，在德国斯图加特举行的第四次ITI共识研讨会的文献检索中，有91项研究符合不少于10颗种植体和不少于12个月随访的纳入标准。作者得出结论，对拔牙位点进行骨增量手术对于种植体周骨缺损的再生是有效的。大多数研究报告的留存率超过95%。

这些研究还报告了有关美学效果的详细结果，这也得到了粉色美学评分（PES）和白色美学评分（WES）等美学指标的发展的支持[41-42]。唇侧黏膜边缘的退缩是几项即刻种植研究中最常观察到的结果[43-49]。这些研究报告称，唇侧中央黏膜退缩超过1mm的风险为20%～30%。然而，应该注意的是，这些研究没有使用任何即刻种植体植入的纳入标准，例如拔牙位点的硬组织和软组织特征。换句话说，即刻种植体的植入与局部解剖结构无关。然而，根据这些报告美学并发症的研究，作者能够确定黏膜退缩的风险因素，包括薄龈表

型、种植体唇侧错位以及拔牙时唇侧骨壁薄或受损。相比之下，关于早期种植的第一项研究报告了黏膜退缩的风险较低[50-52]。

不同种植方案选择标准的定义：2013年

2013年，于瑞士伯尔尼举行的第五次ITI共识研讨会上，Chen和Buser[12]提供了更新的系统性评述。该系统性评述显示研究设计存在相当大的异质性。分析再次证实，与早期种植相比，即刻种植与美学结果更大的可变性和更频繁出现的唇侧中央>1mm的黏膜退缩相关。然而，值得注意的是，2008年之后发表的大多数研究都使用了明确的选择标准，仅仅包含具有完整唇侧骨壁和中厚至厚牙龈表型的位点，以最大限度地降低唇侧中央黏膜退缩的风险。黏膜退缩问题也被文献报道，第一篇放射学研究使用三维锥形束计算机体层扫描（CBCT）成像检查即刻种植中是否存在唇侧骨壁。第一项CBCT研究显示，CBCT图像中唇侧骨壁丧失的数值惊人得高（即24%～57%）[53-56]。未检测到CBCT成像中唇侧骨壁的位点与更多的黏膜退缩相关。

在这一时期，对于美学区拔牙窝以及拔牙后牙槽嵴改变的局部解剖学的了解有所增加。

这些研究还使用了CBCT成像，结果显示，在具有薄骨壁表型（即厚度<1mm）的上

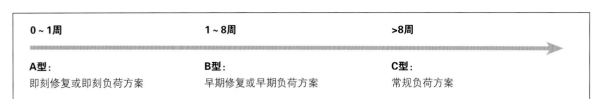

0～1周	1～8周	>8周
A型：	**B型：**	**C型：**
即刻修复或即刻负荷方案	早期修复或早期负荷方案	常规负荷方案

图6-2 通过不同ITI共识研讨会定义的负荷方案[62-64]。

颌前牙拔牙位点，唇侧中央垂直向骨丧失更严重[9]。正如Araújo和Lindhe[8]在具有里程碑意义的关于比格犬下颌前磨牙位点的论文中所知，薄骨壁表型的垂直向骨丧失中位数为7.5mm，并且要严重得多。许多CBCT研究说明，薄的或严重的唇侧骨壁主要存在于上颌前部拔牙位点，平均值为0.5～0.6mm[57-60]。一项研究表明，厚骨壁表型更多出现在第一前磨牙位点（约28%），出现频率明显高于中切牙位点的不到5%[57]。

凭借从这些CBCT研究中获得的知识，ITI共识研讨会就何时使用每种治疗方案制订了明确的建议[18]。这些建议也构成了最近一篇关于拔牙后种植体植入的临床评述论文的基础[61]。

结合种植体植入时机和负荷方案的新分类系统：2018年

在2003年、2008年和2013年的3场ITI共识研讨会中，ITI根据种植体植入之后至临时或最终修复体戴牙前的愈合期时间定义了种植体负荷方案[62-64]。基于这些会议，今天常规使用以下负荷方案：即刻、早期或常规（图6-2）。

值得注意的是，种植体植入时机和负荷方案是相互独立制订的，尽管种植体植入时机和负荷的临床步骤密切相关。因此，对于2018年

在荷兰阿姆斯特丹举行的第六次ITI共识研讨会，Gallucci等[19]准备了一项系统性回顾，以确定针对牙列缺损患者种植体植入和负荷方案的各种组合方案的文献支持。共有69项研究符合纳入标准，并被纳入系统性评述中。

由于系统性评述确定的研究报告的局限性，将早期种植方案（即2型和3型）作为一个亚组进行分析，并与3种负荷方案分别结合。这产生了9种种植体植入和负荷方案的组合，并且按照之前报告内的形式对每种组合进行了分析和分类[65]：

- 获得科学和临床的证实（SCV）。
- 获得临床文献的证实（CD）。
- 临床文献的证据不充分（CID）。

分析结果如表6-1所示。

该表清楚地表明，常规负荷方案（C类）在该分析中产生了最好的文献，因为它与3种种植体植入方案相关的均被评为SCV。同样的评级也适用于4B型组合。对3种组合进行了CD评级，包括即刻种植即刻修复或即刻种植早期负荷方案。临床研究未记录即刻修复（2/3A型）或早期负荷（2/3B型）的早期种植，因为所有早期种植的相关长期研究均采用常规负荷方案[50-51,66-67]。

表6-1 种植和负荷方案的组合及其在文献中的科学验证[65]

	即刻修复或即刻负荷方案（A型）	早期修复或早期负荷方案（B型）	常规负荷方案（C型）
即刻种植（1型）	1A型：CD	1B型：CD	1C型：SCV
早期种植（2型和3型）	2/3A型：CID	2/3B型：CID	2/3C型：SCV
延期种植（4型）	4A型：CD	4B型：SCV	4V型*：SCV

*译者按：此处应为"4C"。

框6-1 种植治疗的当前目标

- 种植治疗的主要目标
  - 以美学和功能的角度来看成功的结果
  - 种植体周硬组织和软组织的长期稳定性
  - 愈合期与行使功能期间低并发症风险
- 种植体植入的次要目标
  - 最小的手术干预减小损伤
  - 尽可能少的疼痛和发病率
  - 较短的愈合期和整体治疗周期
  - 具有良好成本效益的治疗

拔牙后不同种植体植入时机的建议

如前所述，美学区单颗牙拔除后植入种植体是种植治疗的常见指征[22]，临床医生可以从不同的治疗方案中进行选择。现今所有选项都在日常实践中例行使用，但范围和频率不同。尽管治疗选择取决于患者风险状况的临床和放射线术前评估，但它也受到临床医生因素的影响，例如个人偏好和导师的影响。此外，临床医生的技能水平和手术经验也是重要因素，因为根据ITI的SAC分类（简单、复杂和高度复杂），不同的治疗方案具有不同的难度[68]。

种植治疗的目标通常可分为主要目标和次要目标（框6-1）。美学区种植体治疗的主要目标是从美学、功能和发音的角度获得具有高度可预期性的成功的治疗结果。此外，成功的结果应该以较低的并发症风险来实现。必须从长期的角度（即≥10年）来看待美学效果，因为唇侧硬组织和软组织的稳定性最为重要。临床研究表明，在种植治疗后数年内可以观察到组织改变[69-70]。

次要目标包括最大限度地减少手术干预的次数，特别是翻瓣手术，尽可能减少患者的疼痛和发病率，缩短总体愈合和治疗周期，以及良好的成本效益。

在新千年里，人们主要努力改善了次要目标的这些方面，因为它们使种植治疗对患者更具吸引力。然而，这些次要目标不应影响美学效果或增加并发症发生率而危及主要目标。

为了选择最合适的治疗方案，必须在拔牙前进行详细的临床和影像学检查。拔牙是整个治疗计划中不可或缺的一部分，只要有可能，应将其视为治疗的第一步。除了系统性和口腔风险因素以及吸烟等习惯外，局部解剖结构对于治疗方案的选择最为重要。因此，三维CBCT被认为是确定4种治疗方案中哪一种最

框6-2 使用CBCT常规分析美学区单颗拔牙位点解剖结构

- 唇侧骨壁厚度、高度和完整性
- 腭侧骨壁厚度、高度和完整性
- 拔牙窝近远中牙槽嵴宽度，自邻牙釉牙骨质界（CEJ）根方3mm处测量
- 牙槽嵴高度和倾斜度
- 邻牙牙槽骨高度
- 鼻腭管位置和范围
- 牙根腭侧根方可用骨量
- 拔牙后单颗牙间隙近远中距离

适合该病例的护理标准。CBCT成像用于评估局部解剖结构，其中包括若干解剖结构（框6-2）。

应该注意的是，各种CBCT机器之间的图像质量存在重大差异。此外，应选择小体积（如4cm×4cm）和高速图像采集，以限制患者，尤其是年轻患者的辐射暴露。

在2013年ITI共识研讨会上，ITI明确指出种植体应在拔牙后早期阶段植入，可即刻种植或早期种植。最好避免6个月或更长时间的拔牙后愈合期，因为延期种植对患者根本没有吸引力[18]。此外，存在牙槽嵴显著改变甚至局部牙槽嵴萎缩的风险。因此，只有在有患者特异性和位点特异性的原因需要选择这种方法时，才应使用延期种植。在这种情况下，如果种植体植入需要长时间推迟，则应考虑用于牙槽嵴保留的牙槽骨移植手术。

即刻种植适应证

即刻种植可用于理想的解剖和临床条件（表6-2）。最重要的要求是唇侧骨壁完整且具有厚骨壁表型（>1mm），以避免拔牙后由于束状骨吸收而导致严重的垂直向骨吸收[9]。此外，厚龈表型是有利的，因为薄龈表型已在各种临床研究中被认为是黏膜退缩发展的重要风险因素[11]。图6-3显示的是具有理想解剖条件的典型病例。当这两种条件都存在时，唇侧黏膜退缩的风险较低，并且种植修复体颈部软组织轮廓唇腭向为压平状。此外，拔牙位点应该没有急性感染，并且拔牙牙根的腭侧根方骨量充足，以允许种植体放置在正确的三维位置，具有良好的初始稳定性。应当注意的是，这些情况，尤其是厚骨壁表型，在上颌前牙区很少遇见[57-60]。

Braut等[57]研究分析了上颌前牙不同牙位的唇侧骨壁厚度。在中切牙位点，只有4.6%具有厚骨壁表型（>1mm），而这种有利条件存在于27.5%的第一前磨牙位点。此外，上颌前牙区的唇侧软组织厚度通常较薄[71]，并且大多数上颌前牙应该具有较薄的软组织表型。除了这些因素之外，唇侧骨壁通常不完整，已被与牙根纵折或牙髓病并发症相关的病理过程损坏。在最近一项对34颗相继拔除的上颌中切牙的研究中，18个位点（52%）显示出唇侧骨壁为裂

表6-2　不同种植外科程序的选择标准与细节

	即刻种植间隙植骨	早期种植轮廓增量	延期种植拔牙窝植骨
选择标准	厚骨壁表型，骨壁完整 厚软组织表型 无急性感染	薄或损伤的唇侧骨壁 在正确的三维位置上骨量充足，允许获得良好的初始稳定性 至少为二壁型骨缺损以获得充足的骨量	无法进行即刻种植或早期种植 强烈推荐拔牙窝植骨 最少6个月愈合期
外科细节	不翻瓣手术与CAIS 种植体植入同期间隙内植骨 种植体初始稳定性好的位点可以即刻修复	翻瓣手术 种植体植入同期使用引导骨再生（GBR）进行轮廓增量 初期创口关闭	翻瓣或不翻瓣种植体植入 同期进行或不进行GBR
SAC分类	高度复杂	复杂	复杂

CAIS，计算机辅助种植外科

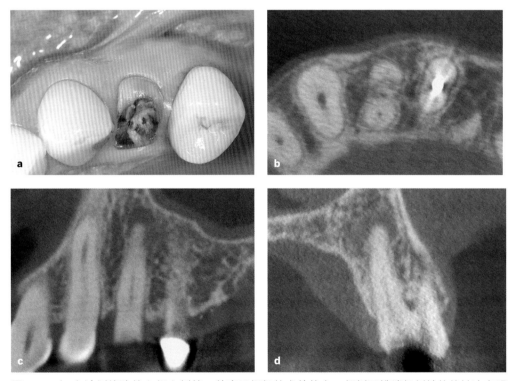

图6-3　（a）计划拔除的上颌左侧第一前磨牙根部的术前状态。颊侧牙槽嵴解剖结构的触诊表明颊侧骨壁完整。进行CBCT扫描以检查局部骨骼解剖结构。（b）CEJ根方约3mm的水平向截面显示厚的颊侧骨壁以及前磨牙根部近远中牙槽嵴宽度>7mm。（c）全景截面显示根尖有病变，两颗邻牙的牙槽骨高度极佳。（d）颊舌向截面切片证实了厚骨壁表型，因为骨壁测量值超过1mm。

开式或开窗式骨缺损[72]。牙槽嵴的局部损伤可能很严重，如Cooper等[73]的一项研究所述，他们报告说，在计划进行即刻单颗牙种植的73位患者中，有15位患者（21%的位点）由于拔牙位点的严重骨丧失而无法接受计划的治疗。

为了优化先前描述的次要目标，应在具有理想解剖条件的位点进行即刻种植，而无需翻瓣。不翻瓣种植体植入为患者提供了尽可能低的发病率，并可能减少术后就诊次数。在大多数病例，患者接受即刻固定的临时修复体，并且术后没有肿胀和轻微疼痛。因此，它是迄今为止对患者最具吸引力的治疗选择。

虽然这似乎是一个简单的外科手术，但不翻瓣将种植体植入新鲜拔牙窝中被认为是复杂的[68]。这需要有才华和经验的技术熟练的种植外科医生。由于手术过程中视觉通路受阻，在腭侧骨结构的倾斜解剖结构中预备种植窝很困难。如果预备过程中使用不正确的轴向，还存在未被注意到的唇侧骨根方穿孔的风险。建议使用计算机辅助种植外科（CAIS）在外科导板引导下手术。必须不惜一切代价避免种植体的唇向移位，因为这是即刻种植体植入时常见的错误，并且是黏膜退缩的风险因素[47]。

即刻种植体植入的详细信息在第7章中介绍，包括选择标准、逐步外科程序、即刻修复、最终修复和长期结果。

早期种植软组织愈合指征

早期种植软组织愈合（2型）的概念是在20世纪90年代后期提出的，并在2008年Buser等[74]的一篇方法学论文中进行了描述。这是作者在唇侧骨壁薄的拔牙后位点首选的治疗方法（<1mm）或损坏（图6-4和图6-5）。它还需要在腭侧根方区域有足够的骨量和超过6mm的

牙槽嵴厚度，以允许在种植手术时在唇侧出现二壁骨缺损形态。否则，必须延长拔牙后的愈合期并考虑3型或4型种植。

使用微创拔牙技术小心地拔牙，无需翻瓣。根据拔出的牙齿大小，对拔牙窝进行清创并使其愈合4~8周。在此愈合期间，发生了一些对临床医生和患者都有利的生物学事件，因为它们简化了手术程序并降低了术后并发症的风险：

- 软组织会自发愈合，在未来的种植位点提供3~5mm的额外角化黏膜。
- 束状骨会吸收，这主要影响初期创口愈合阶段拔牙窝的唇侧中部。这一阶段以高破骨细胞活性为主，吸收束状骨，勾勒出拔牙窝[8]。
- 在软组织愈合过程中，软组织会自发变厚[75]。
- 拔牙部位的急性或慢性感染或瘘管将会消退，从而降低种植位点的细菌感染风险。
- 在拔牙窝的根方，将形成新骨。与新鲜拔牙窝相比，种植手术期间种植窝预备工作更容易，并可提供足够的初始稳定性。

早期种植是在拔牙后4~8周使用翻瓣手术进行的，因为它必须使用GBR同期轮廓增量。目标是在骨愈合阶段完成时产生厚而完整的唇侧骨壁。外科医生在手术过程中实现了骨增量，而骨再生则是在愈合过程中通过患者的自然愈合和再生潜力实现的。对于轮廓增量，作者团队显然更喜欢使用双层复合移植物。在暴露的种植体表面，局部采集的自体骨屑用作第一层，而第二层由低替代率的牛骨替代物组成[74]。采用双层技术应用胶原膜后，无张力初期创口关闭对于保护骨移植物和生物材料很重要。

根据SAC分类，早期种植被视为复杂类程

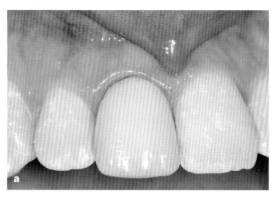

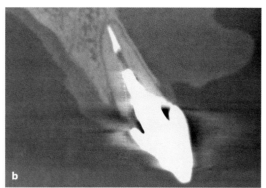

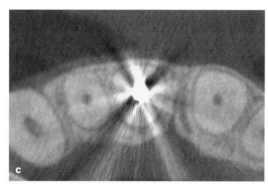

图6-4 （a）上颌右侧中切牙术前的状况，存在金属烤瓷冠，由于深部的继发龋和进行性的固位丧失需要拔除。（b）唇舌向切面显示唇面为薄骨壁表型，测量骨壁仅0.4mm。腭侧根方有充足的骨壁可以获得良好的种植体初始稳定性。（c）大约位于邻牙CEJ根方3mm处的水平向截图显示计划拔除的牙齿两侧均有大于6mm的良好的牙槽嵴厚度。

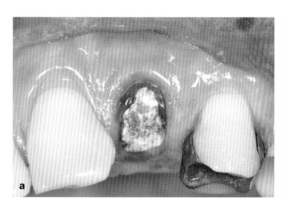

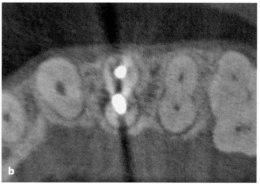

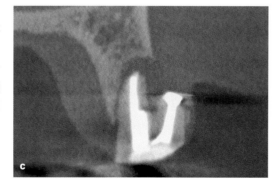

图6-5 （a）上颌左侧第一前磨牙的临床状态，为残根。牙槽嵴唇侧显示未来单颗牙缺隙存在良好的牙槽嵴宽度。（b）邻牙CEJ根方3mm的水平向截图显示薄颊侧骨壁和边缘牙槽嵴宽度，近中小于6mm。（c）颊舌向截面显示牙槽嵴薄的颊侧骨壁和由先前的根尖手术和根尖倒充填骨引起的大范围骨缺损。

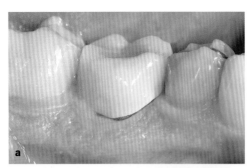

图6-6 病例1 （a）55岁患者，由于近期炎症和下颌右侧第一磨牙的症状被转诊来到诊所。（b）CBCT显示大的根间骨缺损。决定拔除磨牙并使用低替代率的骨充填材料进行拔牙窝植骨，以使得4个月后进行不翻瓣种植体植入。→

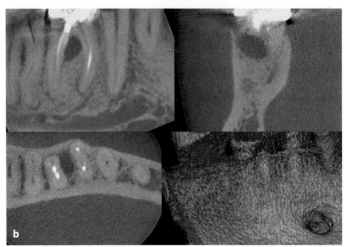

序[68]。翻瓣程序为术中种植体位置和骨增量程序提供更好的视野控制。然而，也增加了由于术后术区软组织肿胀导致的不适和疼痛。外科理念的全部细节将呈现于第8章。

早期种植部分骨愈合指征

美学区拔牙后很少用12 ~ 16个月愈合的方法。主要的指征是有大范围根尖骨缺损的患者，种植体无法通过即刻种植（1型）或者早期种植（2型）植入正确的三维位置并获得初始稳定性。这些条件，在上颌前牙部少见，需要稍加延长拔牙窝的愈合周期以获得更多的根尖区新骨形成。

近来，早期种植体植入部分骨愈合位点（3型）被作者越来越多运用于后牙位点拔牙后的情况，例如下颌第一磨牙。

后牙位点牙拔除后，拔牙窝植骨4个月之后植入种植体的方法对于患者来说是具有吸引力的，因为种植体植入的时候通常无需植骨，并可以使用CAIS进行不翻瓣种植。与翻瓣种

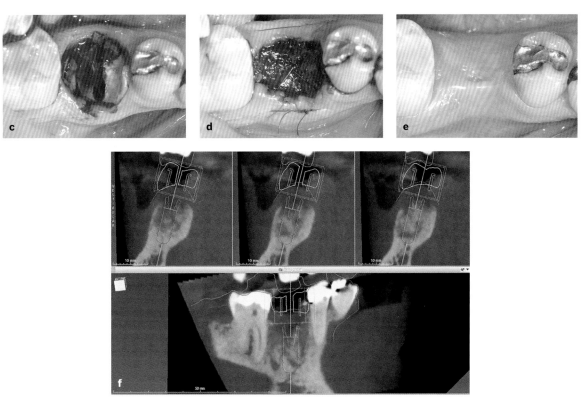

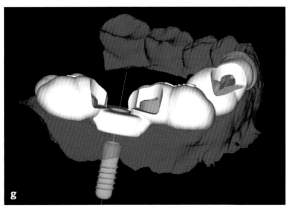

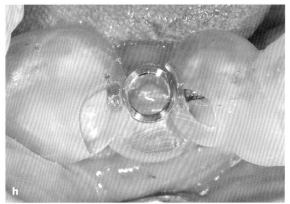

图6-6 病例1（续） （c）磨牙的拔除采用微创技术，使用水平向截冠，然后在颊舌向进行垂直向牙根分离。（d）拔除两个牙根碎片，冲洗拔牙窝并清创。然后，用牛骨填充剂［去蛋白牛骨矿物质（DBBM）］填充拔牙窝。（e）4个月之后的临床状态。牙槽嵴愈合得很好。牙槽嵴骨量和角化黏膜范围似乎适合使用数字化技术进行不翻瓣种植手术。（f）CBCT显示使用外科导板进行静态CAIS（sCAIS）的规划。（g）该软件程序允许通过三维（3D）打印生产带套管的外科导板。（h）手术前外科导板的临床试戴。导板非常适合。　→

植同期GBR相比，这显然提供了一种创伤更小且成本效益更高的手术方法。图6-6展示了一个典型病例。3型种植对患有多种疾病的老年患者特别有吸引力，包括抗凝药物等系统性风险因素[76]。

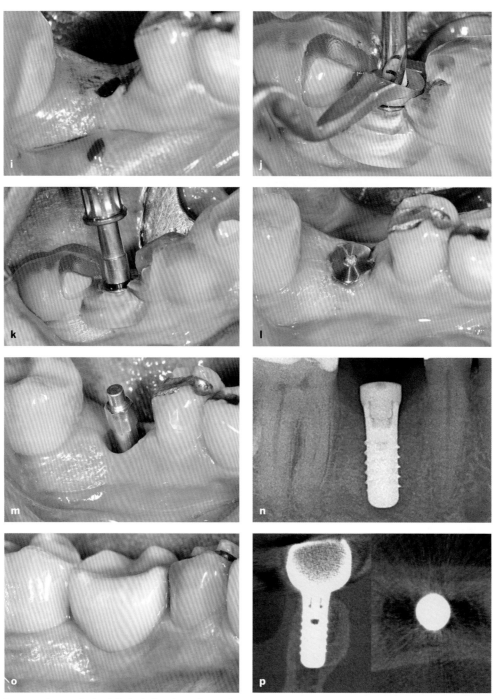

图6-6 病例1（续） （i）手术由黏膜环切开始。环切保留颊面最少3mm角化黏膜带。（j）种植床预备由sCAIS方案完成。在不同钻针预备步骤中，使用冷却的生理盐水进行大量冲洗避免骨床过热。（k）选定的宽的体部种植体（混合设计软组织水平种植体）通过外科导板的套筒植入。微粗糙和光滑表面的交界位于骨嵴下方约2mm处。（l）安放一个3mm的愈合帽以允许非潜入式、穿龈愈合。计划愈合期为4周。（m）4周时的临床状态。种植体周软组织愈合良好，角化龈充足。种植体稳定性系数值为80。（n）根尖放射线片显示宽体种植体骨结合良好。（o）2年随访检查时的临床状态。种植体周黏膜健康，角化黏膜带超过2mm。（p）2年检查时的CBCT显示定位良好的种植体周颊舌骨壁完好无损。这种混合设计没有种植体周骨丧失的迹象。（修复由Ramona Buser医生完成）

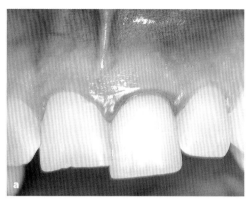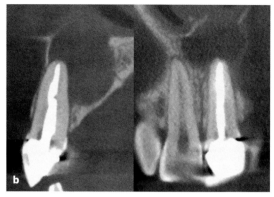

图6-7 病例2 （a）32岁女性患者，因左侧上颌骨亚急性疼痛就诊，上颌左侧中切牙伸长，松动并扣诊疼痛。（b）CBCT显示中切牙根尖大的囊性病变。鼻底被吸收。X线片显示最有可能是一个大的根尖囊肿。

➡️

延期种植体植入指征

从患者的角度来看，这是最没有吸引力的治疗选择，需要在美学区拔牙后6个月或更长时间的愈合期。然而，延期种植有适应证，可分为患者特异性和位点特异性原因。患者特异性原因通常包括怀孕、青少年因外伤致失牙因年龄过小而无法种植，以及因个人或工作相关原因无法种植。位点特异性的原因包括大范围根尖周骨病变，例如根尖囊肿或牙根粘连，骨量不足以在即刻种植或早期种植期间稳定种植体（图6-7a和b）。

在所有这些延期种植的指征中，ITI强烈建议在拔牙后进行拔牙窝植骨作为牙槽嵴保存程序[18]。有充分的证据表明，用于牙槽嵴保存的拔牙窝植骨可有效显著减少拔牙后骨改变和牙槽嵴萎缩的程度[15,77-79]。然而，必须注意的是，使用低替代率骨充填材料进行拔牙窝植骨，例如临床前和临床研究表明，去蛋白牛骨矿物质（DBBM）在愈合的最初几周内不能阻止束状骨吸收，这会导致唇面牙槽嵴区域发生一定程度的骨吸收[80-81]。拔牙窝植骨是用于避免以后使用块状骨移植结合GBR进行分阶段牙槽嵴增量程序。虽然这种手术技术有据可依，并提供出色且可预测的再生结果和良好的长期结果[82-83]，但该技术的手术要求很高，患者的发病率增加，治疗时间长，并且需要两次翻瓣手术。当拔牙后进行拔牙窝植骨时，可以避免这种分阶段的牙槽嵴增量术。然而，在美学区植入种植体时，通常需要同时进行GBR手术，以补偿仍然发生的牙槽骨吸收[80-81]。GBR的另一种可行替代方法是在种植体完全植入骨下的情况下使用结缔组织移植物来补偿牙槽骨吸收[84]。

图6-7展示了一个典型的病例，描述了具有长期随访的延期种植体植入。

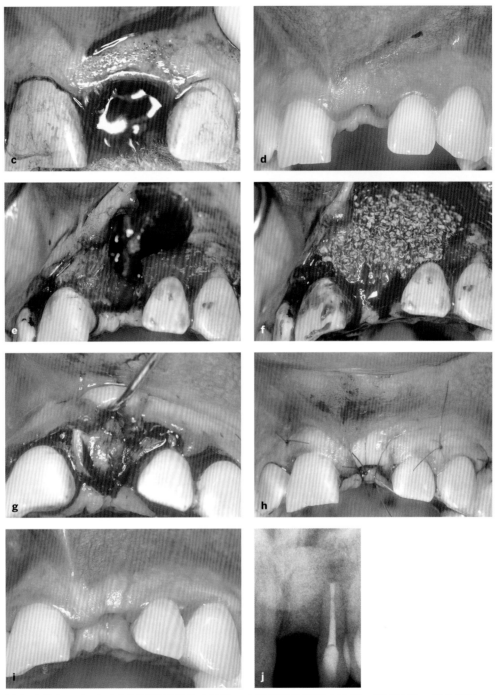

图6-7 病例2（续） （c）中切牙拔除后的临床情况。大量囊液从囊肿中流出，彻底冲洗。创口通过二期愈合。（d）4周后拔牙窝痊愈，患者无症状。可通过外科囊肿切除术摘除囊肿同期进行侧切牙根尖切除术。（e）术中显示囊肿切除术后的大骨缺损。在4周的愈合过程中，之前拔牙窝的薄的唇侧骨壁已被吸收。然而，邻牙牙槽嵴厚度非常好，大约为7mm。（f）在上颌左侧中切区域，使用自体骨屑和DBBM颗粒（Bio-Oss，Geistlich）进行牙槽嵴增量程序，以增加牙槽嵴骨量，以便延期种植体植入。囊性骨缺损的根方部分填充有胶原纤维。（g）骨增量材料覆盖有非交联胶原膜（Bio-Gide，Geistlich）。（h）手术完成时使用褥式缝合和间断缝合进行无张力初期创口关闭。（i）6个月之后的临床状态。该位点创口愈合无并发症。单颗牙间隙现在已准备好进行延期种植体植入。（j）根尖放射线片显示已完成牙槽嵴增量的局部区域。中切牙区域仍然可以识别不透射的骨充填材料（DBBM）。侧切牙的根尖周区域也显示出良好的骨愈合。

→

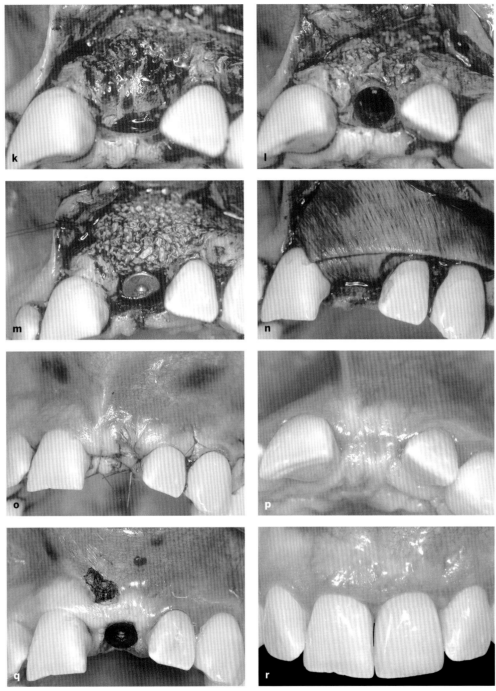

图6-7 病例2（续） （k）翻瓣后，殆面观证实中切牙位点牙槽嵴愈合良好。牙槽嵴骨量允许植入标准直径的骨水平种植体。（l）种植窝准备后的状态。唇侧骨壁完好无损，但只有1mm厚。决定使用DBBM颗粒同时进行轮廓增强，以将该位点的局部牙槽嵴解剖结构过增量。（m）植入骨水平种植体（Straumann）并同时使用Bio-Oss DBBM进行轮廓增量后的状态。对2mm愈合帽的边缘进行骨增量，在整个愈合期间将其留在原位。（n）骨增量区域覆盖有非交联胶原膜（Bio-Gide）。（o）手术以无张力初期创口关闭完成。（p）愈合8周后的临床状态。黏膜愈合无并发症，牙槽嵴体积极佳。（q）8周后，用小环切钻重新打开植入位点，并将2mm愈合帽更换为4.5mm愈合帽。此外，用CO_2激光系带修整。（r）全瓷冠修复后的临床状态。

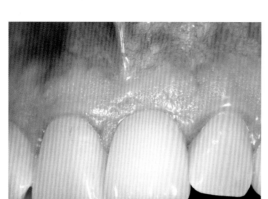
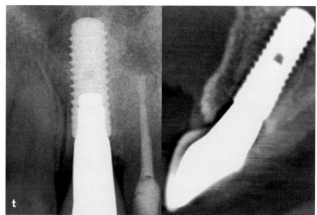

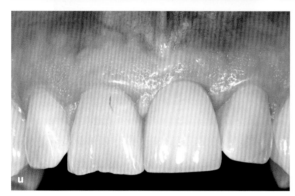
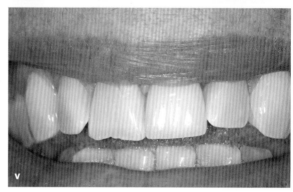

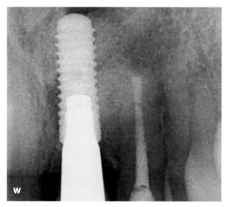

图6-7 病例2（续） （s）7年检查（2016年）的临床状态表明种植体周黏膜稳定。（t）7年时的放射线片检查显示稳定的骨嵴水平。CBCT显示厚而完整的唇侧骨壁。骨壁顶点位于种植体平台冠方向约3mm处。（u）10年检查（2020年）的临床状态表明具有稳定的种植体周黏膜的良好美学效果。患者有很好的家庭护理。（v）唇线显示出令人愉悦的美学效果，患者非常满意。超过30年的长期稳定的预后非常好。（w）根尖片显示稳定的骨嵴水平。平台转移的骨水平种植体在使用10年后完全没有骨质流失。（修复由Julia Wittneben医生完成）

结论

如今，临床医生可以从4种不同的治疗方案中选择拔牙后种植方案。在上颌前部，美学效果和长期的美学稳定性至关重要。这是针对这些适应证的种植治疗最重要的目标，其次是适当的功能和发音。

基于对拔牙后位点的组织生物学更好地了解，目前已经制订了明确定义的选择标准。它们帮助临床医生为每位患者选择最合适的治疗方案。今天，假设遵循选择标准，可以推荐全部4种治疗方案，但4种方案的使用频率不同。表6-2总结了每种方案的建议和典型特征。

即刻种植（1型）是具有理想解剖条件位点的治疗选择，例如唇侧骨壁完整并具有厚骨壁表型（>1mm）和厚龈表型。根据这些严格的选择标准，这仅占美学区单颗牙拔除的5%～10%。对于这些患者，这种方法包括不翻瓣手术，并且最具吸引力，因为它的发病率低，且可以在拔牙当日即刻戴入临时冠。然而，根据SAC分类，这被认为是一项高度复杂的手术，因此只能由技术娴熟、受过良好培训且经验丰富的种植外科医生执行。

软组愈合的早期种植（2型）用于薄或受损的唇侧骨壁位点，骨的局部解剖可以实现正确的三维种植体位置、二壁型骨缺损并可以提供种植体植入后良好的初始稳定性。由于这些临床情况经常出现在上颌前牙区的拔牙部位，因此我们团队最常使用2型种植（>80%）。这种方法提供了良好的再生和美学效果，并具有高可预测性和低黏膜退缩风险。它需要在软组织愈合时进行翻瓣手术，以便使用GBR进行轮廓增量。

具有部分骨愈合的早期种植体植入（3型）很少用于美学区，并且仅用于根尖周区域有大范围骨损伤的位点。种植体植入同期轮廓增量与2型种植相同，但治疗周期稍长。3型方法越来越多地用于下颌前磨牙和磨牙部位。它可以进行拔牙窝植骨，并尽可能使用不翻瓣种植与计算机辅助种植外科（CAIS）。

延期种植（4型）仅在绝对必要时才使用，因为由于治疗周期长，这对患者来说是最没有吸引力的选择。为防止牙槽嵴明显萎缩，强烈建议使用低替代率的骨填充物进行拔牙窝植骨。

7

即刻种植及拔牙窝内骨移植
Immediate Implant Placement with Internal Grafting

Stephen T. Chen, MDSc, PhD | *Adam Hamilton, BDSc, DCD*

在2003年第三次国际口腔种植学会（ITI）共识研讨会上，即刻或1型种植被定义为拔牙后立即植入种植体，作为同一外科手术的一部分即刻种植的优点已经被充分描述，包括最大限度地利用潜在的骨容量，拔牙窝尚未开始吸收，以及减少治疗时间和手术次数，拔牙和种植体植入结合在同一个手术中[1-2]。这种治疗方法也有一些缺点。牙槽嵴的形态可能使种植体的正确定位和种植体的初始稳定性复杂化。在开放的拔牙窝入口处有软组织缺损，通常需要辅助手术来处理。此外，薄壁型的位点有软组织退缩的风险。在存在感染的情况下，即刻种植可能会增加术后感染和并发症的风险[1]。不过，有了恰当的病例选择和精确的治疗方法[3]，即刻种植是一种可预期的治疗选择[4]。

有两种手术方法进行即刻种植。第一种方法是在不翻瓣拔牙后立即将种植体植入在拔牙位点（图7-1a）。在对拔牙窝进行清创和移除根尖肉芽组织后，预备种植窝，种植体植入。如果拔牙窝唇侧骨壁完好，则进行拔牙窝内骨移植，即在种植体和拔牙窝唇侧骨壁之间的间隙放置骨代用品[5-6]（图7-1b）。越来越多的证据在定义明确的情况下支持这种方法[7]。如果拔牙窝唇侧骨板受损，则通过在毗邻唇侧骨板的窝内放置屏障膜，并用骨替代物植入骨缺损区来修复由此产生的裂隙[8]。然而，文献中关于在存在骨壁缺损的位点进行不翻瓣即刻种植的证据有限。

另一种方法是翻瓣拔牙并植入种植体（图7-2）。当预计拔牙困难时，或术前检查发现拔牙窝存在裂隙型骨缺损，在种植时需要骨移植时，通常选择这种技术（图7-3）。这项技术在文献中有很好的描述[9-10]。应该注意的

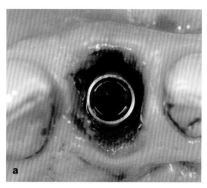 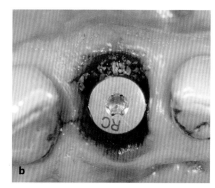

图7-1 （a）在上颌中切牙位点，不翻瓣拔牙后即刻种植。（b）拔牙窝唇侧骨壁是完整的，这使得骨代用品可以放置在种植体和唇侧骨壁之间内部的间隙中。

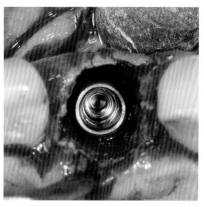 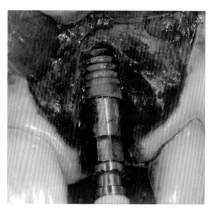

图7-2 在上颌中切牙位点，颊侧翻瓣以拔除牙齿。然后即刻植入种植体。

图7-3 翻瓣拔除上颌中切牙。注意拔牙窝颊侧骨的裂隙型缺损。

是，愈合结果，特别是与唇侧种植体周黏膜的稳定性相关，已被证明个体差异性很高[11]。

本章的重点是不翻瓣拔牙后即刻种植。这种方法以患者为中心，因为在坚持严格的纳入和排除标准的情况下，手术并发症发生率是极低的，结果是可预期的。

即刻种植的生物学基础

拔牙后，牙槽突很快就开始吸收。骨吸收在拔牙窝唇侧骨板的嵴顶区最为突出。由生理性创口愈合引起的尺寸变化是牙槽突唇侧轮廓的改变[12]。即刻植入种植体的牙槽嵴将经历同样的吸收过程，这可能会导致种植体的关键唇侧牙槽嵴顶区骨形成不足[13]。长期来看，这不仅会导致生物学并发症的风险，而且对软组织支持和美学效果也有重大影响。

因此，需要进行辅助手术以减轻牙槽骨吸收的后果。下面几节描述了需要考虑的因素。

图7-4 种植体唇侧出现黏膜退缩。这位患者为薄龈生物型。

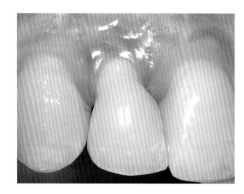

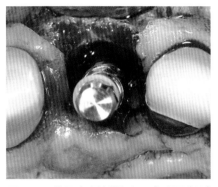

图7-5 拔牙窝唇侧骨壁厚度明显超过1mm。

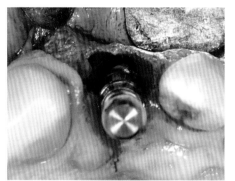

图7-6 本病例中唇侧骨壁很薄。

不翻瓣拔牙

不翻瓣拔牙的基本原理是通过维持骨膜血供来减少手术对拔牙窝唇侧骨壁的创伤。牙窝的骨壁从3个来源获得血供：牙周韧带、骨小梁和骨膜。不翻瓣拔牙后，切断了牙周韧带的血管。骨小梁间室和骨膜内的血管供应得以维持。然而，当外科翻瓣时，骨膜血供进一步受损，血管的唯一来源是骨小梁。有研究表明，不翻瓣拔牙比翻瓣拔牙骨吸收少[14]。因此，避免手术翻瓣能维持更多的血供。

厚龈生物型

在薄龈生物型的位点即刻植入种植体，与

牙龈较厚的位点相比，唇侧黏膜的退缩程度显著增加[15-16]。因此，薄的牙龈边缘应被视为退缩的风险，特别是在美学区域（图7-4）。

厚的拔牙窝唇侧骨壁

拔牙窝唇侧骨壁的厚度是影响愈合效果的关键因素。唇侧≥1mm的拔牙窝骨壁被认为是厚壁型（图7-5）。如果唇侧骨壁较薄（颊舌向厚度<1mm），几乎完全由特质化的皮质骨（束状骨）组成，缺乏骨小梁间室（图7-6）。研究表明，与厚骨壁型相比，薄骨壁有更显著的冠根向吸收[17-18]。

唇侧骨板完整的拔牙窝

已经证实，唇侧骨板受损的即刻种植位点有唇侧黏膜退缩的风险[19]。在本研究中，23例患者在拔牙窝唇侧骨板有裂隙的位点进行了即刻单颗牙种植（23颗）。所有位点均用自体骨或异种骨移植，并用可吸收的胶原膜保护。即刻戴入临时修复体，并在1年后测量退缩量。在唇侧有轻度裂隙的位点，8.3%的患者出现了唇侧正中>1.5mm的黏膜退缩。在中等大小裂缝的位点，42.8%的退缩>1.5mm。在大范围裂隙型骨缺损的位点，100%出现>1.5mm的退缩。因此，唇侧骨板先前存在的损伤是软组织退缩的一个重要风险因素，随着拔牙窝唇侧骨板裂隙型骨缺损的大小增加，风险也会增加。

还应注意的是，拔牙窝唇侧骨板完好的部位也可能存在不同程度的骨吸收。在最近的一项临床研究中，将不翻瓣拔牙时上颌中切牙和侧切牙唇侧骨板的情况与8周后再次手术时的情况进行了比较[20]。拔牙时拔牙窝唇侧骨板完好的16个位点中，9个位点（56%）出现裂隙性骨缺损。各部位唇侧骨板冠根向吸收量平均为（–0.5±0.34）mm。

用骨替代物进行边缘缺损骨移植

尽管在即刻植入的种植体周可自然成骨[21-22]，但可能存在边缘骨缺损，骨填充的程度是可变的。此外，当缺损未移植或自体骨移植时，唇侧骨板水平向吸收显著。然而，用去蛋白化牛骨矿物质（DBBM）移植边缘骨缺损，已被证明可以显著降低水平向骨吸收的程度[17,23]。从临床角度来看，减少骨水平向吸收以维持足够的软组织支持至关重要。临床研究使用CBCT扫描检查即刻种植位点唇侧骨壁，在CBCT图像上显示，唇侧黏膜的退缩与可见的唇侧骨壁缺失之间有显著的关系[24-25]。

拔牙窝唇侧骨壁的吸收可能导致骨移植物不能完全包含在完整的骨壁内。这可能导致骨移植物分散到软组织中，种植体周骨缺损缺乏骨形成[26-27]，种植体肩台部种植体表面暴露，唇侧正中黏膜萎缩。

支撑唇侧牙槽嵴上方牙龈

拔牙后，牙槽嵴上方牙龈失去了天然牙的支撑。这会导致软组织立即向拔牙窝方向塌陷。在美学区域，这可能导致唇侧中部黏膜的早期退缩。随着时间的推移，拔牙窝唇侧骨壁不可避免的冠根向吸收将导致软组织的进一步丧失支持和唇侧正中黏膜的持续退缩。在一项临床研究中，Kan等[16]证实，在1~4年的随访中，唇侧正中黏膜冠根向退缩翻了1倍。因此，在一开始就建立软组织支持并长期保持这种软组织支持是至关重要的。

在拔牙和种植体植入后，可以通过多种方式获得唇侧正中牙龈的初始支持。轮廓良好的临时修复体已被证明对唇侧牙龈提供支持是有效的[28]。临时修复体本身不能改变唇侧牙龈固有的水平向厚度，这是由预先存在的组织表型决定的[29]。在牙龈较薄的部位，放置在临时修复体或愈合基台与唇侧牙龈之间的结缔组织移植物可为软组织提供有效的支持[30-31]。另一种方法是在牙槽嵴上方软组织使用小颗粒骨移植物移植。移植物与血凝块结合，增加软组织的水平向厚度[32-33]。

在最近的一项系统性综述中，发现了13个高质量的前瞻性病例系列研究，报告了即刻种植体植入后唇侧正中黏膜的位置变化[7]。

在这13项研究中，确定了4个治疗变量：

使用或不使用骨移植物、不翻瓣手术入路、即刻临时修复体戴入和结缔组织移植。结果发现，3项研究（1）采用不翻瓣手术入路，（2）边缘缺损的拔牙窝内部移植，（3）临时修复体戴入并在临时修复体和边缘软组织之间放置结缔组织移植物，3项研究之间的唇侧黏膜退缩最少，变异性最小[6,34-35]。这表明需要多个辅助手术来为唇侧正中黏膜提供足够的支持，以实现可预期的软组织稳定。

即刻临时修复体

为了达到理想的美学效果，不翻瓣即刻种植的一个关键因素是使用构造良好和设计良好的即刻临时修复体进行软组织支撑。临时修复体可以是可摘义齿、固定的常规或粘接的局部义齿，或者种植体支持式临时修复体。

可拆卸的修复体通常是最具成本效益和最简单的解决方案。然而，由于在美学、发音和舒适度方面均不尽如人意，这往往是患者最不希望的选择。病例报告演示了在即刻种植后，可摘局部义齿如何支持软组织[36]。然而，由于黏膜支持难以控制，往往会导致周围软组织的过度受压，这也是生物学上最不可取的选择。

牙支持固定修复体可以通过卵圆形桥体组织面提供理想的软组织支持，细致的延伸到拔牙窝内以可预期的维持软组织结构[37]。如果邻牙计划进行固定修复，或者咬合良好，相邻牙齿有足够的牙釉质可供粘接修复体，可以提供这种方案（图7-7）。

固定的临时种植体也可以使用。然而，必须满足即刻种植的手术标准，将种植失败的风险降至最低。几项研究表明，与1C型标准圆柱形愈合基台方案相比，1A型方案的美学效果更好[38-39]。然而，最近的一项系统性综述

发现，尽管有临床文献记载，但与传统负荷方案相比，1A型种植体植入的研究结果的异质性有所增加[40]。因此，应采用严格的纳入和排除标准来优化病例选择的标准[3]。1A型即刻种植和即刻负荷方案的临床步骤将在本章后面介绍。

为了给软硬组织愈合提供理想的生物环境，必须仔细建立临时修复体穿龈轮廓，以实现以下目标：

- 通过复制拔除的牙齿的形状和轮廓，在原游离龈边缘和龈乳头的1~2mm处提供支撑。
- 提供拔牙窝入口的机械封闭，以防止移植物材料的移动，帮助稳定血凝块，并最大限度地减少唾液的进入。
- 在次关键轮廓区域（种植体上方1~2mm）提供空间，应用生物材料，以促进软组织的长入和增厚[41]。

过度轮廓的修复体将导致软组织变薄、血管功能受损，并可能导致未来的退缩。由于胶原纤维收缩，在没有边缘软组织支持的情况下，轮廓不足的修复体会导致软组织陷入拔牙窝内[42]。

在不存在即刻负荷适应证的情况下，或在即刻种植后不满足即刻负荷的手术标准，建议采用1C型方案。在这种情况下，个性化制作的愈合基台可用于提供与临时修复体相同的生物学目标[43-44]。

该技术应用在一个需要拔除上颌左侧中切牙的病例（图7-8a和b）。虽然目的是不翻瓣即刻种植和即刻负荷（1A型），但有必要制订备选方案，以防出现术中并发症，如唇侧骨板损伤，需要翻瓣，或缺乏足够的初始稳定性，无法即刻负荷（1A型）。

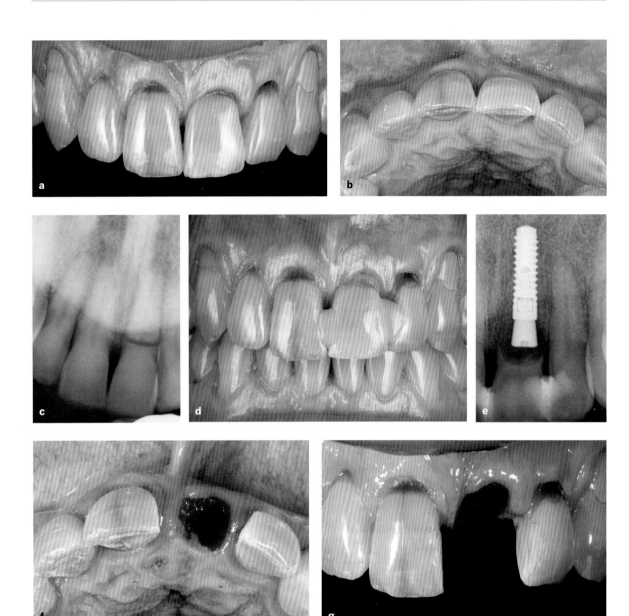

图7-7 （a和b）上颌左侧中切牙水平向根折的正面观和殆面观。需要拔牙和种植。（c）上颌左侧中切牙的根尖放射线片。根折位于牙槽嵴的顶端。（d）拔牙和即刻种植后3个月随访，将原天然牙冠作为粘接桥，以支撑唇侧软组织和近中龈乳头。（e）植入后3个月的根尖放射线片。（f）在去除连接的过渡义齿后，很明显，牙槽嵴的唇侧轮廓得到了维持。（g）拆除临时修复体后的正面观。原有的牙龈结构被保留，唇侧黏膜的边缘位置和近中龈乳头高度的变化极小。

本病例中使用的数字化工作流程允许预先构建定制的愈合基台，该基台可与可拆卸的临时修复体一起作为备份计划使用（图7-8c~g）。定制的愈合基台提供了理想的牙槽嵴上方龈组织支撑，并在即刻种植后对骨移植物进行控制（图7-8h~p）。虽然该技术可用于前牙位点，但在风险因素增加且即刻负荷对患者的益处并不大的后牙区域最有利。

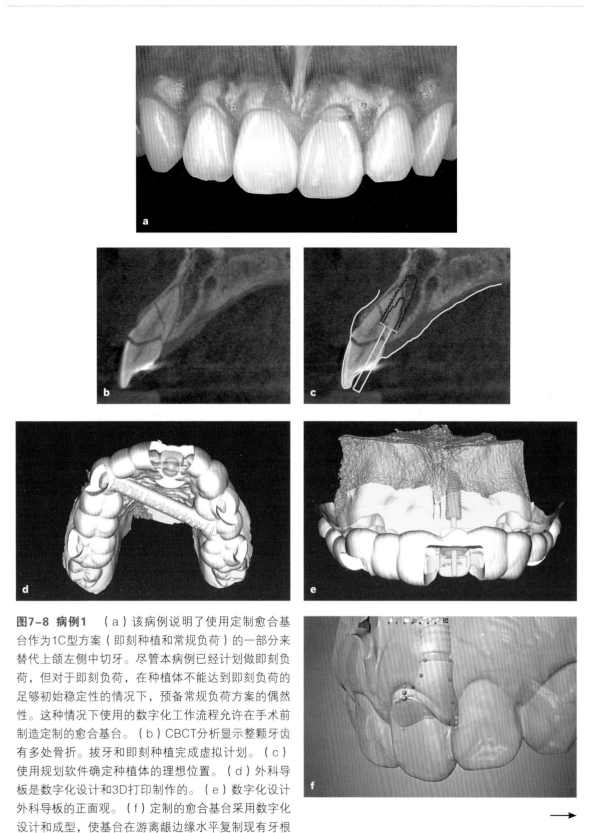

图7-8 病例1 （a）该病例说明了使用定制愈合基台作为1C型方案（即刻种植和常规负荷）的一部分来替代上颌左侧中切牙。尽管本病例已经计划做即刻负荷，但对于即刻负荷，在种植体不能达到即刻负荷的足够初始稳定性的情况下，预备常规负荷方案的偶然性。这种情况下使用的数字化工作流程允许在手术前制造定制的愈合基台。（b）CBCT分析显示整颗牙齿有多处骨折。拔牙和即刻种植完成虚拟计划。（c）使用规划软件确定种植体的理想位置。（d）外科导板是数字化设计和3D打印制作的。（e）数字化设计外科导板的正面观。（f）定制的愈合基台采用数字化设计和成型，使基台在游离龈边缘水平复制现有牙根的形状。

→

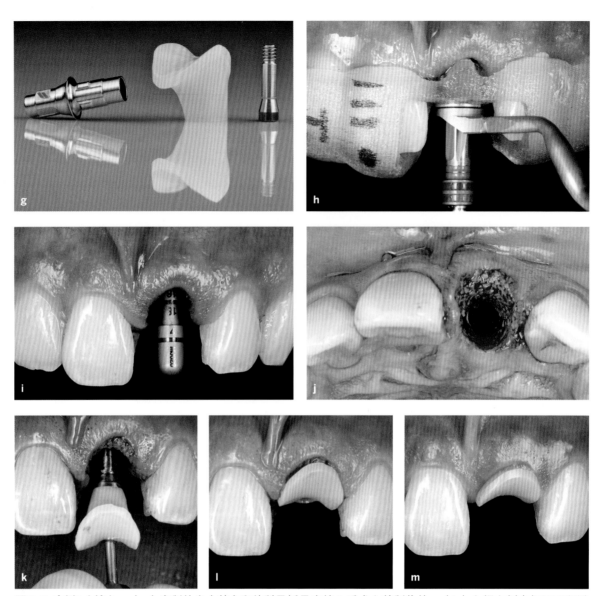

图7-8 病例1（续） （g）定制的愈合基台和外科导板是在植入手术之前制作的。（h）上颌左侧中切牙不翻瓣拔除后，引导下进行种植窝预备。在预备过程中，应注意确保导板不会因致密的腭侧骨壁向唇侧的推力而移动。（i）用深度测量尺评估预备完成的种植窝。（j）植入种植体，在唇侧间隙2mm处用同种异体冻干骨移植。获得了初始稳定性，然而，没有达到即刻负荷所需的足够的植入扭矩。因此，在这种情况下，我们选择了传统的负荷方案。（k）在愈合过程中戴入定制的愈合基台以提供软组织支持并包含移植物材料。（l）向患者发放了一个带有一颗桥体牙的透明真空成型导板，与愈合基台不接触，作为临时美学解决方案。（m）戴入定制的愈合基台后3个月随访。注意周围软组织得到良好的支撑。

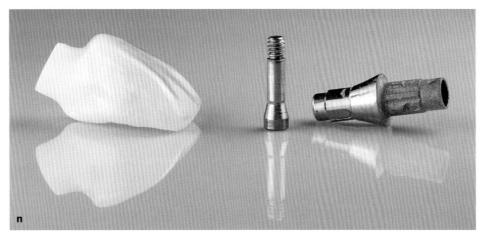

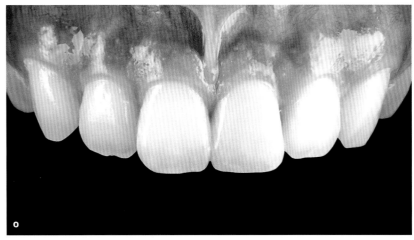
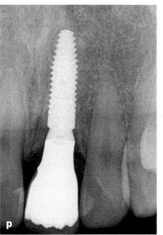

图7-8 病例1（续）　（n）种植体植入6个月后制作氧化锆最终修复体，粘接在钛基台上，螺钉固位。（o）种植体植入后2年的随访显示黏膜轮廓、牙间龈乳头和邻面骨高度得到了理想的保存。（p）2年后的放射线片。（由Simon Doliveux医生提供）

1A型病例选择标准

如前所述，正确的病例选择，坚持严格的纳入和排除标准是确保成功的功能和美学效果的关键。ITI将1A型归类为复杂的外科和修复程序，要求临床医生经过充分的培训，具有足够的经验和技能，能够进行预处理诊断程序，然后进行治疗。进行该手术还需要有明显

的以患者为中心的优势，例如满足患者的审美需求，避免使用可拆卸的修复体来替换缺失的上颌前牙。如果没有强烈的以患者为中心的优势，则应考虑早期种植体植入后早期或常规负荷等替代方法。

ITI在第五次和第六次共识研讨会上建议了以下纳入和排除标准[3,45]：
• 完整而厚的拔牙窝唇侧骨壁。临床上，应无

任何病理迹象表明唇侧骨壁有缺陷，如牙齿唇侧有深牙周袋和/或瘘管。在可行的情况下，应进行CBCT扫描以评估拔牙窝唇侧骨壁的状况。如前所述，拔牙窝唇侧骨壁的水平向厚度应至少为1mm。较厚的唇侧骨壁不太可能因拔牙而受损，也不太可能发生显著的冠根向吸收。

• 厚软组织表型。

• 拔牙位点没有急性感染。急性感染的位点应避免，因为有可能损伤唇侧骨壁。此外，伴随的软组织炎症可能导致伤口愈合不良和明显的软组织退缩。

• 种植体初始稳定性的预期。CBCT分析应显示拔牙窝的根尖和/或腭部是否有足够的牙槽骨，以使种植体的根尖部分与足够的自体骨接合以稳定种植体。

在手术时，需要达到以下临床条件：

• 确认唇侧骨壁完好无损。

• 种植体正确的三维位置。种植体的近远中向位置应位于修复体的中间。在颊舌向上，种植体的长轴应允许螺钉通过前牙区修复体的舌面隆突或通过后牙区修复体殆面的中间区。在冠根向上，种植体的肩部应位于在唇侧骨壁嵴顶根方0.5～1mm之间，以补偿唇侧骨壁的吸收。

• 对旋转力有足够的抵抗力。取决于种植体系统，一旦植入，种植体应能抵抗来自临时修复体的旋转力矩。根据种植体制造商的不同，种植体应能抵抗25～40Ncm的扭矩。另外，共振频率分析可作为种植体稳定性的替代测量方法[46]。建议种植体稳定系数（ISQ）值>70时，可以安全地将临时修复体戴入种植体上。

如果在手术时这些条件都不满足，常规的负荷方案（1C型）应该是备选方案，如图7-8所示。

生物材料的选择

用于1A型方案的生物材料的选择应能够实现成功的骨结合、种植体唇侧骨壁重建以及围绕临时修复体的健康的种植体周软组织。所选择的生物材料应该有充分的证据来支持长期使用结果的报告。

种植体

建议选择带内部锥形连接的骨水平种植体。这些类型的种植体已被证明可以减少种植体颈部的骨吸收[47]。此外，种植体设计应允许在其唇侧植入骨代用品，以重建唇侧骨壁，其嵴顶朝向种植体–基台界面冠方[48]。种植体表面应有利于新骨的形成和种植体暴露部分的骨结合[49]。

植骨

对于种植体周边缘骨缺损，理想的移植物应该是一种具有低替代率的骨引导材料。这样做的基本原理是基于一个假设，即在拔牙窝唇侧骨壁嵴顶部区域最终会被吸收。这样，边缘骨缺损内的移植物将形成新的唇侧骨壁。在一项临床研究中，与自体骨移植相比，在即刻植入的种植体的边缘缺损区应用DBBM移植物，唇侧骨壁的水平向吸收减少了2.5倍[17]。

临时修复体

临时修复体不仅为牙槽嵴顶上方牙龈提供机械支撑，也可作为机械屏障防止移植物移动；材料和修复体设计也需要从生物学角度进行考虑，以促进创口愈合和组织稳定。

临时修复体的一个潜在作用是在愈合的早期阶段为边缘软组织的黏附提供一个表面。软组织黏附到生物相容性好的修复材料，如钛、金、陶瓷、丙烯酸树脂、复合树脂和其他在文献中有记载的牙科材料，只要它们具有清洁和光滑的表面[50-54]。软组织黏附可作为一种生物学屏障，在愈合过程中保护下方组织。

使用拔除天然牙的冠部作为临时修复体也被证明为愈合提供了有利的生物条件。它还提供了一种形状，可以精确地贴合拔牙窝，并促进牙槽嵴上方结缔组织纤维重新附着到牙本质/牙骨质根表面[55-57]。

临床程序

确保不翻瓣即刻种植体植入和拔牙窝内植骨的成功是一个严格的程序，它需要手术和修复治疗阶段之间的密切配合。治疗的目标是在不翻瓣的情况下拔除牙齿并植入种植体，以尽量减少手术对周围软组织的创伤。然后将临时修复体连接到种植体上以支持唇侧软组织。绝对的要求是种植体植入后达到稳定，并且稳定的程度可以抵抗安装临时修复体时施加到基台螺钉上的旋转扭矩。

外科程序

手术步骤如下病例所示（图7-9）。44岁患者，上颌左侧侧切牙牙折。这颗牙齿曾行纤维桩核冠修复。几周前，患者感到牙冠松动，并咨询了修复医生，医生证实这颗牙的牙根发生了水平折断。治疗方案是用种植义齿替代天然牙。患者被转到诊所做进一步检查。

临床检查证实修复体可活动。观察牙龈边缘存在炎症，但探诊深度在正常范围内（图7-9a）。组织表型较厚，正常说话和微笑时，患者中位笑线，上颌前牙牙间龈乳头可见（图7-9b）。根尖放射线片显示根尖区无病变，近远中骨高度正常（图7-9c）。CBCT分析显示，在牙槽窝的冠上1/2部分，唇侧骨壁的水平向厚度大于1mm。根尖和腭部有足够的骨容量，可以稳定地植入种植体（图7-9d）。因此，种植体即刻种植的条件得到满足：种植窝唇侧骨壁厚且完整、组织表型较厚、无病变、种植体根部和腭部有足够的骨以保证种植体的稳定性。向患者提出治疗方案，并建议即刻种植和临时修复（1A型方案）。ITI建议采用这种方法，需要制订备选方案，以防在治疗过程中出现并发症，可能会影响种植体的即刻修复[45]。在这种特殊情况下，与患者讨论了拔牙后拔牙窝骨壁受损的可能性。这将需要翻瓣手术来修复骨缺损。临时修复体的直接连接将被中止。同样，如果种植体植入时的稳定性不足以承受35Ncm的旋转扭矩，则临时修复体不会立即戴入，而是采用常规负荷方案。因此，规划过程的一部分要求提供可拆卸的临时修复体，以备无法立即进行临时修复时使用。在此基础上，患者同意进行治疗。

手术的第一阶段需要拔除折断的牙根。施以局部麻醉，用15C手术刀片在牙周膜内切开，切断牙龈纤维。使用精细拔牙挺和拔牙钳小心拔牙（图7-9e）。拔牙过程中，应注意尽量减少对边缘软组织的创伤，避免对牙根施加唇向压力，以免损伤唇侧骨壁。根是分为3片拔出的（图7-9f）。然后仔细清理拔牙窝，去除软组织附着和根尖肉芽肿组织。拔牙窝骨壁经过检查，以确保完好无损。在外科导板的帮

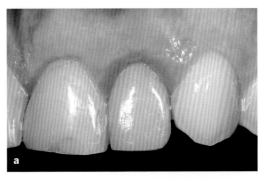
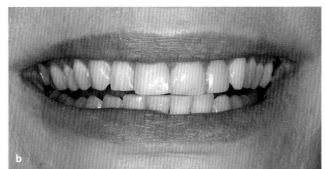
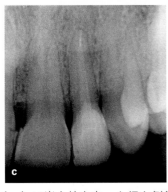
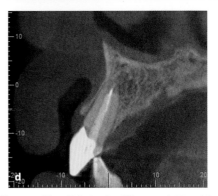

图7-9 病例2 （a）44岁女性患者，上颌左侧侧切牙牙折。软组织表型较厚。由于冠活动导致牙龈边缘有炎症。（b）微笑时中位笑线，露出牙间龈乳头。（c）根尖放射线片证实该牙已接受根管治疗，并已用纤维桩核冠修复。近远中骨高度正常，未见根尖病变。（d）CBCT扫描显示，在牙槽窝的冠上1/2部分，唇侧骨壁厚度大于1mm。根尖和腭部有足够的骨容量，可以稳定地植入种植体。 →

助下，根据制造商的说明预备种植窝，植入窄直径种植体。在拔牙窝的根尖、腭侧区域预备种植窝，便于种植体植入后可以紧贴拔牙窝腭侧骨壁，在种植体与拔牙窝内部唇侧骨壁之间留出至少2mm的间隙（图7-9g和h）。然后用手动棘轮扳手将种植体植入最终的位置。以种植体携带体为参考，检查种植体以确保其处于正确的三维位置。此时，用手动棘轮扳手对种植体携带体施加旋转扭矩，表明种植体可以抵抗35Ncm的旋转扭矩。

临时修复体的构建采用了间接制作技术。种植体相对于相邻牙齿的位置指引是通过将印模帽固定在种植体上，并用额外的硅酮咬合记录材料进行记录来获得的（图7-9i和j）。然后将愈合基台连接到种植体上，并在唇侧龈缘下方间隙移植DBBM（图7-9k）。建议使用替代率较低的羟基磷灰石异种骨移植物，因为这类材料的替代率最低[17]。使用器械轻轻将移植

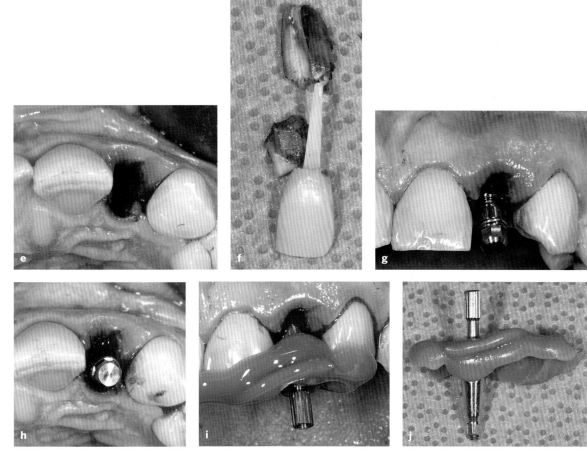

图7-9 病例2（续） （e）在不翻瓣的情况下，使用精细的拔牙挺和拔牙钳小心地取出侧切牙。检查拔牙窝以确认所有骨壁完好无损。用刮匙刮除拔牙窝内的组织附着。（f）拔除牙根碎片和纤维桩核冠。（g）在外科导板的帮助下，在拔牙窝的根尖和腭侧骨壁备种植窝，以帮助种植体的正确定位。窄直径种植体（SLActive Narrow CrossFit骨水平种植体，Straumann；12mm长×3.3mm直径），然后植入正确的冠根向深度。当完全就位时，种植体可以抵抗施加在种植体携带体上的35Ncm旋转扭矩。（h）拾面观确认种植体位于正确的颊舌向和近远中位置。种植体与拔牙窝唇侧骨壁内表面之间的间隙为2.5mm。（i）取出种植体携带体，并将印模帽牢固地固定在种植体上。使用坚硬的双丙烯酸酯咬合记录材料（LuxaBite，DMG America）为后续的修复程序指示种植体的位置。（j）从种植体上分离后的印模帽咬合记录材料。 →

物填充到拔牙窝牙槽嵴水平的边缘间隙。然后使用明胶止血海绵填充颊侧的牙槽嵴上方牙龈区，为下一阶段的治疗保护颗粒移植物（图7-9l~n）。然后患者回到修复医生处进行临时修复体的构建和戴入（图7-9o和p）。临时

修复体的制作和戴入细节将在下一节中描述。

术后2周患者返回，主诉感觉舒适，术后无并发症。边缘软组织出现轻微炎症和水肿（图7-9q）。对咬合进行复查，以确保与对侧牙列没有直接的正中和功能性咬合接触。术后

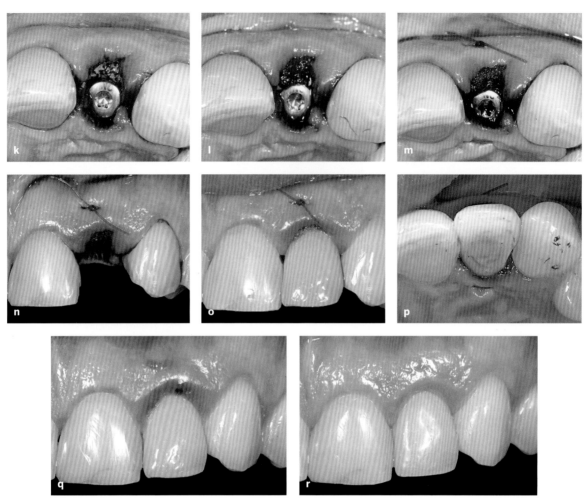

图7-9 病例2（续） （k）在种植体上安装3.5mm高的愈合基台。种植体与拔牙窝唇侧骨壁内表面之间的间隙用颗粒DBBM（Bio-Oss，Geistlich）进行移植。缺损用移植物填充至唇侧骨壁牙槽嵴水平。（l）用一块可吸收的明胶止血海绵（Spongostan，Johnson & Johnson）填充牙槽嵴上方牙龈区，以防止DBBM颗粒在修复期跑出。（m）采用水平褥式缝合，轻微压迫唇侧软组织以帮助止血。（n）手术完成后上颌左侧侧切牙位点的唇侧观。（o）同日，患者回到修复医生处进行临时修复体的制作。在整个修复步骤中，注意不要干扰明胶止血海绵和下面的颗粒移植物。（p）脱离咬合以避免临时修复体与对侧牙列直接咬合接触。指导患者避免刷临时修复体，并使用0.2%葡萄糖酸氯己定漱口水（Curasept ADS220，Curaprox）。（q）术后2周复查时，发现边缘软组织轻度水肿和炎症。医生指示患者停止使用漱口水，并开始用软牙刷和0.5%葡萄糖酸氯己定凝胶（Curasept 0.50% gel，Curaprox）继续刷牙2周。（r）术后12周，边缘组织显示健康。近中和远中龈外展隙有完整的龈乳头填充。 ⟶

随访12周，种植体和修复体稳定，种植体周软组织健康。根尖放射线片证实种植体周骨状态正常，近远中骨高度稳定（图7-9r~t）。然后患者回到修复医生处进行最终修复。随访2年，种植体周软组织健康（图7-9u~y）。总体的美学效果是令人满意的。根尖放射线片证实种植体周牙槽骨边缘稳定。CBCT分析也证实种植体周骨状况稳定，重建的唇侧骨壁较厚。

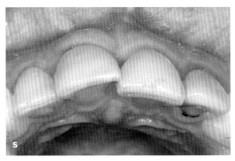
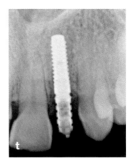
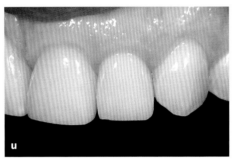
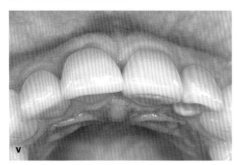
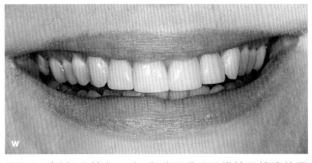
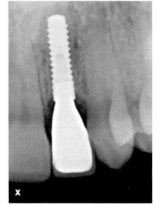
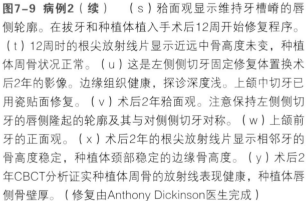
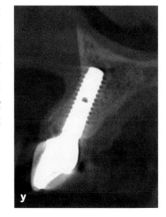

图7-9 病例2（续） （s）殆面观显示维持牙槽嵴的唇侧轮廓。在拔牙和种植体植入手术后12周开始修复程序。（t）12周时的根尖放射线片显示近远中骨高度未变，种植体周骨状况正常。（u）这是左侧侧切牙固定修复体置换术后2年的影像。边缘组织健康，探诊深度浅。上颌中切牙已用瓷贴面修复。（v）术后2年殆面观。注意保持左侧侧切牙的唇侧隆起的轮廓及其与对侧侧切牙对称。（w）上颌前牙的正面观。（x）术后2年的根尖放射线片显示相邻牙的骨高度稳定，种植体颈部稳定的边缘骨高度。（y）术后2年CBCT分析证实种植体周骨的放射线表现健康，种植体唇侧骨壁厚。（修复由Anthony Dickinson医生完成）

修复程序

即刻临时修复体的制作技术可分为间接制作和直接制作。在决定最佳方法时，应考虑获得和提供牙科技工室支持、临床医生的技能、效率和工作流程。所有制作技术都应遵循以下原则：

- 手术位点应始终受到保护，以最大限度地减少对种植体表面、拔牙窝和/或骨代用品污染的风险。这是通过谨慎和明智地使用极少量的口腔内修复材料来指示种植体或临时冠外壳的位置来实现的。临时修复体的制作和调整应在口外或牙科技工室进行。
- 临时基台和/或修复体不应与拔牙窝骨壁的任何部分接触，因为这将阻碍修复体的就位并导致早期螺钉松动。需要注意的是，由于种植体略微位于颊侧骨壁下方，在上颌前牙区，腭侧骨壁嵴顶通常比颊侧牙槽嵴更靠冠方，因此临时修复体对腭侧骨壁的侵犯是一种特殊的风险。
- 临时修复的穿龈轮廓应允许最大限度地增加软组织厚度，同时为黏膜边缘和龈乳头提供足够的支持，以促进修复体引导的软组织愈合。
- 修复体应在黏膜边缘水平密封整个拔牙窝，以防止骨代用品和/或结缔组织移植物的任何移动或脱落。
- 修复体表面应高度抛光，无孔隙，以减少菌斑积聚和细菌黏附，同时促进软组织愈合和成纤维细胞附着。
- 修复体应无任何咬合接触，特别是在下颌自由运动中需要注意消除接触。
- 邻面接触应非常轻，以尽量减少相邻牙齿运动导致的力传递。
- 对于临时修复体，建议保留直接螺钉固位的入路，无论孔的位置如何。

间接制作

种植体植入后，可以在术中记录其位置，并转移到术前诊断石膏模型上，以便在牙科技工室制作临时修复体。该技术有几个优点，包括在修复过程中最大限度地减少手术部位污染的风险，减少患者的椅旁时间，并为临床医生提供更高的效率。

以上颌第二前磨牙为例说明了制作临时修复体的临床和技工室步骤（图7-10a～d）。术中种植体指引是通过捕获即刻植入的种植体与相邻牙齿的相对位置来获得。为此，可使用开窗式印模杆，同时使用少量精细印模硅胶或修复材料覆盖邻近牙齿的殆面（图7-10e和f）。术前石膏模型是在保留牙龈边缘轮廓的情况下，在拔牙的位置创建一个窝（图7-10g～j）。这将使技师能够准确地复制拔牙窝颈部的形状，用临时修复体为软组织提供理想的支撑。然后使用术中指引将种植体替代体转移并固定到修改后的术前石膏模型中（图

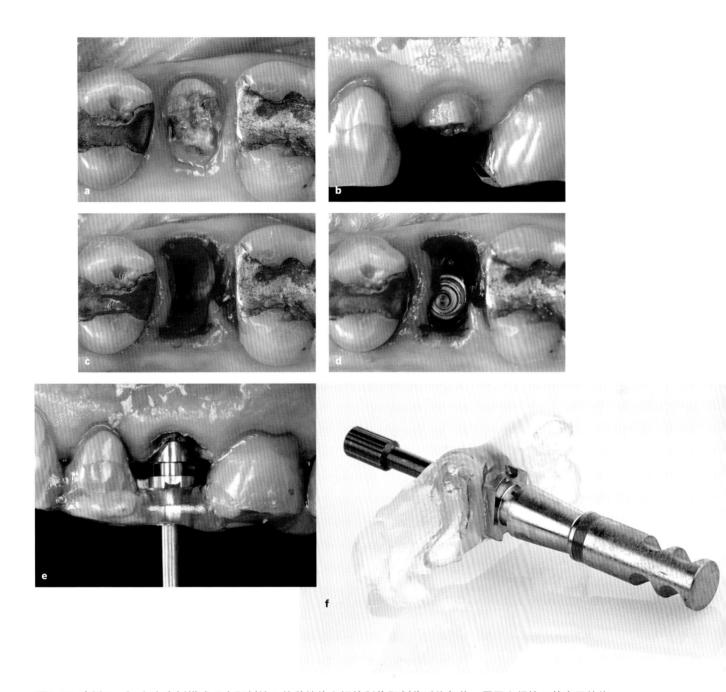

图7-10 病例3 （a）本病例描述了在即刻植入的种植体上间接制作即刻临时修复体，用于上颌第二前磨牙的修复（1A型方案）。给出了两种方法：传统方法和数字化方法。（b）拔除牙根前上颌左侧第二前磨牙的正面观。（c）不翻瓣拔牙后，检查拔牙窝骨壁，确认完好无损。（d）种植体即刻植入后的𬌗面观，2mm的颊侧间隙进行骨移植。（e）使用光固化树脂（Triad Gel，Dentsply Sirona）和开窗式印模杆，通过邻近牙齿的𬌗面指示种植体的位置。（f）该指引附有一个技工室替代体。可见𬌗面和相邻牙尖的印模，这将用于将指引重新定位到术前石膏模型上。　　　　　　→

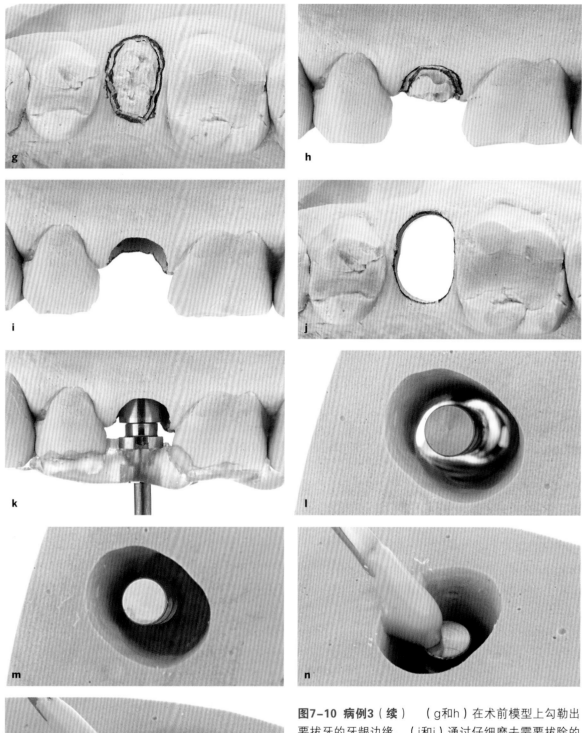

图7-10 病例3（续） （g和h）在术前模型上勾勒出要拔牙的牙龈边缘。（i和j）通过仔细磨去需要拔除的牙齿，修改术前模型以接受种植体指引和替代体，同时保留原始牙龈边缘。（k和l）指引就位在修改过的模型上，确保印模帽或替代体与石膏没有接触。（m~o）印模材（Play-Doh，Hasbro）用于在种植体-基台连接处创建一个屏障，然后在种植体替代体周围倒入石膏。

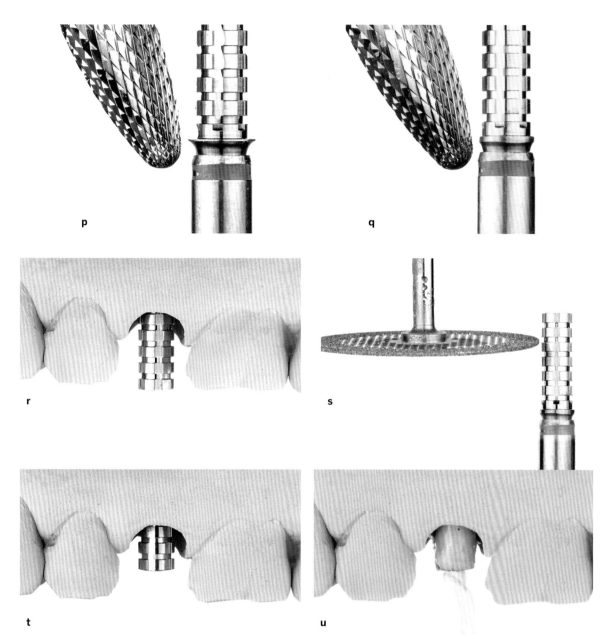

图7-10 病例3（续） （p和q）将钛临时基台根方轮廓调改缩小1~2mm，避免接触骨并阻碍修复体就位的风险。技工室替代体和把持器用于防止损伤种植体-基台连接和操作者的手。（r~t）用金刚石盘调节钛临时基台高度。（u）用遮色剂遮挡钛临时基台的灰色，在螺钉进出孔内插入聚四氟乙烯（PTFE）胶带，保护基台螺钉。 ➝

7-10k~o）。种植体位置转移到修改后的石膏模型上后，即可使用常规技术完成临时修复体的制作（图7-10p~hh）。

作为传统技术的替代方案，数字化印模和解决方案可用于制作CAD/CAM临时修复体（图7-10ii~rr）。术前口内表面扫描可与术中种植体位置扫描相结合，允许计算机辅助设计（CAD）修复体，其中轮廓与拔除牙齿的牙

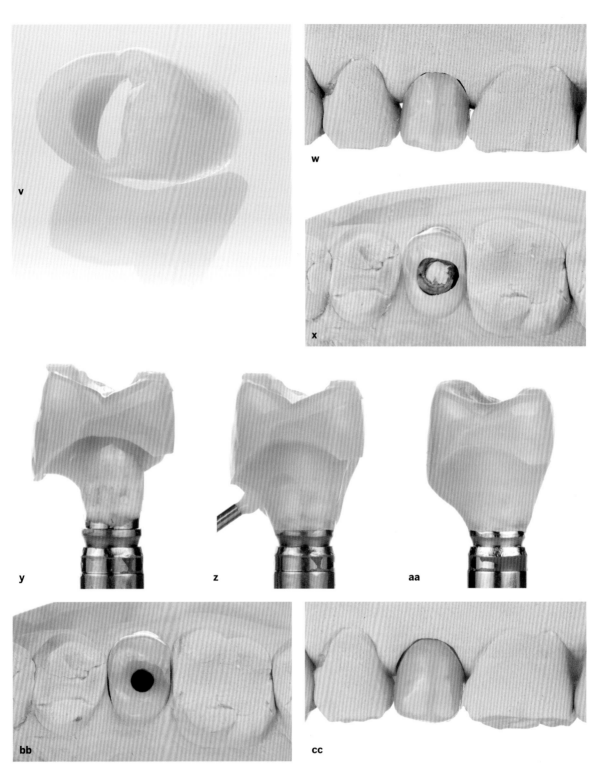

图7-10 病例3（续） （v~x）修饰义齿以适应临时基台并与拔除的牙齿的牙龈边缘一致。义齿用流动复合材料或丙烯酸树脂与基台连接。（y~aa）从石膏模型中取出后，添加额外的材料以重建所需的穿龈轮廓，并填充义齿和基台之间的所有空隙。临时修复体根方1~2mm制作为窄的和凹形的，以避免与骨接触，并最大限度地留出软组织空间。（bb和cc）完成后，临时的颈部轮廓应符合拔牙前的牙龈边缘形态。这将提供一个机械屏障，以防止移植材料的流失，同时支持拔牙前的软组织结构。 →

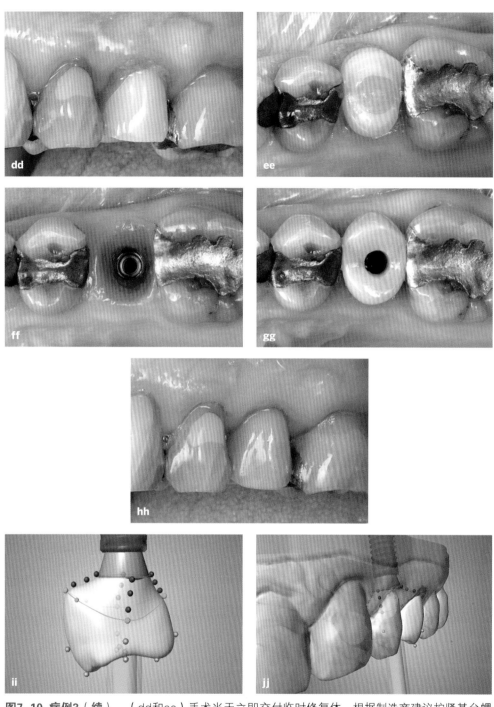

图7-10 病例3（续） （dd和ee）手术当天立即交付临时修复体，根据制造商建议拧紧基台螺钉。螺钉孔用聚四氟乙烯胶带和临时修复材料封闭。（ff~hh）在种植体植入10个月后完成最终修复。在移除临时修复体时，种植体周黏膜呈现健康状态，牙槽嵴轮廓变化极小。在整个治疗过程中，牙间龈乳头也得到维持。（ii和jj）以下说明了CAD对轮廓的临时恢复和修改，以匹配拔牙位点现有牙龈边缘。这可以通过在种植体植入后进行术中扫描设计，或者如果使用CAD/CAM引导的种植手术，则可以根据虚拟计划的种植位点进行设计。→

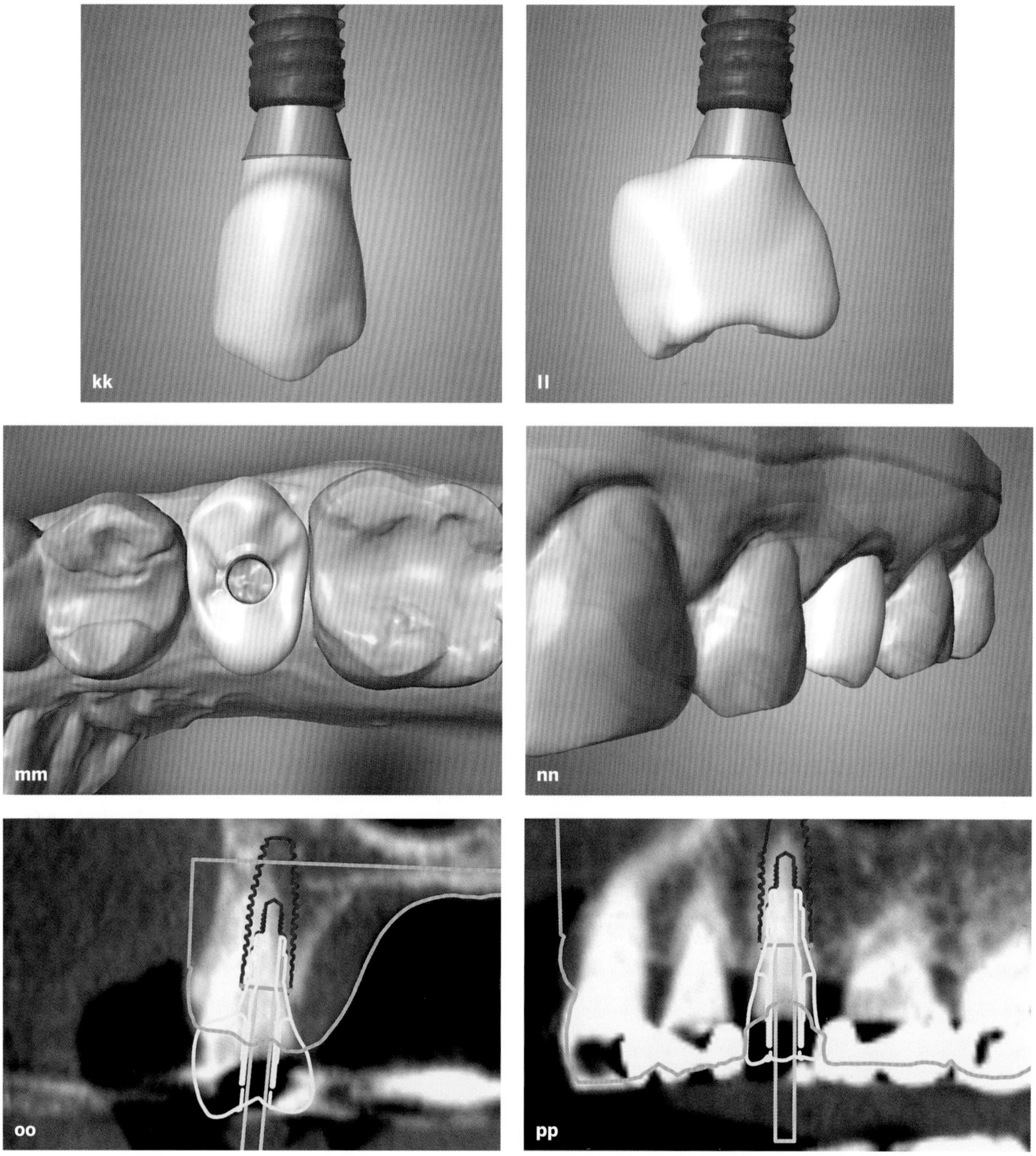

图7-10 病例3（续） （kk～nn）完成的数字化设计的穿龈轮廓，具有狭窄的初始突起和对牙龈组织的支持。（oo和pp）相对于CBCT可见骨解剖的CAD种植修复体轮廓的评估，以及口内表面扫描获得的软组织轮廓。

龈边缘相匹配。数字化路径还允许预制数字化设计的定制愈合基台，在游离龈水平上复制现有牙根牙龈边缘的形状。CAD种植修复体轮廓也可以相对于CBCT可见的骨解剖进行评估，以确保避免骨侵犯。然后用钛基台切削制作聚甲基丙烯酸甲酯临时冠。

戴牙前用树脂粘接剂在口外将临时冠固定在钛基台上。

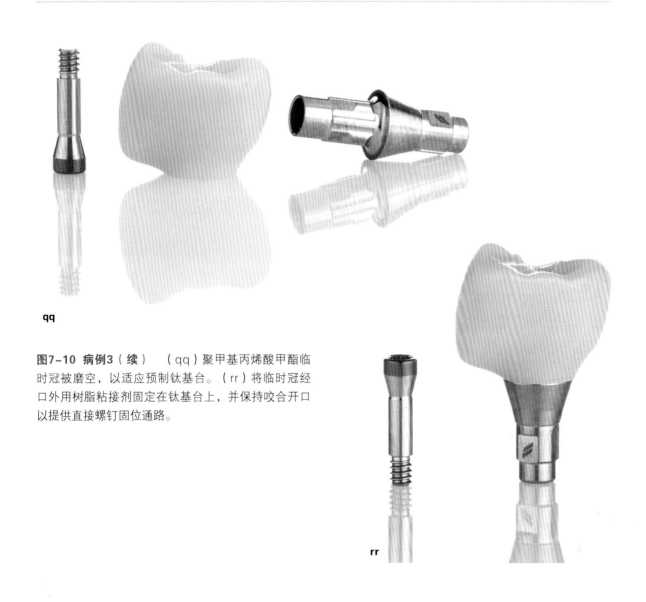

图7-10 病例3（续） （qq）聚甲基丙烯酸甲酯临时冠被磨空，以适应预制钛基台。（rr）将临时冠经口外用树脂粘接剂固定在钛基台上，并保持咬合开口以提供直接螺钉固位通路。

直接制作

临时修复体的直接椅旁制作为患者提供了从拔牙到即刻更换牙齿的最短时间。然而，这对临床修复医生的技能要求更高，并增加了患者的椅旁时间。作为修复材料（可能包括自由单体和树脂材料）直接应用于种植体部位时，必须注意确保材料不会与种植体和/或骨代用品直接接触。为达到此目的，可以使用阻隔材料，如一小块无菌橡皮障或聚四氟乙烯（PTFE）胶带。

该技术的第一步是对成品临时基台的改造。这包括适当降低高度和宽度，特别是在种植体轮廓的根方1～2mm，因为种植体将略微位于牙槽嵴根方，而基台与颌骨的任何接触将阻止其完全就位[58]。

可以在基台上涂上遮色剂，以防止临时基

台变灰。在修改和戴入基台之后，用手指拧紧基台螺钉，用聚四氟乙烯胶带保护入口孔。在此阶段，应在裸露的拔牙窝和植骨材料上应用保护屏障。一个外置冠的形式（定制的壳冠、空心义齿，或拔除的牙冠），然后修改，以适应在基台上。使用丙烯酸或流动复合材料通过基台的冠方将冠连接到基台上。从口腔取出后，填充牙冠和基台之间的剩余间隙，以完成两者之间的结合，并在技工室替代体上保存临时修复体的同时，塑造和抛光穿龈轮廓。

在戴入修复体时，要小心地去除愈合基台，在制作过程中放置基台是为了防止移植材料进入种植体-基台连接界面。小心地戴入临时修复体，拍X线片确认其完全就位。将临时修复的基台螺钉拧紧至15Ncm，使用聚四氟乙烯胶带和临时修复材料封闭检修孔。咬合应谨慎调整，以最大限度地消除尖窝间的所有接触和下颌的任何横向偏移运动干扰。在口腔卫生维护期间，应指导患者确保进软食和适当的护理，以避免直接接触牙刷。可用氯己定漱口水，以帮助达到口腔卫生标准。

种植体留存及美学效果

即刻种植体高种植体留存率已被广泛记录。然而，种植失败和美学并发症的风险因素已被确定。24项研究评估的患者共1067颗种植体，平均随访时间为28.9个月，1A型方案在牙列缺损情况下的平均种植生存期为98.4%，范围87.5%~100%。对于1C型方案，在平均随访38.4个月后，评估了16项研究，共963颗种植体，平均生存率为96%，范围91.3%~100%[40]。据报道，与1C型方案相比，负荷方案是1A型方案观察到的结果是差异增

加的一个驱动因素。与即刻负荷相关的潜在风险增加是患者、位置和部位特定的，应与以患者为中心的效益一起权衡。当按位置划分时，1A型方案主要在上颌前牙区进行研究。在后部磨牙区域即刻种植即刻负荷还没有充分的文献记载，不建议作为常规手术。如果需要在后部位点即刻种植，应考虑1C型方案和定制的愈合基台。

即刻种植的美学效果也有报道是有利的[7]。然而，与2型和3型种植方案相比，美学效果的可变性增加。研究表明，在外科即刻种植的同时进行的辅助手术的变化，以及特定部位纳入标准的变化，导致了美学效果的变化。颊侧正中牙龈退缩>1mm是最常见的即刻种植并发症。目前已经报道了即刻种植后颊侧正中牙龈退缩的位点特异性风险因素，包括唇侧骨板缺损、唇侧骨壁薄和软组织生物型薄。还确定了改变美学风险的治疗变量，包括种植体位置错误、种植体直径大小、颊侧间隙骨移植、不翻瓣手术入路、即刻临时修复体连接和结缔组织移植。当使用1A型方案时，发现与不翻瓣手术、颊侧间隙骨移植和结缔组织移植结合时，美学效果的可变性降低。

结论

不翻瓣即刻种植和剩余种植体周缺损内部骨移植是一个可行的治疗选择。在可行且以患者为中心的情况下，可考虑即刻种植（1A型方案）。1A型方案要求严格，需要遵守严格的纳入和排除标准，以及根据临床专业知识来执行该程序。如果不满足即刻负荷的条件，那么默认选项应该是种植体延迟负荷，并采用1C型方案。

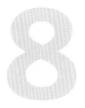

美学区使用引导骨再生轮廓增量的早期种植

Early Implant Placement with Simultaneous Contour
Augmentation Using GBR in the Esthetic Zone

Daniel Buser, DDS, *Prof em Dr med dent* | *Vivianne Chappuis*, DDS, *Dr med dent* |
Urs C. Belser, DMD, *Prof em Dr med dent*

患者美学区拔牙后的恢复对医生是一项挑战。正如第6章概述所言,医生可以选择不同治疗选项,而且病例也是各不相同。最合适的治疗方式的确定必须基于完全的临床和放射线检查,以及依赖医生的外科技术和经验。

种植治疗的目标可以分为主要目标和次要目标,这在第1章中已经阐述过。最主要的,选择的治疗方式应向患者和医生提供最佳选项以保证实现主要目标。美观的结果的重要性被患者放在最后,患者更希望获得具有良好长期稳定性的成功治疗效果。必须从中期到长期的角度看待结果,唇颊侧硬组织和软组织的稳定性高度相关。美学并发症(主要是黏膜退缩进展)是这一要求严格的适应证的主要风险,但龈乳头较短也会带来问题[1-2]。

临床研究显示不仅是短期内可以观察到组织改变,几年时间的也有[3-4]。本章后面会讨论到,作者的临床经验在很多患者身上可以体现,美学区种植体周组织稳定性观察了25年以上,最佳的美学效果和组织稳定性必须是日常治疗的主要目标。

新千年开始以来,种植治疗的次要目标变得越来越重要,而我们也试图让种植治疗对患者更具有吸引力。第1章中曾述及,在这方面取得了重大进展。基于更好的组织生物学知识对GBR程序进行了调整,并提供了新技术。然而,需要强调的是,这些提高种植治疗吸引力的微调效果不应因为植入种植体具有更高的美学风险而危及主要目标。

考虑到种植治疗的这些次要目标,对患者来说最具吸引力的治疗选项无疑是不翻瓣拔牙后即刻种植、内植骨以及即刻修复。大多数病例,患者在拔牙当天接受了即刻的临时固定修

框8-1 拔牙后软组织愈合4～8周的临床优点

- 未来种植位点的黏膜完整，角化龈带增宽
- 束状骨被吸收而不伴随牙槽嵴骨量的减少
- 由于自发的软组织增厚，种植手术时有一层很厚的黏骨膜
- 如果存在感染和瘘管，会消失

复体，而且肿胀和种植术后疼痛程度极轻。这类手术的细节详述于第7章。但是，这个方案的适应证范围较窄，并且只能用于解剖条件理想的情况。最重要的先决条件是唇侧厚骨壁生物型（≥1mm），从而避免种植位点潜在的垂直向骨吸收和可见的局部轮廓塌陷，在第5和第6章中都有详细讨论。

早期种植的临床优点

当不是即刻种植的适应证，在我们团队4～8周的软组织愈合后早期种植是更明确合适的手术方案。这一概念提供了不同的临床优点，都有助于降低术后并发症的风险（特别是黏膜退缩），正如多篇系统综述和临床研究所示[5-7]。这些临床优点如框8-1所示。

种植位点完整且宽的角化黏膜带

这一方案的主要优点是角化黏膜（KM）将在拔牙窝软组织愈合中形成。后续有意的愈合可形成3～5mm额外角化黏膜。增加的KM量使得种植手术时获得无张力初期创口关闭更加容易，不伴随膜龈联合线明显的冠向移位。软

组织愈合周期依赖于拔除牙的颊舌向距离，4～8周。上颌侧切牙和前磨牙通常仅需要4周的软组织愈合时间，而上颌中切牙和尖牙则更常选择6～8周。

束状骨吸收

在这一短暂的软组织愈合期内，牙槽嵴发生改变。但是，骨吸收主要局限在束状骨，而吸收（从临床观点看）只对拔牙窝的唇侧正中有效，因为这一骨结构通常是这一区域最薄的[8-9]。Chappuis等[10]的一项临床CBCT的研究已经显示临床上相对骨吸收都限制在单颗牙拔牙位点的唇侧正中区域，而邻牙邻接区的骨嵴顶宽度不变。为避免额外的邻牙邻接区唇侧骨吸收，必须尽可能不翻瓣拔牙。翻黏骨膜瓣不仅会导致增加并发症及额外的拆线复查，还有额外的表层骨吸收，正如临床和实验研究所示[11-12]。因而不翻瓣拔牙是这一手术概念的重要方面。

但是，当多颗相邻牙拔除时，拔牙窝之间的邻间牙槽嵴会发生额外骨吸收，导致牙槽嵴垂直向低平。这对连续缺失牙的种植位点有严重影响，将在后续进行讨论（见163页）。

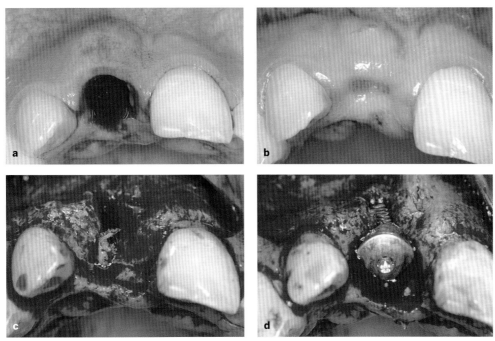

图8-1 （a）上颌右侧中切牙拔牙后的临床状态。牙齿因牙髓治疗失败导致局部感染。（b）8周后软组织愈合，局部解剖显示没有唇侧萎缩迹象。（c）殆面观显示了火山口样骨缺损，是典型的愈合8周的拔牙窝。（d）种植体近中和远中的牙槽嵴宽度完全没有变化，形成了有利的二壁骨缺损，可以GBR行成功的轮廓增量。

拔牙后，4~8周时间可以充分获得愈合的软组织宽角化黏膜带的优点，但是不会有明显骨吸收导致牙槽嵴萎缩的缺点。大约20年治疗数以百计患者的临床经验证实，拔牙窝邻间区的牙槽嵴宽度不会在4~8周愈合后降低。尽管常规会观察到唇侧骨塌陷，这也主要集中在拔牙位点的唇侧正中区（图8-1）。

这一定时方案提供了唇侧二壁或三壁缺损的有利条件，使得种植体暴露的表面位于牙槽嵴内。种植体植入时不论拔牙窝正中的唇侧骨壁完整还是不足，再生效果没有区别，因为唇侧轮廓通常都需要双层膜复合移植物增量。但是，这一唇侧正中的塌陷需要翻瓣过程的GBR来进行轮廓增量。

自发软组织增厚

在软组织愈合期间，唇侧薄骨壁或骨壁缺损的位点唇侧软组织自发增厚，正如Chappuis等[13]的一项临床研究中所显示的。8周愈合期内自发的软组织增厚为潜在的种植手术提供了两项临床优点。首先，黏膜的自发增厚提供了具有良好血供的厚黏骨膜瓣，便于完美的实现

151

框8-2　拔牙4～8周后软组织愈合的早期种植的解剖先决条件

- 拔牙窝唇侧骨薄（<1mm）或缺损
- 腭侧骨壁厚（≥1mm）
- 腭侧根方骨量必须充足以获得正确三维位置下种植体的良好初始稳定性
- 邻牙牙槽嵴顶宽度充足以在种植体植入后获得唇侧二壁缺损类型

初期创口关闭。其次，自发增厚的软组织量降低了额外软组织移植的需求，因而减少了并发症和患者的治疗费用。

消除急性或慢性感染

早期种植最后的临床优点是消除了拔牙窝急性或慢性感染（如果存在）经过4～8周的愈合期。一旦原因消除，患者的免疫系统可以有效清除位点所有感染，并迅速恢复局部环境健康，这对急性感染或有瘘管的牙齿很重要。

早期（2型）种植的选择条件

当不适合进行即刻种植，更佳治疗选择是拔牙4～8周软组织愈合后早期种植（2型）。这一方案，有4个解剖先决条件（框8-2）。常规要通过CBCT的3D放射线检查进行分析。

临床和放射线检查的术前分析

可预期的治疗效果的基础是完善的临床和放射线检查。作者使用详细的美学风险评估（ERA）分析不同风险因素。ERA概念最初出现于2006年的第一本"国际口腔种植学会（ITI）口腔种植临床指南"。这套指南（现在已经出了第11卷）最近更新了[14]。

表8-1共包含13项一般和临床风险因素，在患者第一次就诊时仔细检查，目的是建立患者的风险概况。只要有可能，在拔牙前用ERA分析风险，因为拔牙应该始终是商定治疗的第一步，应该被视为整个治疗计划的一个组成部分。

一般风险因素包括全身健康状况、吸烟和患者的期望。其他10个风险因素通过临床或放射线检查来判断。在美学区，接受种植治疗的患者必须分为两大类：单颗牙拔除患者和连续多颗牙拔除患者。美学区单颗牙种植是种植中常见的适应证[15]，在大多数情况下，SAC分类（简单、复杂、高度复杂）认为这种方法是复杂的[16]。相比之下，上颌前牙多颗牙连续拔除后的种植治疗，造成无牙间隙扩大，从手术角度来看总是复杂的。这些程序要求高得多，但遇到的次数少于单颗牙间隙。在我们看来，只有经过训练、手术技术出色和临床经验丰富的医生才能处理这些问题。

表8-1　ITI治疗指南美学风险评估*

美学风险因素	风险程度		
	低	中	高
全身健康状况	健康，无干扰愈合		愈合受损
吸烟习惯	不吸烟	轻度吸烟 （≤10支/天）	重度吸烟 （>10支/天）
笑线/龈线	低	中	高
缺牙间隙的宽度	单颗牙（≥7mm） 单颗牙（≥6mm）	单颗牙（<7mm） 单颗牙（<6mm）	2颗牙或更多
牙冠形态	矩形		三角形
邻牙的修复状态	无修复体		有修复体
牙龈组织型	低弧线形，厚	中弧线形，中等厚度	高弧线形，薄
种植位点感染状况	无	慢性感染	急性感染
软组织解剖状况	软组织完整		软组织缺损
邻牙骨高度	到邻接点≤5mm	到邻接点5.5~6.5mm	到邻接点≥7mm
唇侧骨板的组织型	厚骨壁生物型 （≥1mm厚度）		薄骨壁生物型 （<1mm厚度）
牙槽嵴顶的骨解剖状况	无骨缺损	水平向骨缺损	垂直向骨缺损
患者的美学期望	期望符合实际		期望不符合实际

*经Martin等[14]许可转载。

单颗牙缺失位点的外科程序

外科程序的每一步骤将在病例1中展示，一位女性转诊到诊所，因为上颌右侧尖牙金属烤瓷冠无法固位。数年前74岁患者的下颌右侧第一磨牙已经成功完成了种植体支持式单冠修复，所以她还选择种植冠修复。临床检查显示上颌右侧尖牙的牙龈非常健康，但邻牙的牙龈略有退缩（图8-2a）。CBCT示尖牙的邻牙牙槽骨高度良好。唇侧骨壁菲薄（图8-2b），同时腭侧骨厚度良好。待拔牙釉牙骨质界（CEJ）根方3mm处的近远中向牙槽嵴宽度明显大于6mm（图8-2c）。

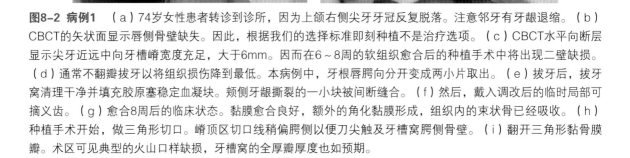

图8-2 病例1 （a）74岁女性患者转诊到诊所，因为上颌右侧尖牙牙冠反复脱落。注意邻牙有牙龈退缩。（b）CBCT的矢状面显示唇侧骨壁缺失。因此，根据我们的选择标准即刻种植不是治疗选项。（c）CBCT水平向断层显示尖牙近远中向牙槽嵴宽度充足，大于6mm。因而在6~8周的软组织愈合后的种植手术中将出现二壁缺损。（d）通常不翻瓣拔牙以将组织损伤降到最低。本病例中，牙根唇腭向分开变成两小片取出。（e）拔牙后，拔牙窝清理干净并填充胶原塞稳定血凝块。颊侧牙龈撕裂的一小块被间断缝合。（f）然后，戴入调改后的临时局部可摘义齿。（g）愈合8周后的临床状态。黏膜愈合良好，额外的角化黏膜形成，组织内的束状骨已经吸收。（h）种植手术开始，做三角形切口。嵴顶区切口线稍偏腭侧以便刀尖触及牙槽窝腭侧骨壁。（i）翻开三角形黏骨膜瓣。术区可见典型的火山口样缺损，牙槽窝的全厚瓣厚度也如预期。

微创拔牙技术

治疗第一步是微创技术仔细地不翻瓣拔牙。不翻瓣拔牙技术减少组织创伤，并避免表层骨吸收，因为骨表面的骨膜上血供仍然完整。

当牙齿或多或少没有根管桩和/或金属烤瓷冠而相对完整时，使用扭力足以轻松拔除牙齿。在其他病例中，牙齿磨到平齐软组织水平，常规随之分根并在唇腭向沿长轴用细裂钻分开（图8-2d）。牙根弄断后，用薄的工具将牙根断片小心取出。然后彻底搔刮牙槽窝并冲洗。如果计划4～8周后种植，不要做牙槽窝增量。这些病例中，一种节省成本的胶原塞放入牙槽窝内稳定血凝块。当必要时，做1～2针间断缝合稳定胶原塞。然后等待牙槽窝二期愈合（图8-2e）。

在4～8周的软组织愈合阶段，患者戴用临时局部可摘义齿（图8-2f）。如果患者需要固定临时牙，使用粘接固位于邻牙的临时冠。软组织二期愈合通常进展迅速（图8-2g）。

种植手术：切口技术和翻瓣设计

种植手术要在高标准的外科卫生条件下进行，以减少口腔外细菌污染的风险。因此，常规口周皮肤消毒用酒精溶液，口内用氯己定溶液含漱。手术用4%阿替卡因加血管收缩剂混合液进行局部麻醉（Ubistesin forte，3M Espe）。如果患者很焦虑，需要咪达唑仑（术前20分钟5mg肌肉注射）额外镇静。

手术开始做嵴顶稍偏腭侧三角形切口，延伸至邻牙近远中龈沟内（图8-2h）。仅做一个尖牙或第一前磨牙远中线角的垂直向松弛切口。这种距离较远的松弛切口避免了美学区未来种植冠的可见疤痕线。然后，用薄组织剥离器仔细翻开三角形全厚瓣。在拔牙窝区域，剩余拔牙窝缺损区的软组织小心向颊侧剥开作为全厚瓣的一部分（图8-2i）。这为医生提供了一个厚的黏骨膜瓣。然后，暴露种植位点区域，仔细搔刮并分析。在这种病例中，通常可见高度变化的火山口样缺损。缺损大小依赖于骨吸收的多少，无论是由于拔牙前的局部感染或是拔牙后愈合期因束状骨吸收造成的。

局部获取骨屑

取骨技术于2014年左右改良，基于几项临床前体外细胞培养研究的结果。现在，翻瓣后立刻收集患者局部的血液，储存在无菌皿中，并用无菌等渗氯化钠液（0.9%）或林格氏溶液以50∶50的比例稀释避免血液凝集。最近的一个病例展示了获取技术的各个步骤（图8-3和图8-6）。使用锋利的刮骨刀（Buser Bone Scraper，Hu-Friedy）在同一间隙内局部采集自体骨屑，用于植入种植体（图8-3a）。潜在的供区包括前鼻棘和梨状孔外侧朝向尖牙窝的皮质骨表面。刮骨刀技术是通过手的小动作和对骨表面的较高压力来完成的，以产牛尺寸为1.5～2.0mm的相当小的骨屑（图8-3b），其形状卷曲，特点是体积小但表面积大[17]。为了获得最佳的骨屑，刮骨刀必须锋利。因此，这些器械通常会像其他牙周器械一样反复打磨。

在同一个瓣区内采集骨屑，无需额外瓣，这是该技术的一个主要优点。采集的骨屑与血液和林格氏溶液一起储存在无菌皿中（图8-6a），并在手术继续进行时放置15～20分钟。在此期间，骨屑将生长因子释放到周围的溶液中，称为骨条件培养基（BCM）[18-20]。第3章讨论了BCM技术的科学性细节。

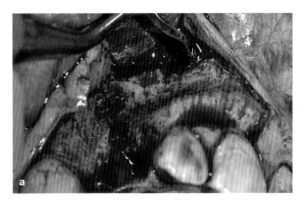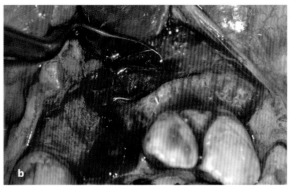

图8-3 （a）翻开上颌左侧中切牙三角形瓣后术中所见。首先，用锋利的刮骨刀局部获取自体骨屑。（b）获得的骨屑长度介于1.5~2mm。它们是卷曲的，体积小，但表面积大（接下来的步骤见图8-6）。

种植体类型选择和种植体植入

根据临床情况选择合适的种植体类型。在美学区单颗牙位点和具有完整的腭侧骨壁的常规情况下（图8-4a），首选Straumann骨水平（BL）种植体，因为这是一种平台转换种植体。这种较新的种植体设计概念大约在15年前引入[21]，有助于减少种植体颈部的术后骨重建[22-25]。据报道，BL种植体在随访10年后的骨损失最小[26-27]。Straumann BL种植体具有微粗糙的喷砂、大颗粒酸蚀（SLA）表面直到种植体颈部，这意味着这种种植体类型没有像具有光滑表面颈部的混合设计种植体一样可以选择。BL种植体颈部植入深度始终位于腭侧骨壁嵴顶下1mm，以避免手术和负荷后不可避免的骨重建导致微粗糙的种植体表面暴露（图8-4b）。

当腭侧骨壁高度降低时（图8-4c），例如由于牙根折断引起的感染导致，我们选择Straumann软组织水平（TL）种植体。自1986年[28-29]问世以来，这种种植体设计一直是一种混合设计的种植体。除了其微粗糙的种植体表面用于改善骨内锚固外，它在颈部区域有一个光滑的机械加工的种植体表面，用于穿龈和嵴顶上区域。这降低了长期使用过程中生物膜黏附到微粗糙表面的风险。这种种植体设计使临床医生有机会将微粗糙的种植体表面定位在腭侧嵴顶下至少1mm，而不会影响种植体颈部的垂直位置，从而将其保持在安全带内（图8-4d）。

接下来，按照标准方案预备种植床，使用锋利的球钻、直径逐渐增大的先锋钻，并用生理盐水充分冷却。最重要的是，根据安全带和危险带的概念，将种植体平台在近远中、唇腭向和冠根向正确定位在所谓的安全带内（图8-5a）[30]。近远中向，种植体颈部与邻牙的最小距离至少应为1.5mm。冠根向，BL种植体的颈部或平台位于未来种植冠的预期唇侧正中龈缘根方约3mm处（图8-5b和图8-4b）。TL种植体颈部更偏冠方，位于预期的黏膜缘根方约2mm。正确的种植体长轴位于未来切缘的腭侧非常重要，以允许稍后使用螺钉固位种

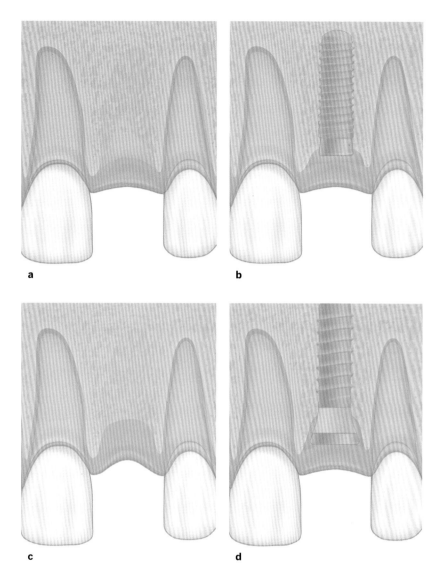

图8-4 （a）中切牙位点拔牙后的单颗牙间隙示意图。牙槽窝腭侧壁和相邻牙的邻间牙槽骨的高度完整。（b）在这种解剖情况下，常规选择Straumann骨水平种植体，因为它们提供了平台转移的优势。重要的是将种植体颈部定位在腭侧牙槽嵴根方约1mm处。此外，愈合期通常使用2mm高的愈合帽。（c）模式图中切牙位置拔牙后的单颗牙间隙，相邻牙齿的邻间牙槽骨高度完整。然而，由于之前的感染导致拔牙，牙槽窝腭侧骨壁明显降低。（d）在这种情况下，选择Straumann软组织水平种植体可以从种植体颈部的机械加工表面的混合设计获益。通过这种设计，微粗糙SLA种植体表面可以定位在牙槽窝腭侧壁根方约1mm处，而不会影响种植体颈部的正确垂直位置。

植冠（图8-5c）。唇腭向，种植体颈部位于腭侧隆突最高点1~1.5mm（图8-5d）。在这一位置下，暴露的种植体表面通常位于牙槽嵴内，导致唇侧形成火山口样缺损伴二壁骨缺损。我们总是将种植体颈部置于腭侧牙槽嵴根方1.0~1.5mm，以避免在经典的骨重建期结束后种植体微粗糙表面暴露于穿龈区域（图8-5a）。接下来放置一个中等大小的至少2mm高的愈合帽，以使骨增量到愈合帽的边缘（图8-5e）。这是轮廓增量成功的一个重要细节，

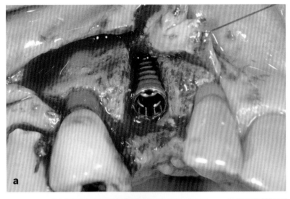

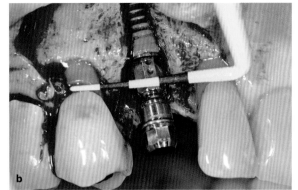

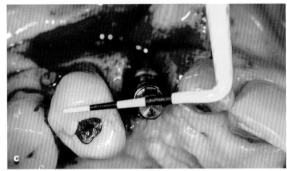

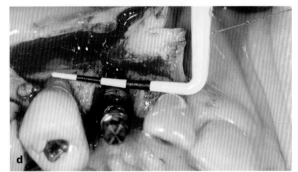

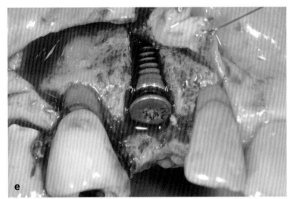

图8-5 病例1（续） （a）Straumann BL种植体按照正确的三维位置植入。种植体颈部位于腭侧骨壁根方约1mm处，而唇侧则出现一个巨大的火山口样骨缺损。（b）种植体颈部在3个维度上都位于安全带。冠根向上，到未来的唇侧正中龈缘的距离大约为3mm。（c）正确的种植体长轴对于螺钉固位种植冠非常重要。长轴应稍偏未来切缘腭侧。（d）唇腭向上，种植体颈部位于未来种植冠舌隆突高点的1~1.5mm。（e）在骨增量前放置一个2mm高的愈合帽。唇侧的巨大二壁骨缺损需在愈合完成后获得完全再生和完整的唇侧骨壁。

因为再生的新唇侧壁应位于种植体颈部冠方。BL和TL种植体都进行该手术操作（图8-4b和d）。

接下来，在黏骨膜瓣基底处松弛以便无张力初期创口关闭，从而完成手术。切口用新的15号刀片在张力下切开，这样可以感觉到瓣的松弛。

双层复合移植物联合胶原膜的骨增量

骨增量的目的是局部过度扩张牙槽嵴轮廓。因此，自2008年起就开始使用"轮廓增量"这一术语[31]。该手术采用两层骨填充物在两层膜内进行，称为双层。第一层由局部获取的骨屑组成，第二层由牛骨颗粒组成。我们团队最常使用去蛋白牛骨矿物质颗粒（DBBM；

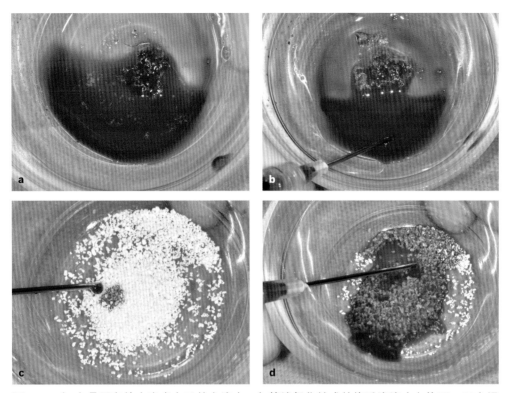

图8-6 （a）骨屑存放在患者自己的血液中，与等渗氯化钠或林格氏溶液（大约50∶50）混合。在接下来的几分钟内，骨屑立即释放生长因子（GF）到液体中。（b）15～20分钟后，用无菌注射器抽取含有生长因子如TGF-β1的BCM液体。（c）BCM用于激活DBBM颗粒。一项临床前研究表明，DBBM颗粒能够非常快速地吸附这些生长因子[32]。（d）活化的DBBM颗粒将作为第二层骨填充物放置在骨屑之上。它们一起形成双层复合移植物。

Bio-Oss，Geistlich）。

在骨增量前，使用无菌注射器将BCM溶液从带有骨屑的无菌皿中吸出，将DBBM颗粒浸泡在BCM溶液中（图8-6）[32]，BCM液中富含骨屑释放的生长因子[20]，DBBM颗粒立刻吸附BCM液中的生长因子因而被激活生物活性[32]。含有骨屑的第一层直接放置于暴露的种植体表面，以填充嵴顶区域的火山口样二壁缺损（图8-7a）。然后是第二层DBBM颗粒，将唇侧的牙槽嵴轮廓过增量（图8-7b）。然后将复合移植物覆盖一层非交联的胶原膜（Bio-Gide，Geistlich）。屏障膜被切成两片，一大片和一

小片，用BCM血液浸湿，并应用双层膜技术（图8-7c）。胶原膜不仅提供了一个暂时的物理屏障，以防止软组织细胞生长进入增量区域，同时也稳定了骨填充物。固定钉在垂直向牙槽嵴增量和香肠技术中推荐使用[33]，在常规增量病例中不是必须使用。

初期创口关闭

为了完成手术，使用不可吸收的缝线材料实现无张力初期创口关闭。嵴顶区使用5-0缝线，而松弛切口常使用6-0缝线（图8-7d）。如有必要，做一针或两针垂直或水平褥式缝

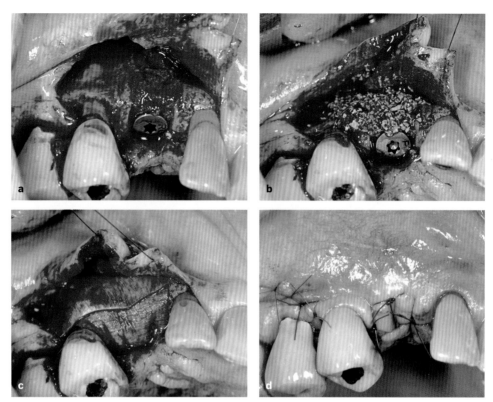

图8-7 病例1（续） （a）首先放置一层自体骨屑。翻瓣后立即进行局部采集，并在血液和林格氏溶液的混合液中存放15～20分钟。（b）然后放置第二层DBBM颗粒进行局部轮廓增量。这种骨填充物已被证明具有低替代率，用于提供长期的体积稳定性。（c）然后增量材料被胶原膜覆盖，为接下来4～8周的愈合提供临时屏障功能。采用双层膜技术。（d）切开骨膜后，采用5-0和6-0单纯缝合无张力初期创口关闭完成手术。一针水平褥式缝合用来稳定未来2周的瓣。

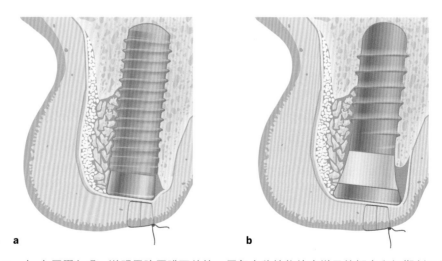

图8-8 （a）唇腭向观，说明用胶原膜覆盖的双层复合移植物轮廓增量的概念和初期创口关闭。增量范围达到愈合帽的边缘。注意BL种植体颈部位于腭侧骨壁根方。（b）同样的轮廓增量技术适用于TL种植体，选择一个大的1.5mm愈合帽。注意微粗糙的种植体表面是如何定位在腭侧骨壁根方的。

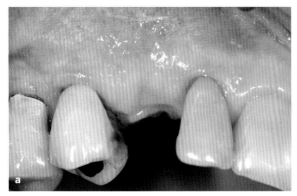
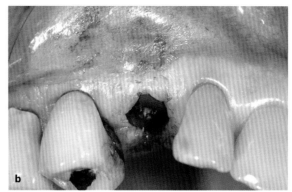
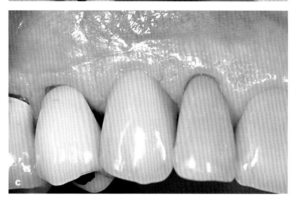

图8-9 病例1（续） （a）术后无干扰愈合无并发症，8周时临床显示软组织愈合良好。（b）使用12b刀片环切技术重新切开已愈合的黏膜，将2mm愈合帽换成更高的4.5mm愈合帽。（c）种植体植入后6个月的临床状况。种植体冠已由转诊牙科医生制作完成。黏膜边缘凸起，位置正确，没有明显的炎症表现。

合，以便冠向移动和稳定瓣。本病例中，磨短现有局部义齿和术区相接的部分，以避免与下方的软组织直接接触。患者使用镇痛剂控制术后疼痛，并在术前2小时开始使用阿莫西林（Augmentin，GlaxoSmithKline），在围手术期预防使用抗生素，并在术后2天继续使用。此外，要求患者刷牙时避开术区，代替使用氯己定二葡萄糖酸盐漱口液，每天两次，以控制菌斑。图8-8显示了BL和TL种植体在轮廓增量和初期创口关闭后的临床情况。

愈合期和种植体二期打开

病例1的患者，我们遵循常规的术后治疗方案。患者在第2天回访以检查基本的创口愈合情况。排除术区内血肿的发展是很重要的。

仔细清洁术区，指示患者继续使用氯己定漱口水，并在刷牙时避开术区。当存在血肿的情况下，延长预防使用抗生素的时间。当创口愈合正常，就像这一病例，在术后第2天停止预防性使用抗生素。

第7天安排患者复诊，进行清洁创口和松弛切口的拆线。嵴顶区的缝线在第14天拆线。第三次回访后，要求患者继续用软刷刷术区。

患者在8周康复后通常会再次回访。本病例创口愈合无异常，没有并发症（图8-9a）。采用根尖放射线检查种植体植入情况，并用12b刀片环切技术重新打开种植体部位。用扳手取下愈合帽，换上较高的愈合帽（图8-9b）。

在那之后，就可以开始修复了。这位患者

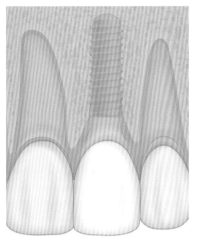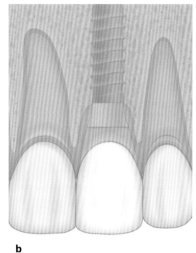

图8-10 （a）愈合和骨重建完成后BL种植体治疗效果的模式图。种植体周龈乳头由邻牙的邻间牙槽骨支撑。种植体颈部到黏膜边缘唇侧正中的距离约为3mm。（b）使用TL种植体的治疗效果的说明，该种植体冠直接就位于种植体颈部。种植体周龈乳头由邻牙的邻间牙槽骨支撑。TL种植体开发了一种所谓的骨环钻，可以定位种植体的光滑表面。

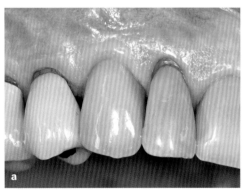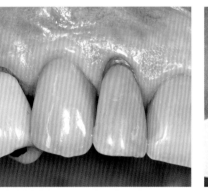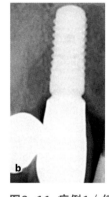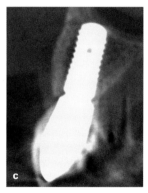

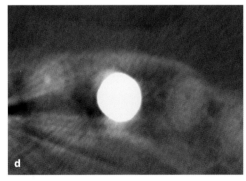

图8-11 病例1（续）　（a）3年随访（译者按：此处应为4年随访）检查显示种植体周软组织稳定。患者的家庭口腔维护良好，得到健康的种植体周黏膜，避免了炎症。（b）相关的根尖放射线片证实了嵴顶骨的稳定性。（c）唇腭向CBCT断层显示唇侧骨壁完整，嵴顶平齐种植体颈部冠方。（d）CBCT水平向断层可以确认经过愈合唇侧骨壁再生非常良好。此外，种植体唇腭向位置佳，对于获得成功效果非常重要。

被转诊回一个私人诊所，在那里制作了螺钉固位单冠关闭单颗牙间隙（图8-9c）。对于美学要求较高的患者，常规使用丙烯酸制作的临时冠进行软组织塑形[34]。修复完成后，必须启动种植体冠的维护护理计划，通过回访来检查患者的口腔卫生，种植体周组织的健康状况和咬合接触，这是种植修复长期成功的重要因素。回访的频率是根据患者的风险状况来选择的。图8-10显示了BL和TL种植体在种植修复和种植体周骨重建后的临床情况模式图。

患者在4年的临床和影像学随访检查显示了稳定的种植体周软组织，没有任何临床炎症征象（图8-11a）。黏膜边缘位置良好，有非常好的弧度轮廓。根尖放射线片显示骨结合种植体的典型特征，骨–种植体直接接触（图8-11b）。CBCT分析证实轮廓增量的效果出色，特别是考虑到手术当天整个唇侧壁完全缺失。唇侧壁厚度2~3mm，嵴顶位于种植体颈部冠方约1.5mm处（图8-11c和d）。

多颗牙缺失位点的外科程序

根据SAC分类，在拔牙后形成多颗牙缺失的位点进行种植治疗的要求更为苛刻，并且总是被归类为高度复杂的程序[16]。单颗牙间隙的种植体受益于邻近的牙齿，只要邻牙根部的牙槽骨高度不降低，就可以支持种植体近远中周围龈乳头。这是单颗牙种植一个很大的优势，而多颗相邻牙连续缺失时，需要种植体支持式修复体修复但邻间牙槽骨丧失了。正如第5章已经讨论过的，需要恢复的牙齿数量、缺牙区的位置以及缺牙间隙的近远中宽度都发挥着重要作用。在这一部分，最重要的临床情况是单独讨论和记录的病例报告。

两颗相邻牙缺失：两颗中切牙

病例2代表了这一适应证，手术记录详尽。在过去的15年中，基于对组织生物学的更好理解以及平台转换种植体投入使用，我们在美学效果方面取得了重大进展[35]。在两颗中切牙的拔牙位点，局部解剖结构通常是有利的。中央的邻间牙槽嵴通常很大，血运良好（图8-12a和b）。这有助于最大限度地减少拔牙后垂直向骨吸收。

唇侧骨壁通常很薄（<1mm），90%以上的病例在拔牙后束状骨吸收期间出现吸收[8,10]。自2006—2007年以来，常规临床实践一直使用两种BL种植体（图8-12c），因为这些平台转移种植体可以最好地维持种植体之间的骨量。结果，中切牙龈乳头只降低了1mm。这并不会影响美学效果，因为这个龈乳头没有对侧同名龈乳头可以比较。在2006—2007年之前，使用两颗TL种植体总是造成更深长的骨吸收，导致中切牙龈乳头明显较短，通常与黑三角或极长的接触区相关（图8-12d）。这种严重的骨吸收是由修复后形成的典型碟形骨吸收引起的，这一现象不仅在Straumann TL种植体（图8-12e和f）是典型的，而且最初的Brånemark种植体也是如此。

两颗BL种植体之间必须留有足够的距离，至少3~4mm，这与中切牙种植体间龈乳头的体积和维持相关[36]。这一距离主要取决于缺牙间隙的近远中宽度，这对于两颗中切牙位点通常不成问题。另一个需要检查的重要解剖结构是鼻腭管的位置和大小，在种植手术中必须不能侵及。因此，种植体通常位于牙槽窝中间稍偏远中的位置。在以将种植体平台放置在安全带为目标植入种植体后，放置2mm高的愈合帽，并且使用双层复合移植物骨增量，如病例1所述。除了唇侧骨，两颗种植体之间的骨嵴也要增加到1~2mm的骨高度，以便将来支撑中切牙龈乳头。当使用大量的复合移植物时，我们用纤维蛋白封闭剂（Tisseel，Baxter）稳定填充物。然后，使用一张大的Bio-Gide膜进行双层膜技术，无张力初期创口关闭。

手术的分步操作步骤如图8-13所示，包括4年的CBCT随访记录。

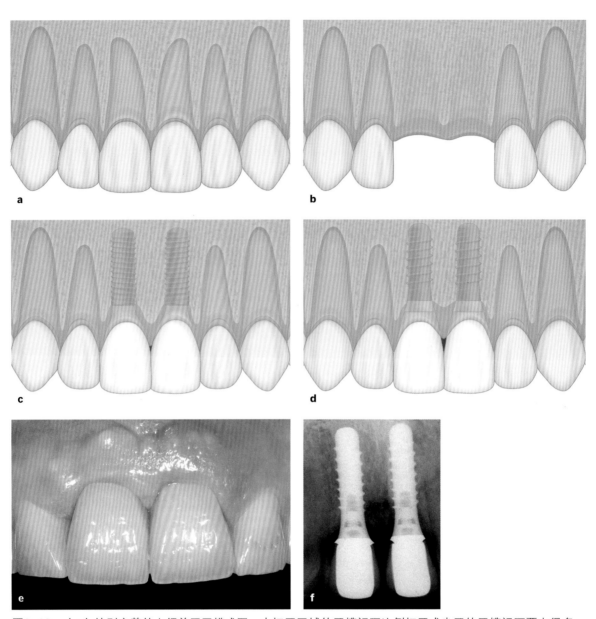

图8-12 （a）特别完整的上颌前牙区模式图。中切牙区域的牙槽间隔比侧切牙或尖牙的牙槽间隔要大得多。
（b）拔除两颗中切牙是一项临床挑战，过去15年我们在这方面取得了重大进展。好的一面是中切牙牙槽间隔骨
量充足和两颗种植体之间空间大、容纳力强。（c）自21世纪初期以来，这种情况下的常规解决方案是使用两颗
Straumann BL种植体。作为平台转移种植体，它们的骨重建最小，两颗种植体之间的骨量较大。由此导致中切
牙龈乳头的高度只是略有减少。（d）采用BL种植体之前的解决方案是使用两颗TL种植体。这些种植体显示出
种植体之间骨嵴明显的垂直向吸收，因此其美学效果往往受累。结果是中切牙龈乳头明显萎缩。（e）这一美学
效果是20世纪90年代用两颗TL种植体所能获得的最好结果之一。注意中切牙龈乳头明显降低。为了避免所谓的
黑三角，缺失的组织用瓷补偿，形成一个长的近中接触区。（f）放射线片显示非平台转移种植体如TL种植体或
Brånemark种植体植入较深位置后发展出典型的碟形骨吸收。两颗TL种植体之间的垂直向骨吸收特别明显，因为
缺乏相邻的天然牙齿所提供的组织支持。

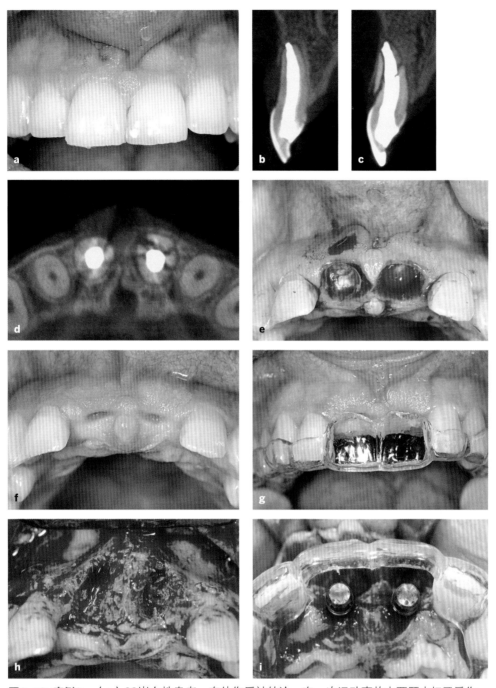

图8-13 病例2 （a）22岁女性患者，在外伤后被转诊。在一次运动事故中两颗中切牙受伤，都接受了牙髓治疗。（b和c）CBCT断层片显示右侧中切牙骨壁缺失和左侧中切牙牙根折断。（d）CBCT水平向断层片显示上颌骨中部骨病变。（e）不翻瓣拔牙术后的临床状况。两个拔牙窝都用胶原蛋白塞填充，以稳定血凝块。（f）软组织平稳愈合后的临床表现。（g）8周后，计划进行早期植入。制作了半透明的外科导板，帮助外科医生进行种植窝的预备。（h）翻开全厚瓣。𬌗面观显示了两个种植位点唇侧骨缺损的范围。（i）植入两颗BL种植体后的𬌗面观。注意正确的种植体长轴允许螺钉固位冠，两颗种植体之间3～4mm的空间充足。　→

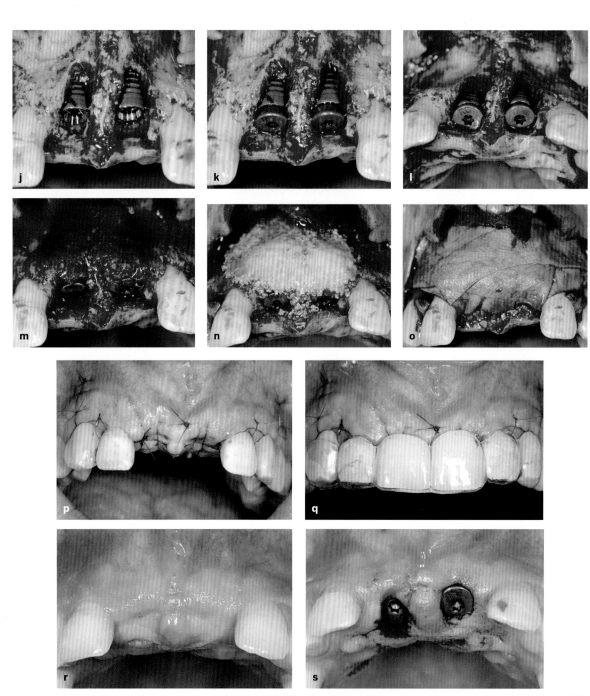

图8-13 病例2（续） （j）两颗BL种植体植入后的唇侧观，位置正确地位于所谓的安全带内。种植体颈部都位于腭侧骨壁根方。（k）放置两个2mm愈合帽，以允许骨增量到愈合帽的边缘。（l）拾面观显示早期种植体植入概念中典型的二壁骨缺损形态。这是骨再生成功的关键因素。（m）骨增量第一层是自体骨屑，翻瓣后直接从局部周围获取的。（n）第二层由DBBM颗粒组成，用于轮廓增量。此类大型骨缺损部位，DBBM颗粒通常用纤维封闭剂稳定。（o）下一步是用一个大的胶原膜剪切成两半或三片，以优化稳定性和增加屏障厚度。（p）手术采用褥式缝合和间断缝合实现无张力初期创口关闭。（q）术后使用真空压膜保持器为患者提供稳定的临时修复体。重要的是临时牙和缺牙区黏膜表面保持1mm的安全距离。（r）8周后的临床状态，软组织愈合无并发症。（s）使用12b刀片环切技术重新打开两颗种植体。取出2mm的愈合帽并更换更高的愈合帽。→

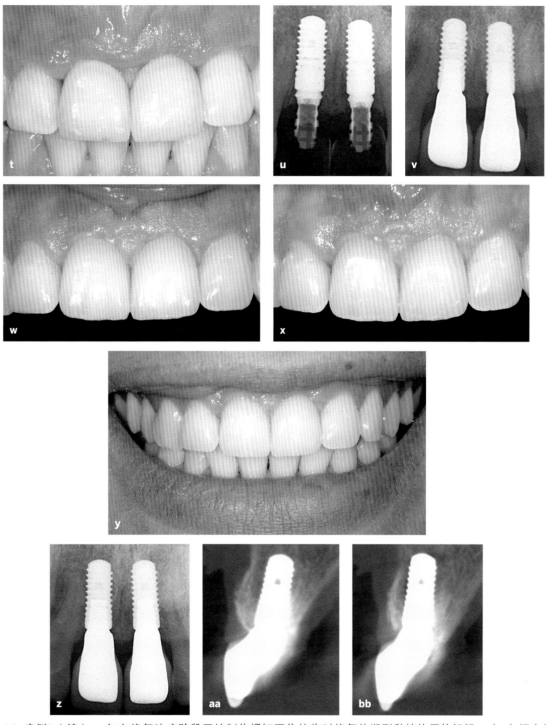

图8-13 病例2（续） （t）修复治疗阶段开始制作螺钉固位的临时修复体塑形种植体周软组织。（u）相应的根尖放射线片显示两颗BL种植体基于预制钛基台以丙烯酸临时冠修复。（v）戴入全瓷螺钉固位种植体冠后的根尖放射线片显示种植体之间的嵴顶骨稳定性和骨高度良好。（w）临床观。结果是令人满意的。（x）3年随访的临床状况。两个种植修复体具有良好的组织稳定性和协调一致性。（y）该患者的笑线虽然高但美学效果良好。（z）根尖放射线片确认了两种植体周嵴顶骨的稳定性。（aa和bb）CBCT断层片显示两颗种植体的唇侧骨壁较厚。骨增量应用了BCM技术。

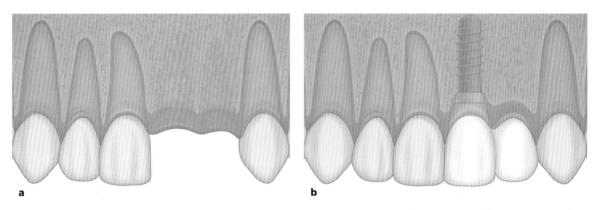

图8-14 （a）中切牙和侧切牙拔除后的模式图。近远中间隙减小，邻间牙槽间隔通常相当薄。（b）这是我们团队在大多数情况下使用的首选解决方案：在较大的拔除位点使用TL种植体，种植冠带远中悬臂修复。

包含侧切牙的两颗相邻牙缺失

种植治疗的适应证可以包括拔除中切牙和侧切牙或侧切牙和尖牙。第一种情况比第二种更常见，因而在此讨论。由于两个主要原因，这种情况比两颗中切牙缺失的情况更加微妙。首先，与两颗中切牙缺失相比，缺牙间隙的近远中距离明显较小。因此，通常两颗种植体之间距离不能达到足够3~4mm。其次，中切牙和侧切牙之间的牙槽间隔明显比中切牙牙槽间隔体积小（图8-14a），因此，由于束状骨吸收过程不可避免，在拔除两颗牙齿之后倾向于出现更加明显的垂直向吸收。

在过去的20年中，作者们一直赞成只在相对更大的拔牙位点植入1颗种植体，即中切牙位点。我们更喜欢TL种植体，因为这是一种强大且适合的种植体来支持悬臂单元（图8-14b）。种植体被植入在一个正确的三维位置，唇侧用轮廓增量加强，结合在相对较小的牙齿位点水平向和轻度垂直向骨增量，悬臂单位将位于此。这种解决方案允许如果需要改善美学效果，在两个联冠之间使用一体化人造红

色烤瓷龈乳头，尽管与单颗牙种植相比效果总是略受损害。此外，这种解决方案还可以用牙线进行简单有效的家庭口腔护理。展示一个典型的病例报告说明我们喜欢的方法（图8-15）。

此病例我们使用了Langer[37]于1994年首次描述的交替拔牙技术。这种技术可以用于未来的悬臂或桥体区，通过将牙根高度磨低到软组织边缘以下约3mm，并将牙根保留6~8周。这种技术提供了两个优点：（1）避免了未来悬臂或桥体区的束状骨，（2）遗留的根面冠方可以发生自发软组织愈合。该技术只适用于根尖未发生急性感染或无瘘管的根尖周病变的患者。在种植手术时，小心地拔除牙根，用3mm金刚砂钻完全切除牙槽窝内的束状骨，用低替代率骨填充物如DBBM（Bio-Oss）填充拔牙窝缺损，整个术区用胶原膜覆盖，无张力初期创口关闭结束手术（图8-15）。

如今，我们的小组很少使用两颗相邻的BL种植体的解决方案，即主要是当我们治疗一个存在磨牙症和低笑线情况的患者时（图8-16）。

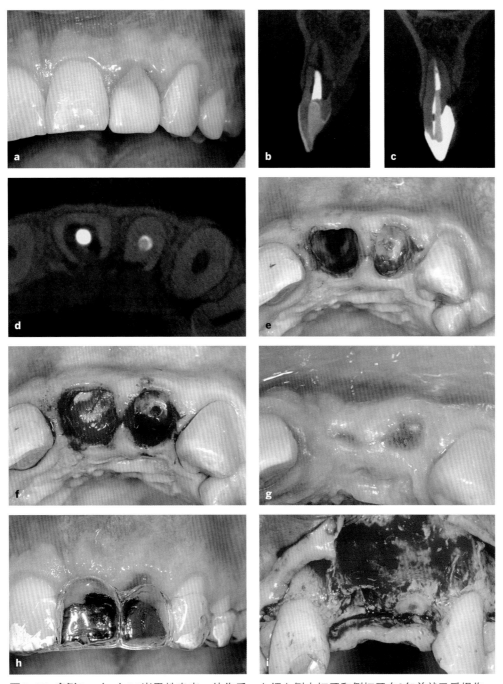

图8-15 病例3 （a）28岁男性患者，外伤后。上颌左侧中切牙和侧切牙在8年前就已受损伤。现在两颗牙齿都有牙根外吸收。（b和c）CBCT断层片显示两颗牙齿的唇侧骨壁完整，但有腭侧牙根外吸收的迹象。此外，中切牙根部有一条折断线。（d）CBCT水平向断层显示了牙根吸收程度。决定拔掉两颗牙齿。（e）第一次手术包括拔除中切牙，使用Langer技术将侧切牙降低到黏膜边缘以下约3mm以限制束状骨吸收到中切牙牙槽窝。（f）用胶原塞填充中切牙牙槽窝，以便在开始的牙槽窝愈合过程中稳定血凝块。（g）8周后的情况。中切牙牙槽窝已愈合，同时侧切牙残根冠方已经形成了额外的角化黏膜但未完全封闭，这是正常的。（h）制订种植手术计划使用典型的半透明外科导板。（i）翻开三角形黏骨膜瓣暴露种植位点的情况。残根清晰可见。 →

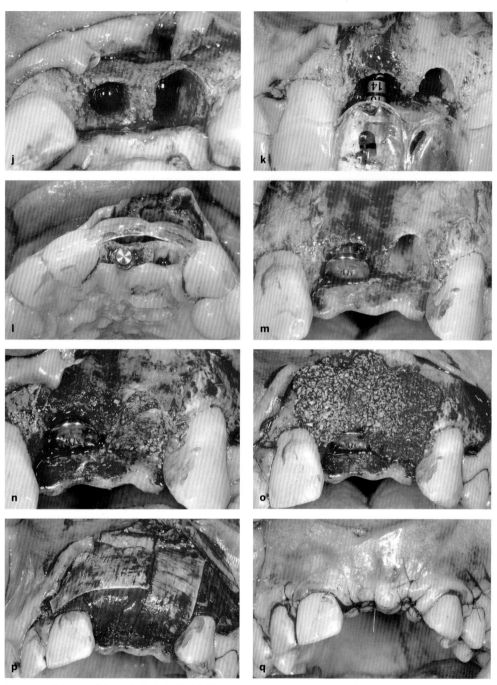

图8-15 病例3（续） （j）小心拔除侧切牙根后的拾面观。两颗牙的唇侧壁都完好无损。牙槽
间隔嵴顶因束状骨吸收而吸收。（k）外科导板用于将种植体正确定位在中切牙区域。与邻牙的
牙槽骨高度相比，牙槽间隔高度的降低已经很明显。（l）植入的种植体长轴正确，可以允许螺
钉固位种植冠。（m）植入具有加工表面颈部的TL种植体并覆盖1.5mm高的愈合帽。（n）制备
自体骨屑、准备DBBM颗粒和用胶原稳定的DBBM填充物，用自体骨屑和DBBM颗粒填充种植体
周骨缺损。（o）用BCM生长因子激活的DBBM颗粒做唇侧的第二层，而胶原稳定的DBBM填充
物用于悬臂区。（p）采用双层膜技术在增量材料表面覆盖胶原膜。（q）切开骨膜后，用褥式
缝合和间断缝合实现无张力初期创口关闭。→

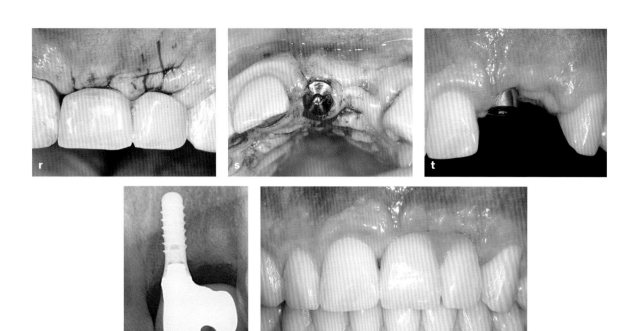

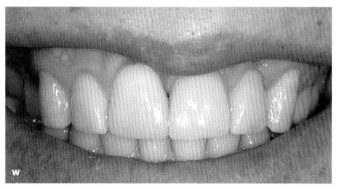

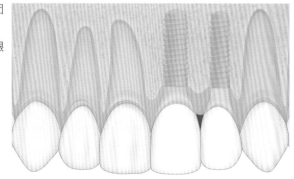

图8-15 病例3（续） （r）降低现有的临时冠高度，避免直接接触黏膜。（s）8周后，用环切技术重新打开种植体位点。取下愈合帽，更换一个更高的愈合帽。（t）1周后，软组织愈合良好。注意愈合帽远中预期的垂直向软组织缺损。（u）最终两单位螺钉固位种植体支持式固定修复体（FPD）的根尖放射线片显示TL种植体周骨稳定，FPD图像亮度高。（v）最终FPD的临床观。值得注意的是，在种植冠和悬臂之间相当大一块粉红色龈瓷补偿缺失的龈乳头组织，并在自然笑容下上唇后方隐藏了根方过渡带。（w）在正常社交距离下，人工龈乳头可显著改善患者的美学效果。

图8-16 由于种植体间距有限，我们团队很少使用两颗BL种植体的解决方案。因其结果往往是显著降低的种植体间龈乳头高度，导致黑三角出现。

171

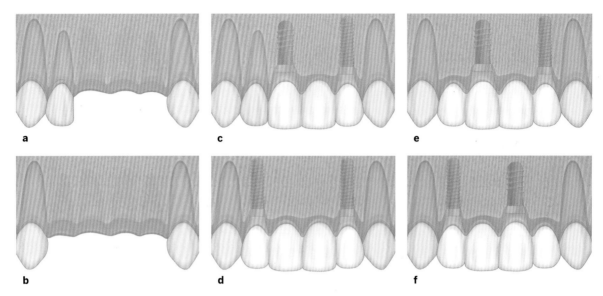

图8-17 （a）拔除3颗牙后的模式图。由于束状骨吸收，牙槽窝间隔的嵴顶会被吸收。（b）拔除4颗上颌前牙后的模式图。由于束状骨吸收，牙槽窝间隔的嵴顶会被吸收。（c）我们团队对3颗缺失牙首选的解决方案的说明：两颗TL种植体用于带有一个桥体的三单位FPD。（d）侧切牙位点植入两颗窄直径TL种植体和两单位桥体FPD，用于4颗缺牙的首选日内瓦解决方案的说明。（e）另一种选择是使用中切牙和侧切牙作为种植位点，得到FPD带一桥体和一悬臂。（f）这是第三个选项，只是与第二个选项的镜像。所有这些修复体解决方案都有3个短的龈乳头。

美学区3或4颗相邻牙缺失

美学区3或4颗相邻牙拔除的临床情况并不常见，通常主要发生于牙槽外伤之后。这意味着受伤的牙齿位于美学区的中心区域，包括一或两颗中切牙（图8-17a和b）。一般来说，适当的治疗对临床医生要求很高，而且治疗结果往往从美学的角度而言受到影响。因此，治疗的目标并非主要是一个出色的美学效果，因为这将是相当一厢情愿的想法，在大多数情况下有点不切实际。其目的显然是尽可能优化美学治疗的效果，这取决于个体受伤的严重程度。

第一项手术原则是尽量避免种植体相邻植入。因此，我们建议在上述所有描述的临床情况下只植入两颗种植体来支持固定修复体（FPD）。在3颗缺牙位点，选择三单位带中间一桥体的FPD（图8-17c）。如果其中一个种植位点是侧切牙，则在此位置使用窄直径种植体（NDIs）。我们目前更愿意在这些较为苛刻的情况下选择以受益于颈部光滑表面的Straumann TL种植体。这种种植体结构通常被称为混合设计的种植体，这个术语是由Tarnow[38]在1993年创造的。这些TL种植体多年来显示出显著的组织稳定性。如果Straumann BL种植体可在未来出现混合设计，那么也可以考虑这些种植体类型。

4颗缺牙位点有3种治疗选项，得到带两颗中切牙卵圆形桥体或一桥体加一悬臂单位的四单位FPD（图8-17d~f）。种植体位置的选择主要取决于拔牙窝的局部解剖结构，即潜在种植体位点的可用骨量。一个完整记录的治疗方式是侧切牙位点植入两颗窄直径种植体，称

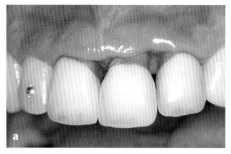
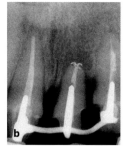
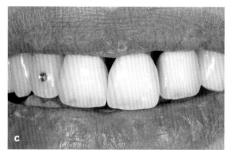
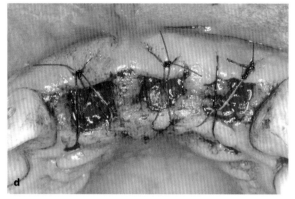
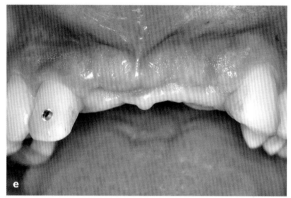
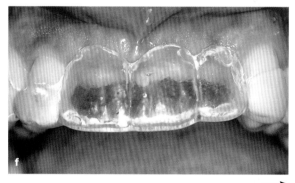

图8-18 病例4 （a）一位女性在严重车祸10年后的初始状态。3颗牙齿被波及，有广泛的硬组织和软组织缺损。（b）根尖放射线片显示垂直向骨丧失，尤其在左侧中切牙周围。（c）两个大的黑三角严重影响了美学区。（d）这3颗牙被拔除后的状态。放置胶原塞之后，缝合固定创口边缘。（e）两个月之后，软组织愈合良好。左侧中切牙颊侧区域的萎缩清晰可辨。（f）种植手术时，使用标准的透明压膜外科导板，以使两颗TL种植体获得正确的三维植入。

为日内瓦方案[39]。在这种特殊情况下，窄直径种植体在尺寸方面特别适合替换缺失的上颌侧切牙，而不会干扰邻近中切牙桥体的外展隙。自从以钛锆（Ti-Zr）合金为特征的Roxolid（Straumann）种植体出现，对可疑的机械抗力性能（即两颗窄直径种植体必须支撑两个中切牙桥体）的担忧已经消除[40]。

第二项原则是常规应用如前所述的局部轮廓增量。除了对两个植入位点的增量，骨增量要扩大到未来的桥体区，并且如果存在悬臂区则也要一起增量。不仅在水平向上进行骨增量，垂直向也要轻微增量以优化这些区域的软组织高度。考虑到桥体区软组织厚度仅为3~4mm[41]的现实，很明显，美学效果总会略有受损，因为桥体区的这些假龈乳头高度降低，并具有所谓的"圆钝"形态。如果由此产生的垂直向软组织缺损导致不可接受的美学效果，则必须考虑使用红色龈瓷[42-43]。

3个经典的病例报告在图8-18 ~ 图8-20中展示。

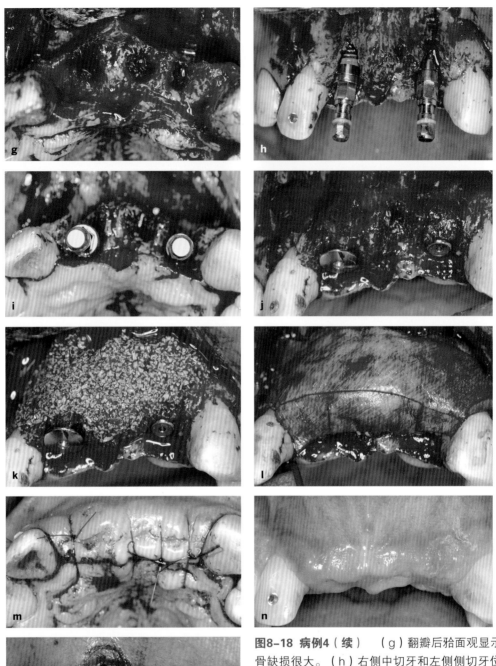

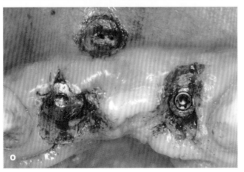

图8-18 病例4（续） （g）翻瓣后殆面观显示桥体区骨缺损很大。（h）右侧中切牙和左侧侧切牙位点植入两颗TL种植体后的情况。（i）殆面观确认两颗种植体位点的二壁骨缺损形态。（j）首先，自体骨屑应用于骨缺损区，以刺激新骨形成。骨屑用刮骨刀和骨凿局部获取。（k）其次，一层厚的DBBM颗粒不仅用于唇侧，还用于种植体之间的桥体区和愈合帽周。（l）使用双层膜技术将一张大的胶原膜覆盖在增量材料表面。（m）无张力初期创口关闭完成手术。（n）无并发症创口愈合后的软组织状况。（o）两个种植位点再次打开，将短的愈合帽换成高的愈合帽。 ➡

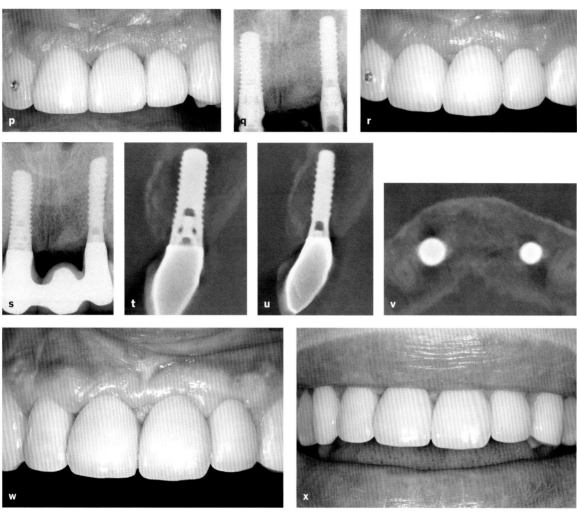

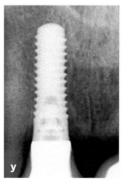

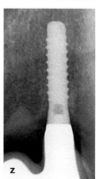

图8-18 病例4（续） （p）使用三单位丙烯酸临时修复体塑形种植体周软组织。（q）根尖放射线片显示桥体区成功骨再生。可以清楚地识别使用的DBBM颗粒。（r）最终金属烤瓷三单位FPD 5年随访的临床观。考虑到治疗初期扩大的软组织缺损，软组织轮廓相当令人满意。（s）5年随访的放射影像学检查证实种植体和桥体区骨嵴高度稳定。（t和u）5年随访的检查中，CBCT矢状向断层显示两颗种植体唇侧壁非常厚。（v）CBCT水平向断层证实了增强区出色的骨再生效果。（w）10年检查的临床状况。没有任何退缩征象的组织稳定性令人印象深刻。注意中切牙龈乳头的小病变，像乳头状瘤。（x）考虑有两个黑三角的初始状态，现在微笑的美学效果非常令人满意。（y和z）10年检查时的根尖放射线片显示种植体位点以及桥体区的骨嵴高度稳定，桥体区采用了DBBM进行垂直向牙槽嵴增量。（修复由Chris Hart医生完成）

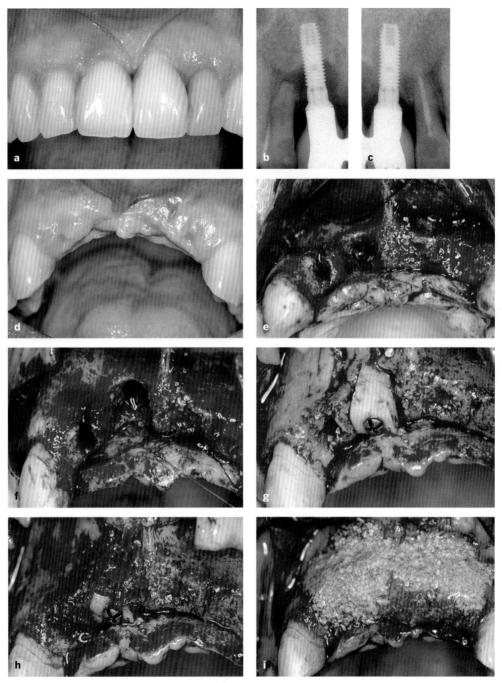

图8-19 病例5 （a）中切牙区两颗失败种植体的初始状态。两颗种植体都有化脓和增加的探测深度。（b和c）根尖放射线片显示在右中切牙区域的种植体广泛的骨丧失。两侧切牙也显示出明显的垂直向骨缺失。（d）决定取出两颗种植体，拔除两颗侧切牙作为未来的植入位点。正如预期，拔牙导致了严重的垂直向组织缺损。（e）首次翻瓣手术。在右中切牙的种植位点发现一个严重的骨缺损。于是决定推迟种植时间。（f）细节图像显示种植体周炎引发骨缺损范围扩大。决定首先进行水平向骨增量，6个月后植入种植体。（g）从磨牙后垫区获取小骨块固定在缺损部位。该骨块用固定螺钉固定。（h）骨块周围首先用自周围获取的自体骨屑增量。（i）用一层厚厚的DBBM颗粒进行水平向牙槽嵴增量。DBBM颗粒用胶原纤维封闭剂稳定。 →

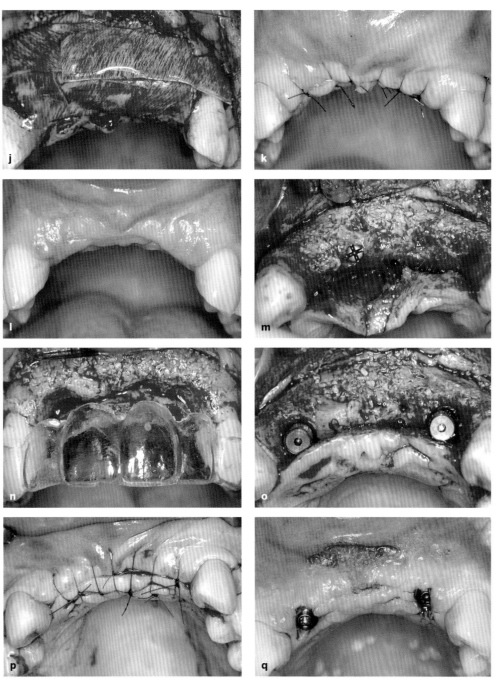

图8-19 病例5（续） （j）用一大块胶原膜采用双层膜技术覆盖增量区。（k）无张力初期创口关闭完成手术。（l）创口愈合无异常。正如预期垂直向组织缺损仍然存在，因为水平向增量是主要目标。（m）第二次翻瓣手术时的𬌗面观。骨增量很成功。（n）种植手术采用透明外科导板。日内瓦方案是计划在侧切牙位点植入两颗种植体。（o）侧切牙位点植入两颗窄直径TL种植体的𬌗面观。两颗种植体唇侧壁厚度大于2mm。（p）初期创口关闭潜入式愈合，完成手术。（q）8周后的临床状况。用环切技术重新打开两个种植位点，短愈合帽更换为更高的愈合帽。

→

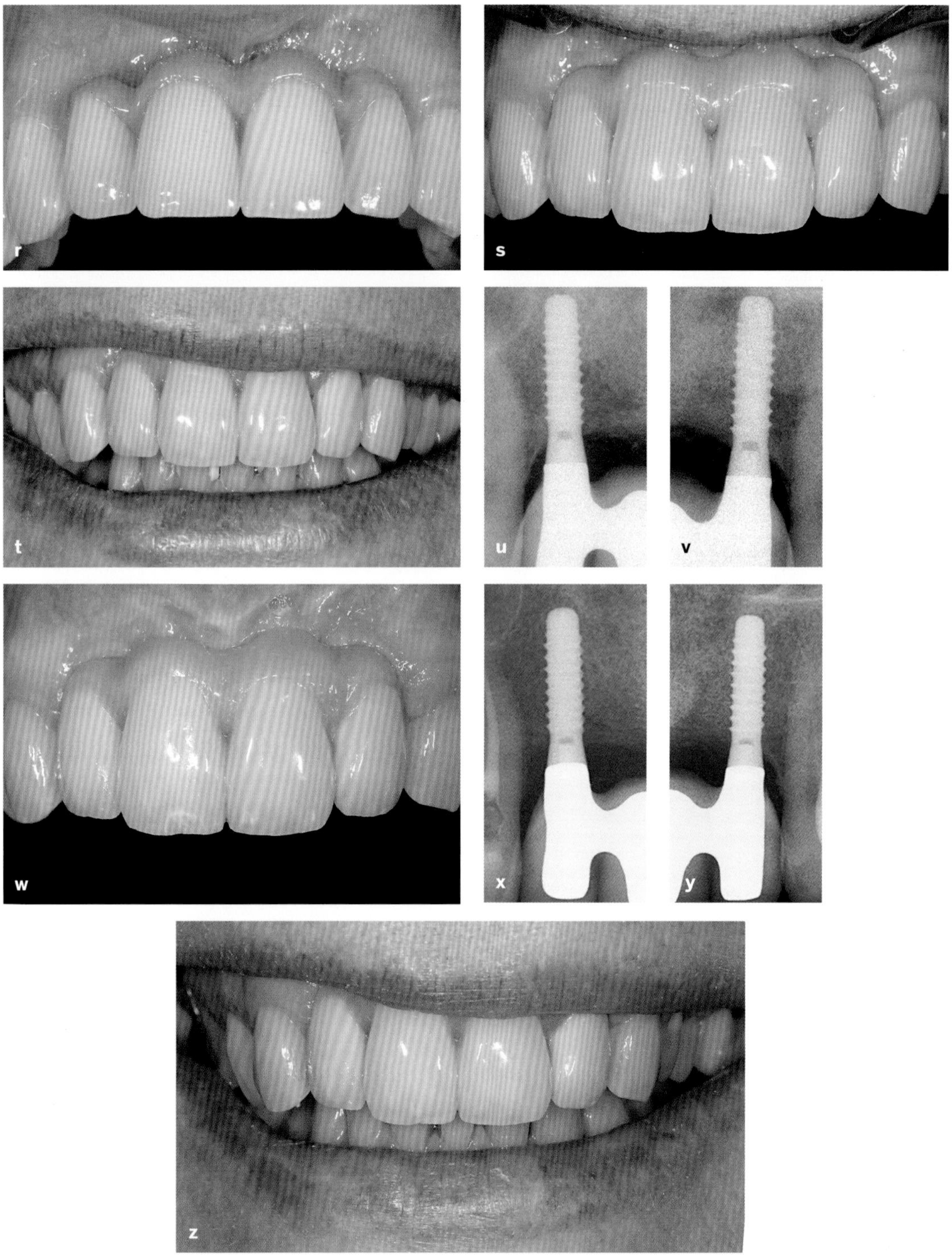

图8-19 病例5（续） （r）修复治疗开始戴入直接螺钉固位的临时四单位FPD，出于美学原因在颈部区域使用了粉色复合树脂。（s）最终为螺钉固位的金属烤瓷FPD临床观，特征为带有一大块龈瓷。（t）患者的自然笑容下，可以注意到尽管存在明显的种植体周组织缺损，但种植体支持式修复体的美学效果可以接受。（u和v）根尖放射线片证实了两颗种植体的骨结合稳定，以及四单位金属烤瓷FPD的边缘真实度足够。（w）11年随访检查的临床特写视图。（x和y）11年随访检查的根尖放射线片显示两颗种植体的骨嵴顶高度稳定。（z）在11年的随访中，患者微笑时的外表保持不变。

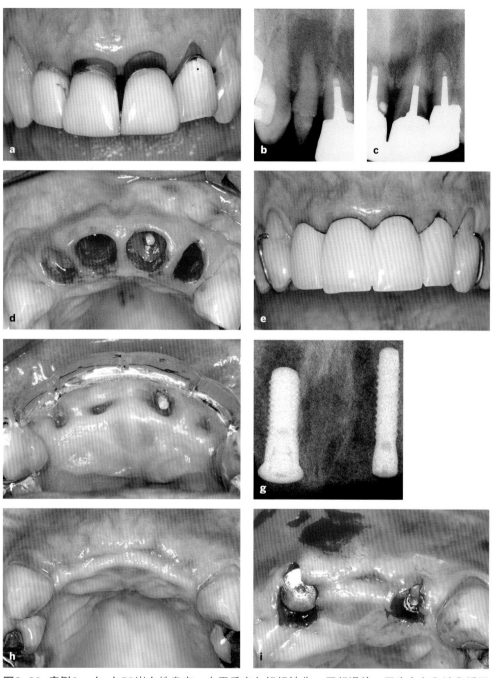

图8-20 病例6 （a）58岁女性患者，由于垂直向组织缺失、牙龈退缩、牙齿变色和继发龋而呈现严重损害美观的情况。（b和c）根尖放射线片记录了问题的严重程度。决定替换4颗上颌切牙。（d）第一步是拔除右侧中切牙和左侧侧切牙，种植体将在8周内植入。用Langer技术磨短左侧中切牙和右侧侧切牙。（e）8周愈合期内戴用临时局部义齿（RPD）。（f）种植术前试戴外科导板。11和22的软组织已经愈合，而残根尚未被新形成的角化黏膜完全覆盖。（g）在右侧中切牙和左侧侧切牙位点植入两颗TL种植体术后的情况。唇侧和桥体区进行轮廓增量。（h）完全愈合时的软组织情况。此时（2005年），常规愈合期为12周。（i）用环切技术重新打开两个种植位点后的状态。　　　　　　　　　　　　　　　　　　　　⟶

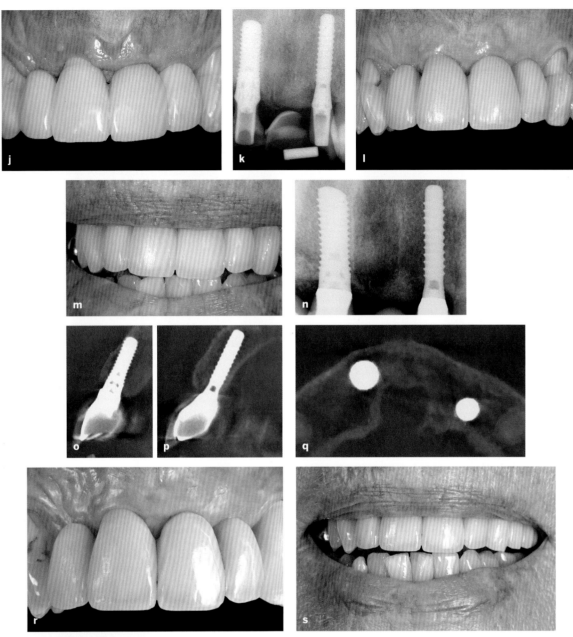

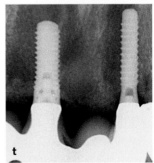

图8-20 病例6（续）　（j）螺钉固位的临时修复体，丙烯酸树脂制作的四单位FPD塑形软组织。（k）FPD临时修复体就位的根尖放射线片显示成功的桥体区垂直向骨增量。（l）最终四单位金属陶瓷FPD修复体的5年随访检查。没有使用粉色龈瓷，因为患者的笑线低。（m）和最初情况相比，上唇回位后的美学效果显示了一个不错的结果。（n）随访5年的根尖放射线片显示种植体和桥体区骨嵴高度稳定。（o和p）CBCT颊舌向断层片显示两颗种植体唇侧骨壁非常完整。11位点种植体的骨壁比22位点种植体要薄。（q）11位点种植体的骨壁较薄是由于术中为了避免直接接触鼻腭管导致位置偏唇。（r）10年复查的临床状况。种植体周软组织非常稳定，在种植体和桥体区都有凸起的黏膜。（s）美学效果仍然保持稳定。（t）10年复查时的放射学随访。没有任何负面的改变。嵴顶骨非常稳定。（修复由Chris Hart医生完成）

图8-21 Chappuis等[27]的前瞻性病例系列研究的放射学结果。14位患者（a）观察到完整的骨壁，其中5位（b）具有完整的骨壁和嵴顶位于颈部根方。1位患者（c）唇侧完全没有骨壁。

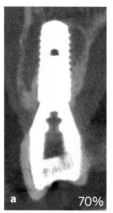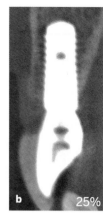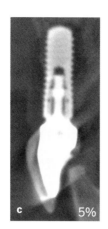

早期种植伴轮廓增量的长期记录

自2000年以来，我们已经记录了两个接受了这一外科概念治疗的患者队列。第一组41位患者在2000年初接受了Straumann TL种植体植入和同期轮廓增量的治疗。2013年，展示了5～9年随访检查的横断面前瞻性结果[44]。CBCT分析显示两颗种植体没有唇侧骨壁（4.9%），平均唇部骨壁厚度为2.2mm。第二项研究是一项前瞻性病例系列研究，记录了20位接受Straumann BL种植体植入治疗的患者，这些种植体在当时是新推出的。值得注意的是，所有20位患者都在10年的时间内进行了前瞻性记录，失访率为0。为了获得短期的文献资料，我们提供了1年的影像学、临床和美学结果[23]。6年和10年的检查包括CBCT分析，以检查再生的唇侧骨壁的命运[27,45]。10年的检查显示，20位患者中有19位的种植体周软硬组织总体稳定。在这19位患者中，CBCT

分析显示唇侧骨壁完整（95%），而1位患者（5%）没有检测出骨壁，在早期和在1年和3年的根尖放射线片检查中评估显示嵴顶区有进行性骨吸收。分析所有20位患者10年的检查结果，14位（70%）显示唇侧骨壁完整，骨嵴顶位于种植体颈部冠方（图8-21a），5位（25%）也具有完整的骨壁，但骨嵴顶稍低于颈部（图8-21b），剩余的种植体（5%）显示几乎没有唇侧骨，骨吸收到种植体根方（图8-21c）[27]。19位有完整骨壁患者的唇侧骨壁平均厚度在10年检查时为1.7mm，唇侧骨嵴顶与种植体颈部的平均距离为0.16mm（范围-1.26～+1.48mm）[27]。总之，19位（95%）患者的轮廓增量成功，剩下没有唇侧骨壁的种植体被认为存活但不成功（5%）。显示有轻微的黏膜退缩，大约1mm。

接下来，前述手术技术通过几个长期病例介绍进行记录，随访时间至少为10年（图8-22～图8-25）。

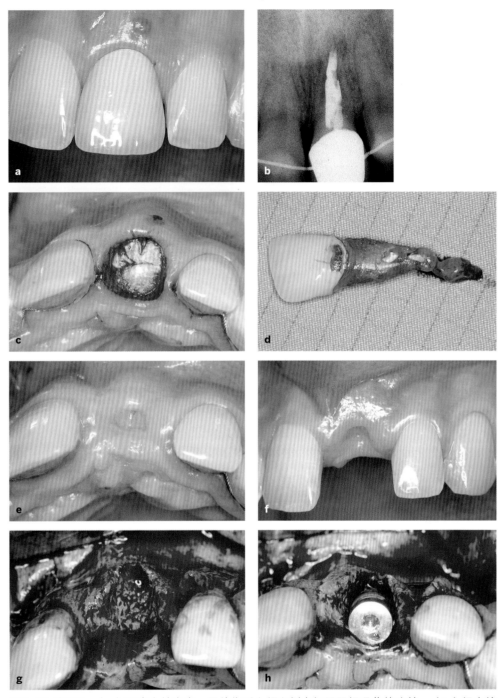

图8-22 病例7 （a）28岁女性患者，因外伤后上颌左侧中切牙牙根吸收伴瘘管。（b）根尖放射线片显示受伤的中切牙有一个小的根尖病变。（c）微创、不翻瓣拔牙、搔刮拔牙窝和胶原蛋白塞填充后的情况。（d）拔出后的牙显示牙根外吸收和根尖病变。（e）8周后，殆黏膜高度完整的牙槽嵴顶。然而，牙槽窝唇侧壁正中间的触诊是软的。（f）唇面观证实创口愈合平稳。两个龈乳头稍微变短。（g）在种植手术中，殆面观证实唇侧骨缺失，原因最可能是束状骨吸收。但是牙槽窝近远中向嵴顶宽度完全保留了。（h）种植体按照正确的三维位置植入后的状态。唇侧面形成的二壁骨缺损是有利型缺损类型，有利于成功的骨增量。 ⟶

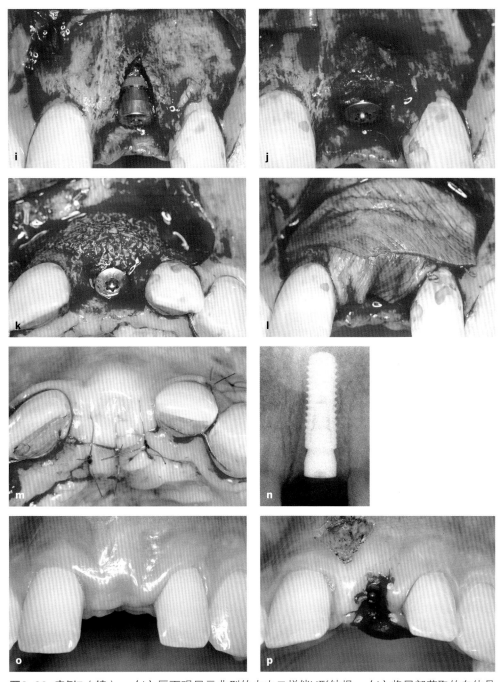

图8-22 病例7（续） （i）唇面观显示典型的火山口样伴V形缺损。（j）将局部获取的自体骨屑放置在愈合帽边缘的骨缺损处，以刺激早期愈合过程中的骨形成。（k）第二层DBBM颗粒用于轮廓增量。（l）应用双层膜技术将胶原膜作为临时屏障，并维持骨填充物不移位。（m）无张力初期创口关闭完成手术。（n）术后放射线片显示BL种植体放置了一个3.5mm高愈合帽。（o）创口愈合平稳，唇面观显示单颗牙间隙软组织愈合良好。（p）用12b刀片的环切技术重新打开种植体。采用CO_2激光切断系带以消除未来种植体周黏膜边缘的直接拉力。　　→

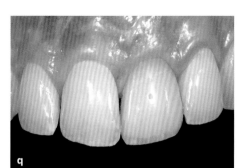
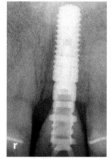
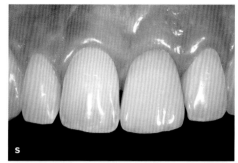

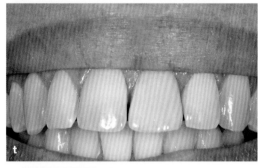
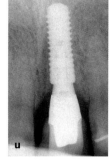
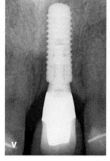
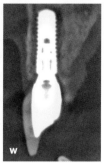

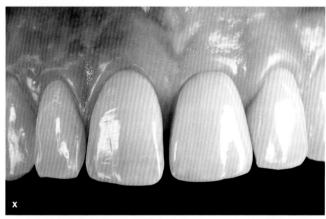

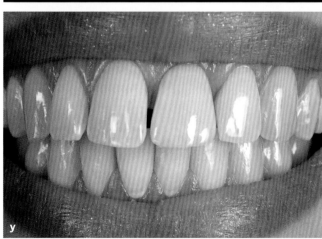

图8-22 病例7（续）（q）几个月后，直接螺钉固位丙烯酸临时冠就位后的临床状态。种植体周软组织塑形并成熟。（r）相应的放射线片显示了稳定的骨嵴高度以及基于预制钛基台的临时丙烯酸贴面种植冠。（s）1年复查的临床数据显示，最终种植冠的美学效果良好。种植体周组织稳定。（t）微笑时形成了令人愉悦的美学效果。（u）1年检查时相应放射线片显示了典型的骨嵴水平的骨改建活动。（v和w）10年检查（2016年）的放射线片和CBCT扫描显示，骨嵴高度稳定，唇侧骨壁完整，嵴顶位于种植体颈部冠方。（x）临床状态。种植体周黏膜在唇侧表现出良好的稳定性和凸度。此外，可以观察到小的中切牙间隙和切缘高度轻微不对称，这表明相邻天然牙列的牙-牙槽轻度生长。（y）嘴唇回位后的美学效果可以认为是稳定的。

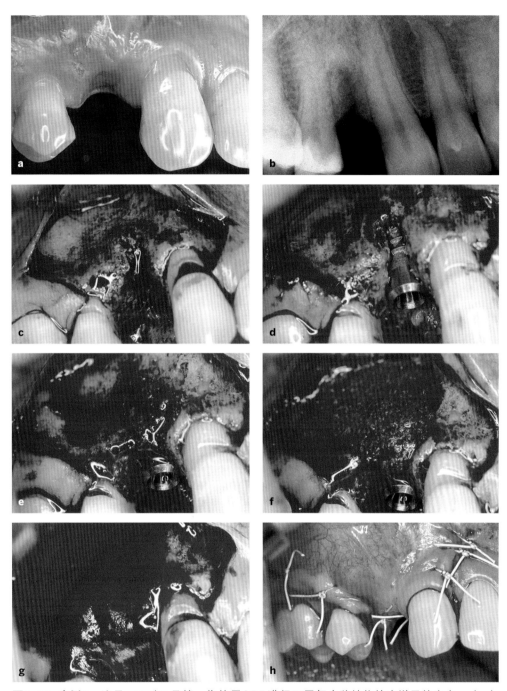

图8-23 病例8 这是1998年1月第一位使用GBR进行双层复合移植物轮廓增量的患者。（a）拔牙后6周转诊时的状态。（b）根尖放射线片显示第一前磨牙拔除后6周的牙槽窝缺损状况。（c）翻瓣后。明显的典型火山口样骨缺损。（d）预备种植窝完成，植入TL种植体。由此产生的唇侧骨缺损类型是有利型二壁骨缺损。（e）骨缺损内填充从同一术区内获取的自体骨屑。（f）放置第二层DBBM颗粒。（g）在最初愈合过程中，放置胶原膜提供临时屏障作用。（h）间断缝合初期创口关闭完成手术。1998年时主要使用GORE-TEX缝线（GORE Medical）。➡

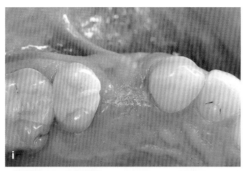
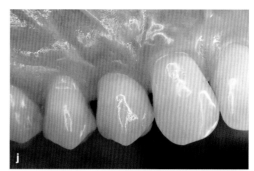

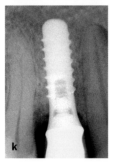
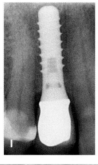
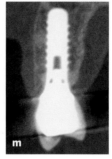
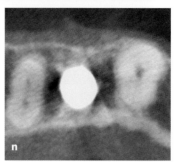

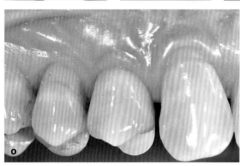

图8-23 病例8（续） （i）1998年，愈合期时长3个月。创口愈合平稳。（j）1年随访时的状态。种植体由转诊医生修复。唇侧正中黏膜的位置非常好。（k）相应的1年放射线片显示该TL种植体周骨嵴高度稳定。（l和m）20年检查（2018年）时的放射线片和CBCT横断面断层显示，骨嵴高度稳定，唇侧骨壁完整。（n）完整的唇侧骨壁在CBCT水平向断层片中也很明显。（o）临床状况显示种植体周黏膜健康稳定，完全没有退缩征象。

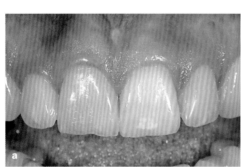
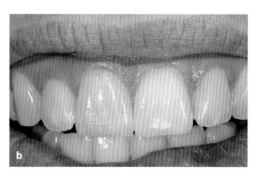

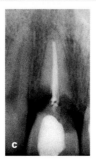
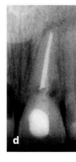

图8-24 病例9 （a）最初临床细节特写（2006年），27岁女性患者，因上颌中切牙区的急性疼痛就诊。除了右侧中切牙的牙冠有中度变色外，没有其他明显的问题。（b）注意患者的高笑线，完全暴露出龈乳头和龈缘。（c和d）最初的放射线片显示中切牙颈部有一个进展性牙根外吸收。两颗侧切牙的近中骨高度及两颗中切牙之间的骨高度没有降低。→

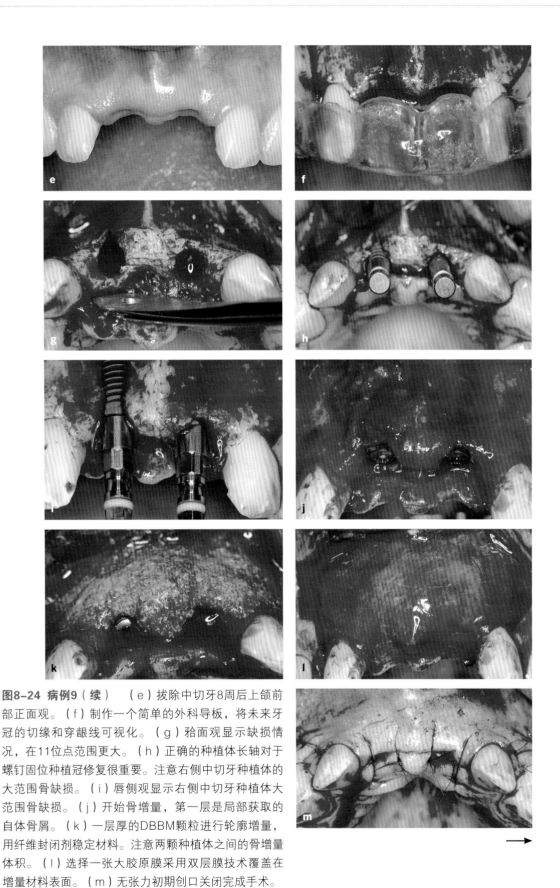

图8-24 病例9（续）（e）拔除中切牙8周后上颌前部正面观。（f）制作一个简单的外科导板，将未来牙冠的切缘和穿龈线可视化。（g）𬌗面观显示缺损情况，在11位点范围更大。（h）正确的种植体长轴对于螺钉固位种植冠修复很重要。注意右侧中切牙种植体的大范围骨缺损。（i）唇侧观显示右侧中切牙种植体大范围骨缺损。（j）开始骨增量，第一层是局部获取的自体骨屑。（k）一层厚的DBBM颗粒进行轮廓增量，用纤维封闭剂稳定材料。注意两颗种植体之间的骨增量体积。（l）选择一张大胶原膜采用双层膜技术覆盖在增量材料表面。（m）无张力初期创口关闭完成手术。

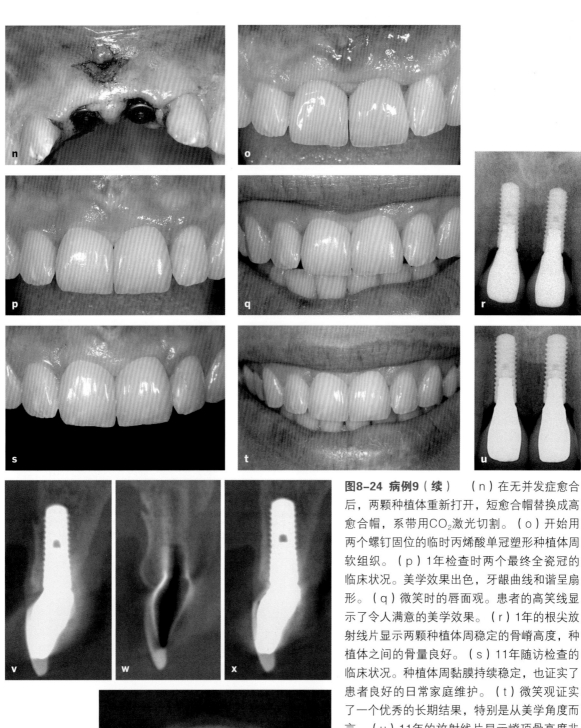

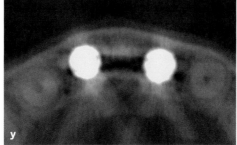

图8-24 病例9（续） （n）在无并发症愈合后，两颗种植体重新打开，短愈合帽替换成高愈合帽，系带用CO_2激光切割。（o）开始用两个螺钉固位的临时丙烯酸单冠塑形种植体周软组织。（p）1年检查时两个最终全瓷冠的临床状况。美学效果出色，牙龈曲线和谐呈扇形。（q）微笑时的唇面观。患者的高笑线显示了令人满意的美学效果。（r）1年的根尖放射线片显示两颗种植体周稳定的骨嵴高度，种植体之间的骨量良好。（s）11年随访检查的临床状况。种植体周黏膜持续稳定，也证实了患者良好的日常家庭维护。（t）微笑观证实了一个优秀的长期结果，特别是从美学角度而言。（u）11年的放射线片显示嵴顶骨高度非常稳定。（v～x）11年时CBCT横断面确认两颗种植体骨壁完整且中线处骨量良好。（y）在11年后的检查中，CBCT水平向断层也证实存在很厚的唇侧骨量。

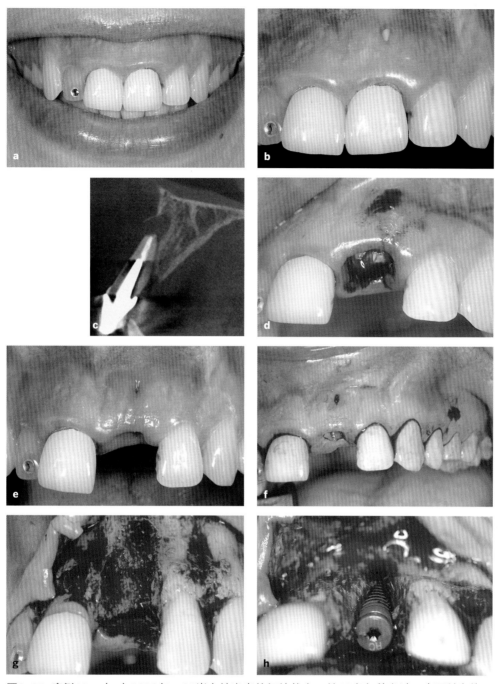

图8-25 病例10 （a）2009年，28岁女性患者的初始状态。她10多年前出过一次牙科事故，笑线极高。（b）近距离观显示左侧中切牙冠修复体存在一个瘘管。探诊深度超过8mm。（c）CBCT唇腭向断层显示唇侧骨壁完全缺失且由于慢性根尖感染导致了根尖病变。（d）左侧中切牙微创拔除术后的情况，并用胶原蛋白塞填充。（e）创口愈合过程良好，可以经过8周愈合后早期植入。（f）种植手术开始做三角形瓣，自2008年以来作者小组一直常规使用该瓣。垂直松弛切口位于第一前磨牙位点。（g）翻瓣暴露出大面积骨缺损，这是因为左侧中切牙的长期慢性感染所致。（h）牙槽嵴宽度足以在按照正确三维位置植入BL种植体后于唇侧获得二壁骨缺损。 ➡

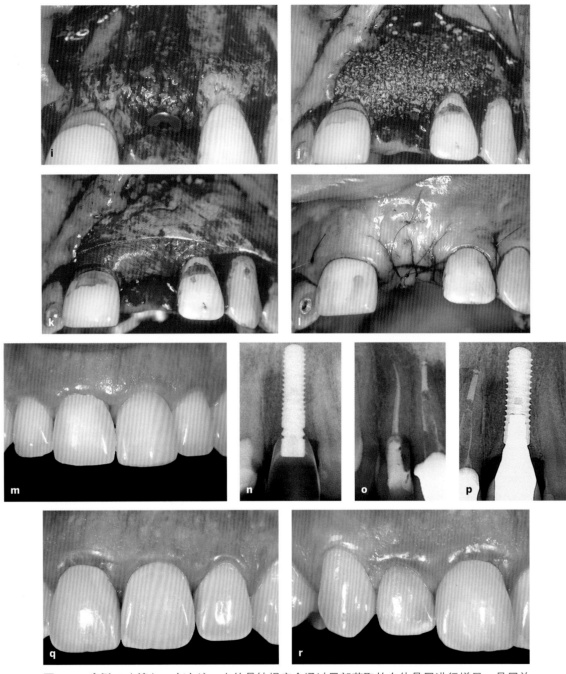

图8-25 病例10（续） （i）这一大的骨缺损完全通过局部获取的自体骨屑进行增量。骨屑放置到2mm高愈合帽的边缘。（j）通过一厚层DBBM颗粒实现局部轮廓增量。（k）用一张大的膜采用双层膜技术，覆盖增量区。（l）初期创口关闭完成手术。（m）术后8周，再次打开种植体，并用丙烯酸树脂临时冠进行软组织塑形。（n）放射线片显示了骨结合良好的种植体及螺钉固位的临时冠。（o和p）3年随访的影像学检查显示由于根外吸收引起右侧侧切牙病变扩大，而左侧中切牙位点种植体骨结合良好。（q）临床状况。种植体冠的美学效果令人满意，而右侧中切牙的新冠显示对牙龈产生刺激。（r）同一天的右侧侧切牙。牙冠变色，牙根缺损可以用牙周探针检测出来。
$\longrightarrow$

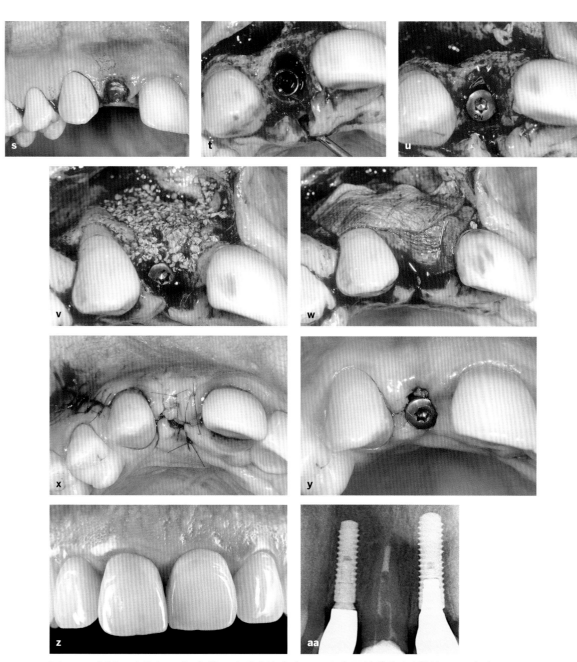

图8-25 病例10（续） （s）第二次手术治疗（2012年）开始拔除右侧侧切牙。（t）8周后，采用翻瓣手术进行早期种植。殆面观显示种植体植入后的唇侧骨缺损。（u）自体骨屑填充唇侧骨缺损。（v）第二层由DBBM颗粒组成，用于进行轮廓增量。（w）使用双层膜技术在增量区域覆盖胶原膜。（x）采用无张力初期创口关闭完成手术。注意右侧侧切牙区牙槽嵴的极佳体积。（y）8周后，用环切技术重新打开种植体。（z）第二颗种植冠戴入的临床状态。12和21植入了两颗单颗牙种植体，中间还有一颗无生命力的已做冠的天然牙。（aa）放射线片显示两颗种植体骨结合良好。牙齿和牙槽骨支撑着龈乳头。 ⟶

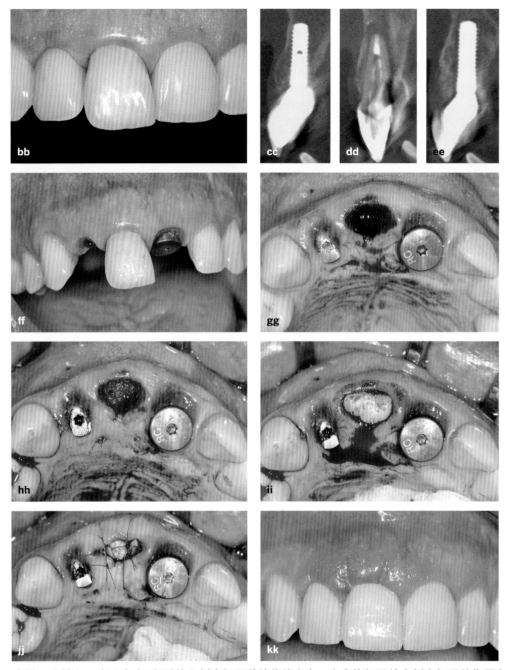

图8-25 病例10（续） （bb）在9年后的左侧中切牙种植体检查中，患者抱怨天然右侧中切牙的位置变化（伸长和唇向位移）以及疼痛。种植体周软组织非常稳定。（cc~ee）CBCT显示右侧侧切牙种植体（6年）和左侧中切牙种植体（9年）有较厚的唇侧骨壁。右侧中切牙根尖周病变扩大，需要拔除。（ff）取出两个螺钉固位的种植体冠，制取印模制作临时三单位FPD。种植体冠重新安装，1周后取下并更换更高愈合帽。这样做是为了避免计划的拔牙过程造成软组织自发塌陷。（gg）微创拔除右侧中切牙。仔细搔刮牙槽窝。（hh）然后向牙槽窝移植DBBM胶原，以减少束状骨吸收引起的局部萎缩。（ii）从腭侧获取全厚软组织移植物并用于未来的桥体区以改善软组织厚度。（jj）创口边缘和软组织移植用缝线固定。（kk）紧接着安装提前制造的三单位金属丙烯酸临时FPD，并维持数月时间。这种方法使患者避免了临时RPD的不适。　　　　　　　　　　　　→

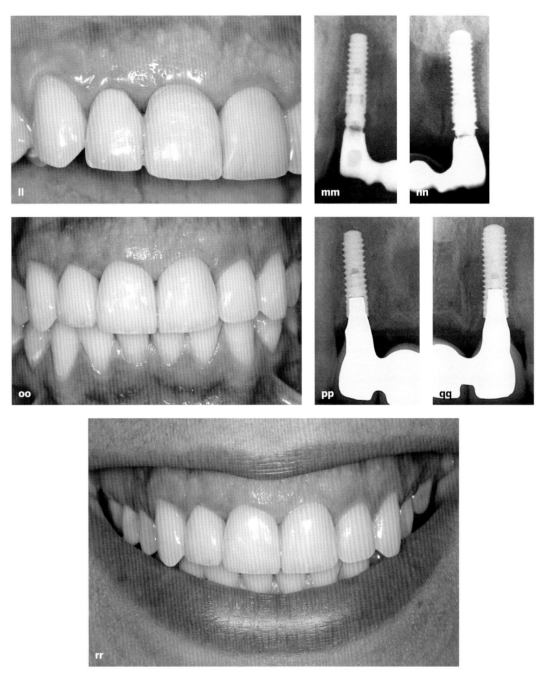

图8-25 病例10（续） （ll）6个月后，局部种植体周软组织解剖仅有微小变化。（mm和nn）安装了三单位的临时种植FPD的放射线片显示两颗种植体的骨嵴高度稳定。注意，由于应用DBBM桥体区的骨高度保持很好。（oo）2020年的随访显示从右侧侧切牙到左侧中切牙的三单位螺钉固位种植体FPD。右侧侧切牙种植体已经植入8年，左侧中切牙种植体已经植入11年。美学结果令人满意，种植体周软组织多年来显示出显著的稳定性。（pp和qq）最终螺钉固位三单位金属烤瓷种植体FPD的根尖放射线片证实了两颗种植体良好的长期稳定性。注意桥体区嵴顶高度良好。（rr）患者自然的"露龈笑"笑容证实了3种不同手术后的出色美学效果：两次使用GBR轮廓增量，一次使用DBBM进行牙窝槽骨移植。

结论

基于组织生物学的详细知识和明确的选择标准，对于计划在上颌前部拔牙后种植的患者，临床医生目前可以选择4种不同的治疗方案，而种植体周组织的长期稳定和满意的美学效果是最重要的治疗目标。其次是正确的功能和发音。

在上颌前部，一旦软组织愈合（2型），早期种植是我们团队最常用的治疗选择，在过去的20年中对我们很有帮助。当局部骨解剖允许按正确的三维方向植入种植体和获得良好的初始稳定性，以及当种植体唇侧产生的骨缺损具有二壁缺损形态时，在唇侧骨壁薄或缺失的拔牙位点选择该方法。因为这些临床情况经常在上颌前部的拔牙位点碰到，所以我们团队最常用的选择（>80%）是2型种植。这种方法需要在软组织愈合以后进行翻瓣手术，以便通过GBR完成轮廓增量。用这种方法观察到，拔牙后自然愈合的软组织厚度增加显著减少了从腭侧供区获取结缔组织进行额外的软组织移植的需要。因此，这是所描述方法的一个显著优点。

轮廓增量是用包含局部获取的自体骨屑的双层复合移植进行的，可以加速新骨形成的速度和体积，同时生物材料如DBBM颗粒由于其低替代率而随着时间的推移用于增加体积稳定性。

2014年左右，我们开始更好地了解BCM的生物学潜力，这有助于我们进一步优化再生结果与使用GBR进行轮廓增量。可吸收屏障膜如非交联胶原膜是目前大多数患者的首选，以避免取出膜的二次翻瓣手术。这对患者是一项更大的优势，并可减少发病率和费用。对于这个GBR适应证，没有固定钉和小螺钉的需要。它们用于垂直向骨增量或香肠技术的手术。我们团队已经实行10年的治疗标准是愈合8周时间。可以这样主要是由于采用自体骨屑加速了新骨形成的速度。

所描述的手术概念可以被认为是有充分文献支持的，因为它提供了两个患者队列研究的良好的再生和美学效果，随访时间长达10年。

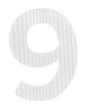

牙列缺损患者下颌后牙区的引导骨再生程序

GBR Procedures in the Posterior Mandibles of Partially Edentulous Patients

Daniel Buser, DDS, *Prof em Dr med dent* | *Vedrana Braut,* DDS, *Dr med dent* | *Simone F. M. Janner,* DDS, *PD Dr med dent*

在牙列缺损的下颌进行种植在日常诊疗中很常见。最近对瑞士伯尔尼大学的患者样本池进行分析中发现[1]，3年内植入的2261颗种植体中，有800颗植入于下颌，占35.4%。其中，188颗种植体（23.5%）植入于尖牙到尖牙的前牙区，612颗种植体（76.6%）植入于前磨牙或磨牙位点。整个患者样本池中最常见的种植位点是下颌第一磨牙位点，共植入333颗种植体，占所有种植体的14.7%。

这些数据清楚的说明下颌后牙区是常见的种植位点，这些患者大部分是部分无牙颌。相较而言，下颌前牙区就不常作为种植位点，在这个区域种植的大部分患者都是无牙颌。

本章只讨论牙列缺损患者的下颌后牙区。就像在第5章指出的，我们会区分在拔牙后位点的种植，和在愈合牙槽嵴种植的患者。对于前者，医生可以把握种植体植入的时机，现在

这类人群已经成为种植体支持式修复的大部分患者。而另一组患者是在愈合位点进行种植，该方法在20世纪80年代是一种治疗标准，在1982年5月举行多伦多会议后，种植治疗在世界范围内开始广泛应用。

为了讨论各种临床情况，将使用对各种种植时机方案稍加修改的分类。该分类已由国际口腔种植学会（ITI）开发，并在连续3次ITI共识研讨会期间不断改进[2-5]。在牙列缺损患者的下颌位点，我们现在主要在日常诊疗中使用4种治疗方案中的3种，并稍加修改（图9-1）。

我们团队不再在牙列缺损患者的下颌采用即刻种植（1型）。因为在2000年左右，这种方法出现了一些并发症。大多数情况下，由于种植手术后最初几个月的颊侧骨吸收，会观察到颊侧黏膜退缩。当时，我们根本不了解这些

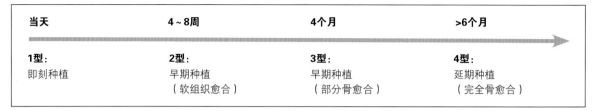

当天	4～8周	4个月	>6个月
1型： 即刻种植	**2型：** 早期种植 （软组织愈合）	**3型：** 早期种植 （部分骨愈合）	**4型：** 延期种植 （完全骨愈合）

图9-1 拔牙后位点种植体植入的时机选择。对下颌牙列缺损患者，我们团队不再使用即刻种植（1型）。

框9-1 种植治疗的现代目标

- 种植治疗的主要目标
  - 成功的美学和功能效果
  - 长期稳定的种植体周软硬组织
  - 愈合和行使功能过程中并发症风险低
- 种植治疗的次要目标
  - 最少的外科操作以减少创伤
  - 尽量减少疼痛和发病率
  - 愈合期及整个治疗周期短
  - 治疗的性价比高

并发症背后的生物学原理。这种理解后来伴随着Araújo等[6-8]在21世纪初期发表的里程碑式的论文而来。

拔牙后种植体植入的其他3种治疗方案在下颌种植位点使用如下：

- 4～8周软组织愈合的早期种植（2型）。
- 4个月后部分骨愈合的早期种植（3型）。
- 6个月后完全骨愈合的延期种植（4型）。

最适合采用何种治疗方案以达到初期及后续的治疗目的（框9-1）受多种因素影响。

最重要的是主要目标：给患者提供最佳的长期成功结果。然而，后续目标对吸引患者接受种植越来越重要。自2000年以来，已经有一些因素有助于改善后续目标，包括更好的认知组织生物学，对骨移植和骨填充物的理解，以及基于CBCT的三维图像质量。其他的因素包括基于CBCT、口内扫描仪、专门的治疗设计软件程序以及3D打印机的计算机辅助种植外科（CAIS）的发展，此外还有使用更坚固的钛锆（Ti-Zr）合金的窄直径种植体（NDIs）的发展。所有的这些方面都在本书的第1章有详细讨论。

详细的术前检查对评估局部解剖非常重要，也是正确制订治疗方案的基础。

局部解剖检查

术前分析首先需要进行临床和影像学检查。以下解剖方面需要仔细分析（框9-2）。

种植支持式修复体修复的牙齿数量

区分单颗牙间隙、多颗牙缺失的大范围缺牙间隙和远端游离缺失情况很重要。不管患者是待拔牙仍在原位，还是牙齿已经拔除很长时间后已愈合的缺牙骨嵴，都是如此。

在单颗牙情况下，必须仔细测量近远中间隙的大小。对于植入一颗种植体来说，间隙可能刚刚好，也可能过窄，特别是在切牙位点，有时在前磨牙位点。在这种情况下，由直径为3.3mm甚至2.9mm的名为Roxolid（Straumann）的Ti-Zr合金制成的NDIs的发展给临床医生带来了更多的灵活性。对于短种植体（6mm）甚

框9-2　下颌种植位点需要分析的解剖结构

- 需要使用种植支持式修复体替换的牙齿的数量
- 待拔除牙齿的颊舌侧骨壁的厚度、高度和完整性
- 潜在种植位点的牙槽嵴宽度
- 下颌体部的解剖和形态
- 颏孔的位置
- 下颌管的走行和潜在种植位点的可用骨高度

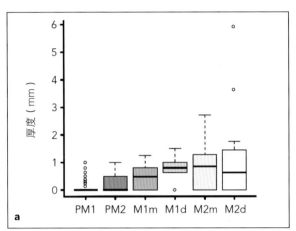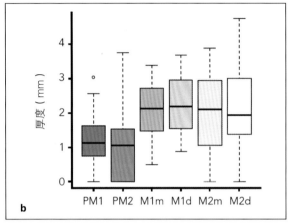

图9-2　在有牙位点测量的釉牙骨质界（CEJ）根方4mm的颊（a）舌（b）侧骨壁厚度。二者的区别非常明显，牙齿舌侧的骨解剖更好。PM1，第一前磨牙；PM2，第二前磨牙；M1m，第一磨牙近中根；M1d，第一磨牙远中根；M2m，第二磨牙近中根；M2d，第二磨牙远中根。（经Braut等[12]许可转载）

至超短种植体（4mm），在单颗牙间隙中种植体长度的选择是有限的，因为我们通常只在可以和其他种植体夹板式连接在一起时才使用这些种植体，以减少种植体由于失去骨结合而脱落的风险。最近5年的临床研究显示[9-11]，非夹板相连的6mm种植体的失败率明显上升，失败率范围为9%～14%。

在大范围缺牙间隙和远端游离缺失的情况下，临床医生具有更多的灵活性，因为短种植体可以被使用和相邻种植体夹板相连，从而降低骨结合丧失的风险。当使用短种植体或超短种植体时，我们团队常规使用种植联冠。

待拔除牙齿的颊舌侧骨壁状况

当牙齿还在原位时，了解未来拔牙窝颊舌侧骨壁的状况非常重要。我们从大约15年前进行的Araújo研究中了解到很多[6-8]，作者在研究中发现，拔牙窝舌侧骨壁通常很厚，拔除后没有表现出多少垂直向骨吸收，而颊侧骨壁则很薄，甚至高度降低，拔除后表现出明显的垂直向骨吸收。我们团队通过Braut等[12]的一项研究中证实了这一点，该研究分析了55位有牙颌患者的下颌后部122颗牙齿。本研究证实了颊侧和舌侧骨壁厚度的差异（图9-2）。

在前磨牙位点，颊侧壁的中位值厚度小于0.5mm。第一磨牙位点的中位值在1mm左右。相比之下，所有前磨牙和磨牙位点测量的舌侧壁中位值厚度为2～3.5mm。频率分布（图9-3）表明，前磨牙位点在釉牙骨质界（CEJ）以下4mm的颊侧骨壁通常是缺失的。

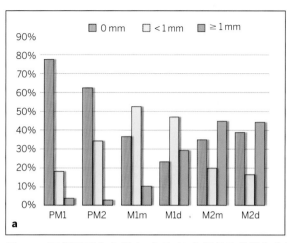
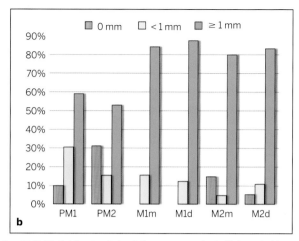

图9-3 下颌后牙位点颊（a）舌（b）侧骨壁的频率分析。相较于舌侧，厚壁表型（即≥1mm）在前磨牙和第一磨牙位点的颊侧很少见。在前磨牙位点，CEJ根方4mm的颊侧骨壁缺失的频率很高。PM1，第一前磨牙；PM2，第二前磨牙；M1m，第一磨牙近中根；M1d，第一磨牙远中根；M2m，第二磨牙近中根；M2d，第二磨牙远中根。

然而，在磨牙位点，解剖状况要好得多。颊侧骨壁通常更完整，一般也较厚。

在牙槽嵴顶区域没有颊侧骨壁的拔牙位点，通常需要进行GBR手术，以在骨愈合完成时，获得完整而厚实的颊侧骨壁。这是种植体长期稳定的至关重要前提。这种GBR程序通常在拔牙后4~8周与早期种植程序同时进行（2型）。

在具有完整颊侧骨壁的拔牙窝中，拔牙后的牙槽窝植骨被认为是可行的治疗选择，4个月后可植入种植体（3型）。现在我们经常在我们希望尽量减少创伤的患者中使用这种方法，即老年患者或有医疗风险因素的患者。然后，通常使用CAIS和外科导板行不翻瓣植入种植体。

潜在种植位点的牙槽嵴宽度

关于牙槽嵴的宽度，临床医生必须明确区分拔牙后的位点和愈合的牙槽嵴。通过临床检查，可以初步评估牙槽嵴顶宽度。在临床检查显示牙槽嵴顶宽度处于临界线的情况下，我们常常需要在拔牙前或拔牙后立即进行CBCT扫描，以评估准确的解剖情况。然后，在将要拔除的牙齿CEJ下方约3mm的水平切面上，或在已拔除的牙齿的牙槽嵴顶部，测量牙槽嵴顶宽度。已经提到的Braut等[12]的研究显示第一前磨牙和第二前磨牙的平均牙槽嵴顶宽度分别为8.03mm和7.63mm，而第一磨牙的平均牙槽嵴顶宽度为9.84mm。这证实，当同一位临床医生控制拔牙和种植体植入的时机，从而做出正确的治疗决定时，拔牙后位点的牙槽嵴顶宽度通常根本不是问题。

在已愈合的牙槽嵴中，当拔牙超过6个月甚至几年时，颊侧萎缩最常见，牙槽嵴顶宽度明显减小，尤其是前磨牙位点[13]。研究表明，牙槽嵴顶宽度在牙槽嵴顶下方4mm处的中位值分别为5.5mm（第一前磨牙）和6.4mm（第二前磨牙），这意味着50%的前磨牙位点出现

图9-4 对55位患者牙槽嵴顶下方4mm的牙槽嵴宽度的测量结果。该图显示测量结果的变化性，前磨牙位点的中位值在6mm左右。这意味着50%的前磨牙位点伴有水平向萎缩，大部分位于颊侧。PM1，第一前磨牙；PM2，第二前磨牙；M1，第一磨牙；M2，第二磨牙。（经Braut等[13]许可转载）

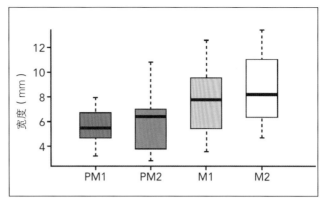

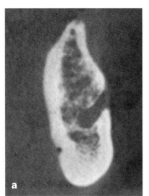 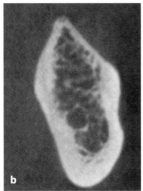 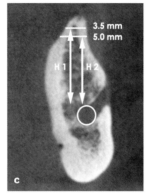 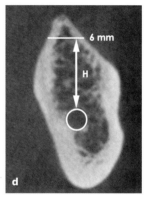

图9-5　（a）CBCT横断面所示颏孔区域已经愈合牙槽嵴颊侧萎缩的典型形状。（b）CBCT横断面中已经愈合的下颌磨牙位点呈更加明显的水滴形状。（c）水滴状的外形可以通过降低牙槽嵴来增加牙槽嵴顶宽度，导致神经管上方的牙槽嵴高度降低（H1和H2）。（d）由于基底部较宽，少量的牙槽嵴修整可以使得牙槽嵴顶宽度显著增加。

了明显的颊侧萎缩（图9-4）[13]。磨牙位点的情况明显较好，中位值分别为7.6mm（第一磨牙）和8.6mm（第二磨牙）。

下颌体部的解剖和形态

下颌体部的形状在已经愈合的牙槽嵴和嵴顶狭窄的情况下起着重要作用。最常表现为下颌骨呈水滴状——在嵴顶处变窄，在根尖方向变宽（图9-5a和b）。在这种情况下，降低牙槽嵴可以增加牙槽嵴顶宽度，来改善种植体植入的解剖状况。此外，NDIs的使用进一步提高了临床医生的灵活性。根据计划使用的种植体直径，临床医生可以在CBCT横断面断

层上估计对于不需要植骨的标准种植或同期行GBR手术的种植（图9-5c和d）需要去除多少牙槽嵴。有时，根尖方向的牙槽嵴宽度没有变宽（图9-6），这明显增加了种植手术的复杂性，需要分阶段先进行骨增量，然后再进行种植体植入。Braut等[13]在2014年的研究中，下颌体部水滴状发生率最高，平均值分别为87.5%（第一前磨牙）、68.4%（第二前磨牙）和74.3%（第一磨牙）。

另一个障碍可能是由于颌下窝明显而造成明显的舌侧倒凹。这些倒凹在未被察觉时可能会造成舌侧穿孔的危险。在Braut等[13]的研究中，舌侧倒凹的比例为42.5%，但作者只将

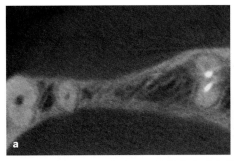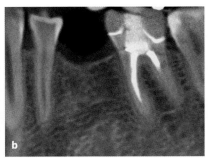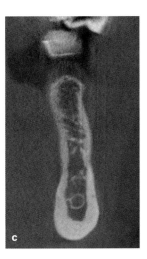

图9-6 （a）在牙槽嵴顶区域伴有水平向萎缩的第二前磨牙位点的CBCT水平向断层。（b）近远中向断层显示牙槽嵴高度良好。（c）另一方面，横断面断层发现少有的下颌骨形态，其根方没有变宽。

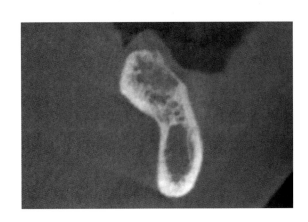

图9-7 舌侧倒凹在下颌磨牙位点很常见，只在CBCT横断面断层上可以发现。

10.2%列为牙种植体植入的关键。这些关键的倒凹均出现在磨牙位点（图9-7）。

下颌管走行及下颌管上方骨高度

在后牙区植入种植体时，种植外科医生在手术中存在损伤下牙槽神经的风险。因此，医生应严格遵守与下颌管和颏孔之间的安全距离，因为术中神经损伤对患者的生活质量可能具有毁灭性伤害。然而，最近一项对1000多位口腔手术患者的回顾性研究显示，疼痛性创伤后三叉神经病变的患病率非常低（0.3%）[14]。预防神经损伤的最佳方法是：（1）准确了解下颌管上方的可用骨高度，（2）始终保持与下颌管至少1~2mm的安全距离。

在绝大多数病例中，下颌管是一个单一的结构。它包含下牙槽神经以及相伴的动脉和静脉，直径为2.1~5mm[15]。一种解剖变异是双叉下颌管（图9-8）。基于曲面体层放射线片，在多达0.35%的患者身上报告了它的存在[16-17]。然而，基于CBCT的三维影像学分析，更经常发现双叉下颌管[18-19]。临床上，知道下颌管的位置是最重要的，因为只有这样才能测量潜在种植位点的下颌管以上的可用骨高度。

对于单颗牙间隙，曲面体层放射线片甚至根尖放射线片均可足以进行适当的设计。在有牙颌患者中，Braut等[12]已经引用的论文显示在前磨牙和第一磨牙位点下颌管上方的平均骨高度在14~15mm之间（图9-9）。这对于植入

图9-8 （a和b）带有双叉下颌管的罕见病例。下颌右侧第一磨牙计划拔除后种植。下颌管显示有2个副管。（由Thomas von Arx提供）

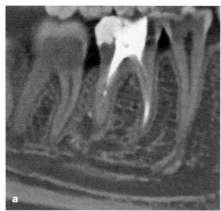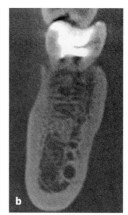

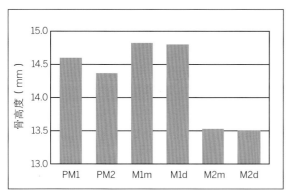

图9-9 有牙颌患者下颌后部下颌管上方的骨高度。前磨牙和第一磨牙位点的中位值明显大于14mm。PM1，第一前磨牙；PM2，第二前磨牙；M1m，第一磨牙近中根；M1d，第一磨牙远中根；M2m，第二磨牙近中根；M2d，第二磨牙远中根。（数据来自Braut等[12]）

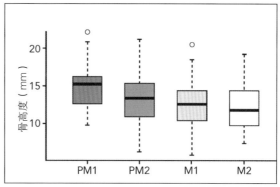

图9-10 愈合牙槽嵴的下颌管上方的骨高度。中位值都大于10mm，但和有牙位点比较变异性更高。这表面很大比例的患者显示了明显的骨高度降低。PM1，第一前磨牙；PM2，第二前磨牙；M1，第一磨牙；M2，第二磨牙。（经Braut等[13]许可转载）

10mm的种植体来说已经足够了，这也是最常用的种植体长度，特别是对于单颗种植体。在骨嵴已经愈合的缺牙位点，中位数类似，但变异性要高得多，有相当数量的位点骨高度小于8mm，特别是第二前磨牙和第一磨牙位点（图9-10）。垂直向牙槽嵴萎缩最常由于长期使用可摘局部义齿引起[20]。这些位点通常是远中游离缺失的情况，可以植入多颗相邻种植体。在这种情况下，如果由于骨高度降低，必须使用小于10mm（即8mm、6mm，甚至4mm种植体）的种植体，同时建议相邻种植体使用夹板固定。

在不确定的情况下，我们建议在初始骨预备和深度测量尺就位后，使用术中根尖放射线片测量作为一项安全措施。为了安全考虑，用于术中放射线片的预备深度比计划的少1mm。最终的预备深度可根据放射线检查结果进行选择。

CBCT三维检查通常用于不确定的边界的解剖情况，包括牙槽嵴顶宽减小、舌侧倒凹明显、骨高度降低或下颌管位置不清楚。

下颌治疗方案选择

即刻种植

如前所述，我们团队不再使用即刻种植用于下颌牙列缺损患者的拔牙后位点。在前牙和前磨牙位点，颊侧骨板通常较薄或者高度降低[12]。而刚拔牙后的磨牙位点的颊侧骨板厚度就好很多，但是由于磨牙双根的存在，需要非常好的外科种植技术植入到根分隔中。此外，磨牙位点大范围的骨缺损形态也对骨能否一直生成到牙槽嵴水平的预期存在生物学挑战。在这些磨牙位点，我们更倾向于不翻瓣下牙齿拔除，并使用低替代率的牛骨填充行牙槽窝移植。这样就可以在4个月后通过不翻瓣技术采用CAIS进行种植体植入。这是在拔牙后的后牙位点推荐的方法，会在这一章的后面通过一个病例来展示（图9-13）。

软组织愈合的早期种植（4～8周）

自从2000年以后，该外科方案被最常应用于拔牙后位点，尤其是前牙和前磨牙。在这些位点，4周的软组织愈合期通常足够在将来的种植位点达到愈合良好的黏膜状态。翻瓣以后，会常规发现由于骨吸收形成的火山口样骨缺损，如一例15年前完成的外科手术的病例报告所示（图9-11）。该病例显示外科手术和种植体选择完成于2004年。同时做了一些微调，但是基本的外科原则是一样的。该病例报告展示了下颌左侧两颗牙齿在不翻瓣下拔除，愈合4周后，采用在近中行松弛切口的三角形瓣进行翻瓣下操作（图9-11a～d）。在做松弛切口时，需要一直小心颏孔避免神经损伤。翻瓣后，进行位点分析，局部获取自体骨屑，种植窝预备，并植入种植体（图9-11e～h）。在后

牙位点，我们常规使用带有机械加工颈部的软组织水平（TL）种植体，以利用复合种植体的设计。微粗糙的种植体表面完全位于骨内，在骨嵴下至少1～1.5mm（图9-11i）。骨缺损通常位于颊侧，需要形成二壁的缺损形态以获得可预期的骨再生效果。对于下颌陡峭的颊侧骨板外形，外科医生需要小心重力作用的影响。在缺损的底部需要有一个水平向缺损组成部分以垂直向稳定植入的骨屑（图9-11j），这一点很重要。第一层骨屑外覆盖第二层去蛋白牛骨矿物质（DBBM；Bio-Oss，Geistlich；图9-11k）。第二层骨优化了增量轮廓，并且由于其在骨改建期间的低替代率提供了长期的稳定性。然后，覆盖双层非交联胶原膜（图9-11l），该膜和起初的膨体聚四氟乙烯（ePTFE）膜相比有明显优势，包括外科操作更容易，在常规病例中不需要固定钉和螺钉，在软组织裂开病例中其并发症风险明显降低，以及不需要翻瓣取出膜，因为胶原膜会在4～8周的愈合期内吸收。该手术最后使用无张力的初期创口关闭以在愈合期内保护使用的生物材料（图9-11m）。种植术后8周再次打开术区（图9-12n～p）。在下颌位点，采用牙槽嵴顶正中切口以避免损失角化黏膜。黏膜创口边缘被小心翻开，以便于取下低愈合帽，替换成一个较高的。二期手术后，患者被送回转诊医生接受三单元固定修复体（FPD；图9-11q和r）的修复治疗。5年随访复诊显示没有生物学并发症，采用GBR程序的前磨牙种植位点骨嵴水平稳定（图9-12s和t）。在这次5年随访检查后，很遗憾患者没有再复诊。

从那以后，做了一些精细的调整以进一步提高外科技术，但是没有改变基本的外科原则，如图9-12所示。

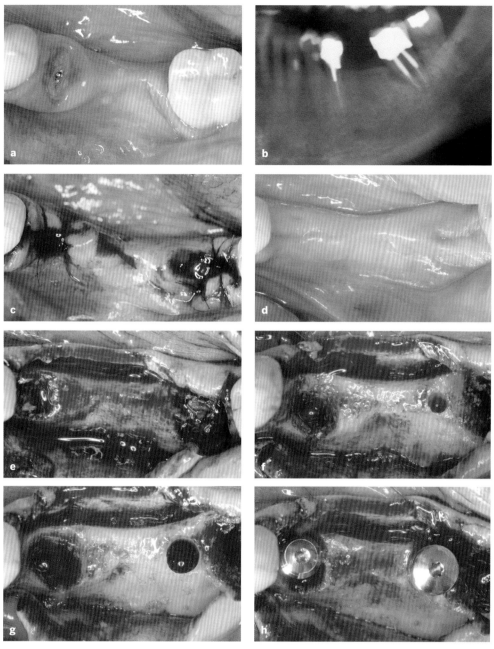

图9-11 病例1 （a）56岁女性患者，下颌左侧的初始状态。𬌗面观显示第二前磨牙有深的继发龋坏。桥体区域（第一磨牙）显示颊侧骨萎缩。（b）下颌左侧曲面体层放射线片。第二磨牙有根管充填，近中根有深的牙周病损。这两颗牙（第二前磨牙和第二磨牙）都需要拔除。骨高度良好，可行种植体植入。（c）第二前磨牙和第二磨牙不翻瓣拔除后的𬌗面观。拔牙窝愈合4周。（d）软组织愈合4周后的种植位点的口内观。（e）在近中行松弛切口翻起三角形瓣后，术中位点分析。临床状况显示2个拔牙窝以及第一磨牙区域的水平向骨扁平。（f）两个种植位点的初步定位。一颗是种植在拔牙窝中，需要行GBR，而37位点种植体将被植入到拔牙窝近中的愈合骨内。这样，只需要标准的种植体植入，不需要行GBR。（g）全程预备两个种植窝。注意种植位点刀刃状的颊侧骨壁。现在，这样的骨壁会用球钻磨短大概1mm。37位点的牙槽嵴状况非常良好，因为牙槽嵴在根尖方向变宽了。（h）在两个位点都植入了带有机械加工颈部的标准TL种植体（直径4.1mm）。现今，对于种植位点35会考虑使用窄直径的TL种植体［Narrow Neck CrossFit（NNC），Straumann，直径3.3mm］。 ⟶

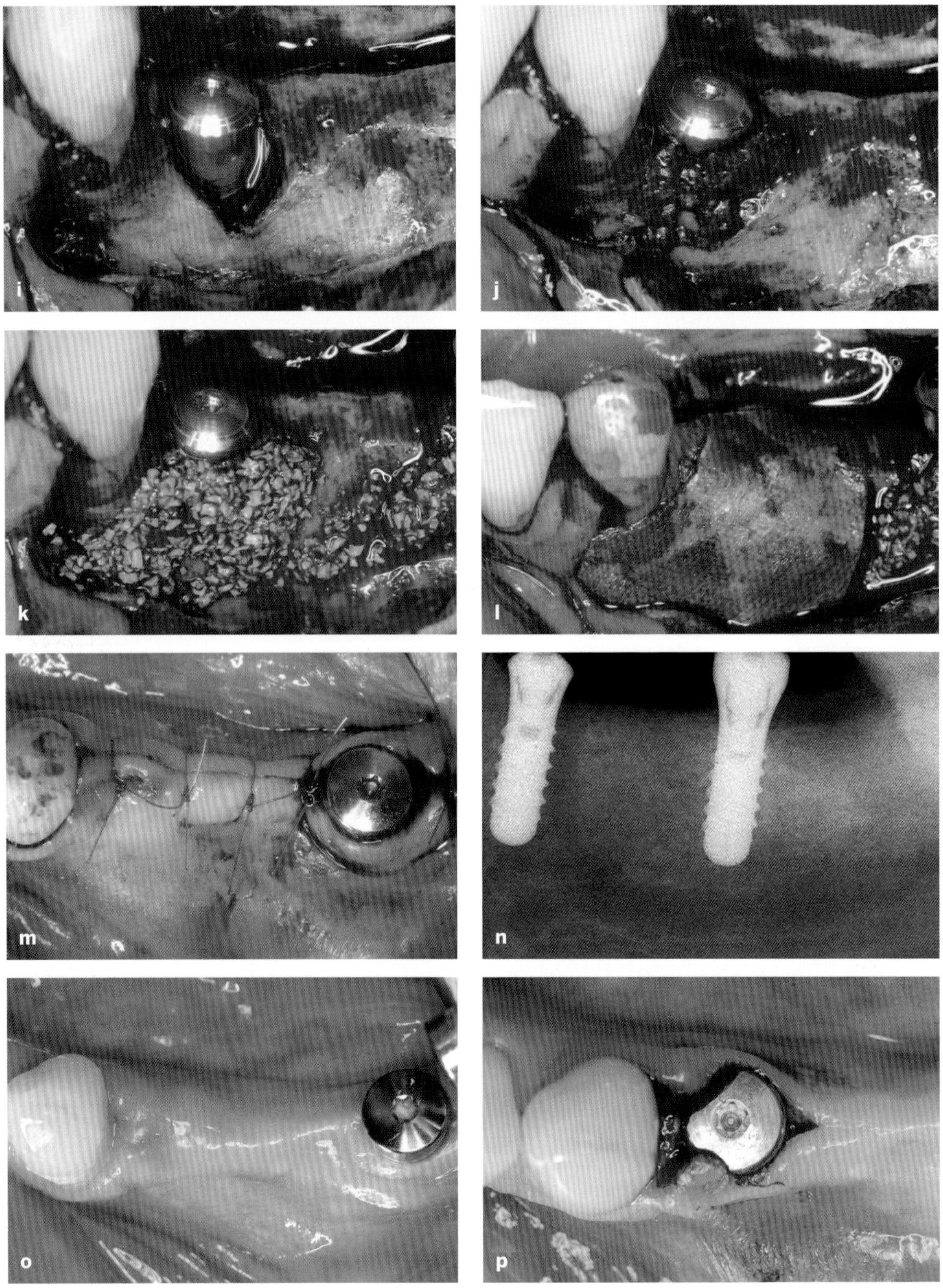

图9-11 病例1（续） （i）带有中度骨缺损的35位点种植体的颊侧观。其缺损为二壁缺损形态，该形态和再生结果相关。缺损的水平底部也很重要。（j）在同一翻瓣下远中的下颌骨斜线获取自体骨屑。将骨屑放置于骨缺损内，并完全覆盖暴露的种植体表面。缺损的水平底部对稳定骨碎屑很重要。（k）第一层骨屑外覆盖第二层去蛋白牛骨矿物质。（l）使用双层技术将非交联胶原膜覆盖在移植材料上。（m）手术最后在移植位点无张力初期关闭创口。37位点因为是没有进行骨移植的标准种植，所以采用了穿黏膜愈合。（n）手术后3个月（译者按：此处正文中为8周）的放射线检查显示两颗种植体骨结合正常。（o）移植位点愈合3个月后（译者按：此处正文中为8周）的殆面观。在整个愈合期软组织都愈合良好。（p）为了避免损失角化黏膜，35位点种植体使用牙槽嵴顶正中切口再次切开。仔细游离黏膜边缘，将低的愈合帽更换为较高的。

$\longrightarrow$

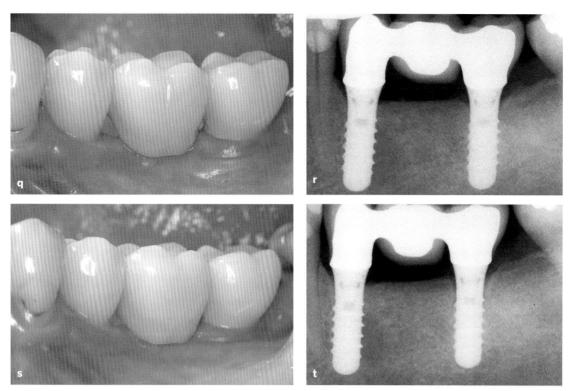

图9-11 病例1（续） （q）由转诊医生制作的三单位固定修复体（FPD）的颊侧观。（r）治疗完成后种植体支持式三单位FPD的放射线片。（s）5年随访显示没有生物学并发症迹象，采用GBR操作的前磨牙种植体骨嵴水平稳定。（t）5年随访的放射线片显示采用了GBR操作的35位点种植体骨嵴水平稳定。

部分骨愈合的早期种植（12~16周）

采用该外科方案的病例是一位女性患者，在2004年第一次接受治疗。她的下颌左侧两颗磨牙已经由转诊医生拔除。当她来到我们诊室的时候，已经愈合了3个多月，放射线检查显示第一磨牙位点有大的骨缺损（图9-12a~c）。种植外科手术采用如前述病例中使用的双层复合材料移植，胶原膜和无张力初期创口关闭的同期GBR技术（图9-12d~h）。软组织愈合没有并发症，但大范围骨缺损的再生比较缓慢。愈合3个月后，增量区域的骨密度仍然很低（图9-12i），我们决定将愈合期延长到5个月（图9-12j）。然后，戴入一颗丙

烯酸临时冠，通过功能负荷来进一步刺激骨重建。在临时冠负荷4个月后，增量区域的骨密度明显提高（图9-12k和l），患者被转回私人诊所进行金属烤瓷冠的最终修复。5年的随访检查发现临床成功的效果（图9-12m）。根尖放射线片显示种植体周完全正常的骨结果，之前的骨缺损已经完全不可见（图9-12n）。我们可以进一步随访该患者。12年的随访检查（2016年）确认了成功的结果（图9-12o）。12年随访时拍摄的CBCT确认了之前在种植手术时的大范围骨缺损区域，现在是完整的颊侧骨板（图9-12p和q）。

一年之后（2017年），该患者被转诊回来，因为相邻的前磨牙被拔除了。接下来，

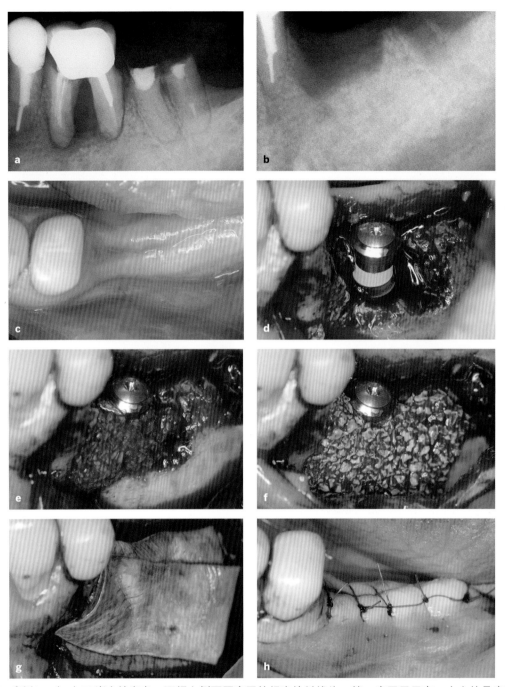

图9-12 病例2 （a）59岁女性患者，下颌左侧两颗磨牙的根尖放射线片。第一磨牙显示有一个大的骨病变。转诊医生拔除了两颗磨牙，并且告知第一磨牙位点的颊侧骨壁缺失。（b）拔牙后4个月的放射线状况。有很明显的部分骨愈合，可以在种植体植入后提供足够的初始稳定性。（c）种植手术当天（2004年）的𬌗面观。36区域可见颊侧扁平。（d）翻瓣后，植入一颗TL种植体。颊侧存在大的二壁型骨缺损。缺损的底部是平的，这对增量程序很重要。（e）该骨缺损的增量第一层是局部获取的自体骨屑，这些骨屑可以在垂直向由颊侧骨缺损的水平底部稳定住。（f）第二层DBBM颗粒用来轮廓增量。这些颗粒使增量体积最佳化，并且由于其低替代率可以提供长期的稳定性。（g）使用双层技术应用非交联胶原膜覆盖增量材料。（h）手术最后使用无张力创口关闭以保护生物材料免受口腔细菌影响。使用水平褥式缝合及间断缝合。

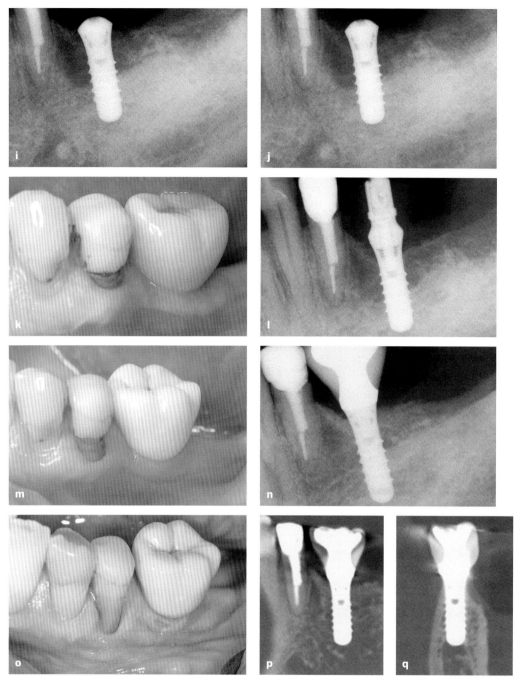

图9-12 病例2（续） （i）种植术后3个月的放射线片。种植体近中仍然存在大范围的低密度区，因此决定额外延长2个月的愈合期。（j）5个月的放射线片显示种植体近中骨密度增加，于是决定戴入临时冠使种植体开始行使功能。种植体功能可以增强种植体周骨结构的骨改建。（k）树脂临时冠的颊侧观，已经就位4个月，通过功能性负荷刺激骨改建。（l）种植体负荷4个月后的放射线片显示种植体近中的缺损区域骨密度增加。（m）金属烤瓷冠戴入5年后随访的临床状态。种植体周软组织健康没有感染迹象。相邻前磨牙仍然存在，但是预后存疑。（n）相应的5年放射线片显示稳定的骨嵴水平。种植体近中的种植体周骨结构在显著的改建过程后显示完全正常。（o）种植体植入后12年，临床检查显示种植体周软组织稳定，没有退缩迹象。相邻前磨牙仍然存在，但牙齿动度增加。（p）对应的CBCT扫描显示种植体周良好的骨稳定性。（q）尤其是颊侧骨壁完整，而12年前存在明显的骨缺损。 →

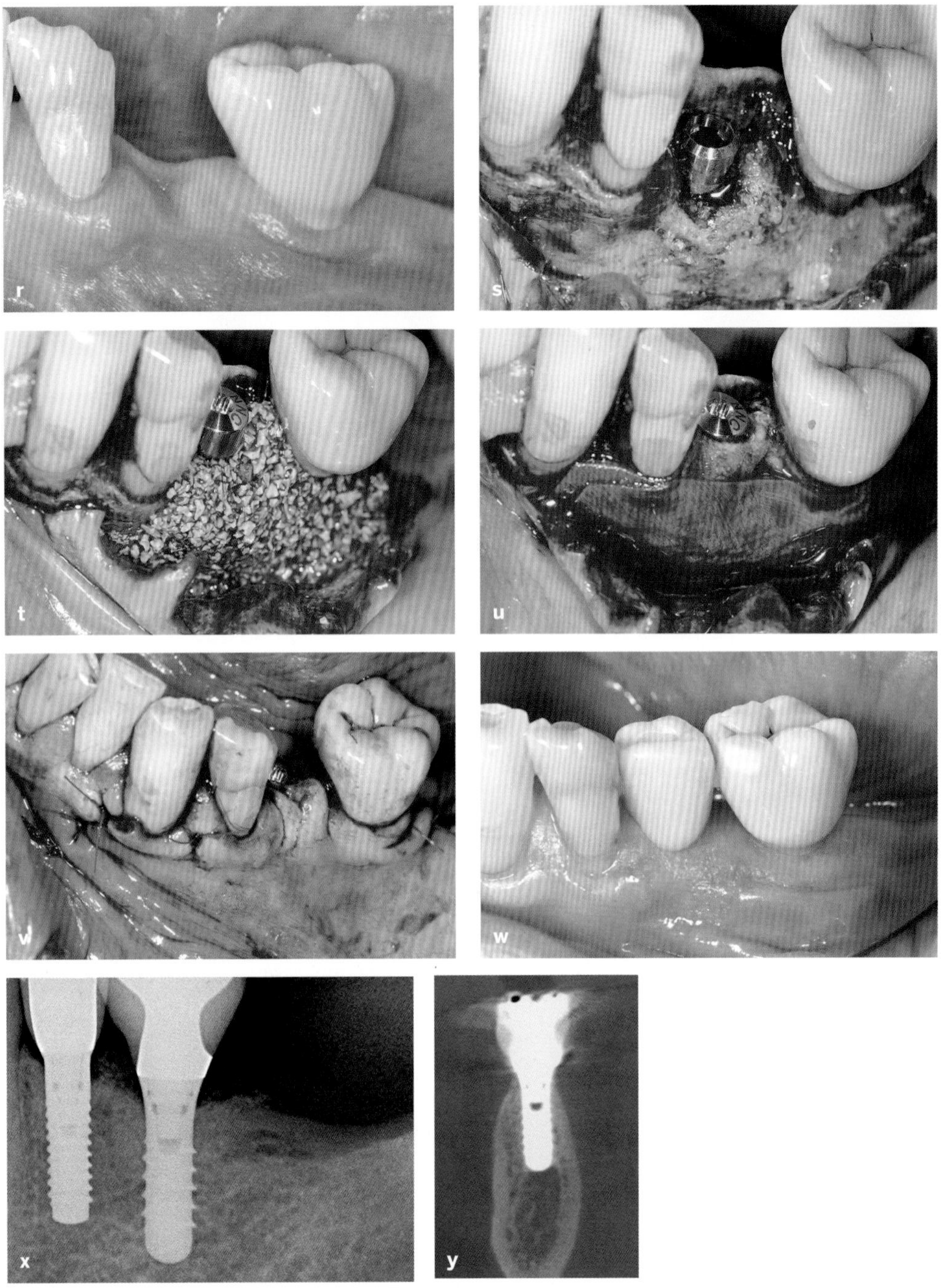

图9-12 病例2（续） （r）2017年，6个月后，患者被转诊回诊所。相邻的前磨牙已经被转诊医生拔除，因此决定植入第二颗种植体，这次是窄直径种植体（直径3.3mm，NNC）。（s）植入直径3.3mm NNC TL种植体后的状态。颊侧骨缺损相对较小，有不错的水平底部。（t）使用典型的双层复合移植材料对小的骨缺损进行增量。增量范围延伸到13年前植入的36位点种植体。（u）根据GBR原则，使用非交联胶原膜覆盖增量材料。（v）手术最后使用无张力创口关闭。（w）第一颗种植体（36）植入后16年，第二颗种植体（35）植入后2年，临床检查发现种植体周黏膜稳定。（x）相应的根尖放射线片显示两颗TL种植体周稳定的骨嵴水平。（y）36位点种植体CBCT横断面断层显示在第一次种植体手术后16年颊侧骨壁完整。

采用翻瓣技术在拔牙后4周行种植体植入同期GBR，使得我们可以记录13年前完成的GBR手术的再生效果（图9-12r～w）。在第一次手术后的16年的最后一次随访检查，显示两颗TL种植体周稳定的组织以及骨嵴水平（图9-12x和y）。

牙齿拔除和位点保存后4个月的早期种植

近年来，基于对拔牙后牙槽嵴变化的知识[6-8,21]和用于牙槽嵴保存的牙槽窝移植技术的数个研究的进一步了解，大力推动了外科技术[22-28]。在过去的5年中，这些知识打开了其他治疗方案的大门，并随着CAIS的进步进一步增强。

要展示的这个病例在下颌后牙中很典型，因为该种植位点满足了该方案的3个解剖先决条件（图9-13）：

- 牙槽嵴宽度大于6mm。
- 颊侧骨壁完整。
- 下颌管上方的骨高度大于12mm。

这3个方面可以在临床上用测径器测量整个牙槽嵴的宽度，使用细针检测颊舌侧黏膜的厚度，并评估颊侧骨板是否完整（图9-13a）。因为我们需要至少6mm的牙槽嵴宽度，这个方法可以对牙槽嵴宽度提供一个大概的评估。此外，颊舌侧的探诊深度同样重要。对于该病例，可以使用简单的根尖放射线片来完成放射线检查，我们使用了由转诊医生拍摄的放射线片（图9-13b）。

我们决定采用拔牙后4个月的早期种植，目的是使用CAIS不翻瓣下行种植体植入，无需GBR程序。外科方面显著地降低了侵入性和患者的创伤。此外，也减少了治疗费用。该方案非常推荐用于年长患者以及有医学风险因素比如抗凝治疗的患者。

为了达到这些目标，有必要使用低替代率的骨填充材料行牙槽窝移植以减少在这4个月中牙槽嵴变化和牙槽嵴萎缩的程度。数个临床研究显示因为束状骨的吸收，牙槽嵴移植不能阻止众所周知的拔牙后牙槽嵴变化，但是可以减少大约15%的体积丧失[24,27-28]。

牙齿拔除需要不翻瓣下进行（图9-13c和d），以避免由于翻黏骨膜瓣造成的进一步骨丧失[29]。这些拔除需要常规将牙齿进行2次分离：首先在CEJ水平去除牙冠，第二次是在颊舌向分根。我们经常会遇到牙根折断的情况，因为很多牙齿有根管充填因而易脆。当出现牙根折断时，通常拍摄根尖放射线片用于定位并帮助完全拔除断片。接着评估拔牙窝的颊舌侧骨壁是否完整。然后使用刮匙仔细清创，我们常规使用3mm的球钻安装在直手机上，使用大量的冷却生理盐水非常仔细的处理拔牙窝内的骨壁。近远中骨壁可以不用犹豫的预备，但是处理颊舌侧骨壁的时候必须小心。目的是尽量减少拔牙窝的束状骨，大量开放拔牙窝近远中的骨髓腔以制造大量的出血。此外，根尖的骨结构也需要去除，这不仅是为了开放骨髓腔，也可以去除该区域存在的任何病理组织。这个操作可以刺激血液流进拔牙窝内的缺损中，促进骨形成。

然后使用低替代率的牛骨填充材料行牙槽窝移植。我们推荐使用包埋在胶原结构中的DBBM颗粒（Bio-Oss Collagen，Geistlich），这在临床前和临床研究中都有很好的验证[24-29]。该骨填充材料有两种不同的大小。对于前磨牙的拔牙窝，一般选择小号，切成4小块使用。在填充入拔牙窝时需要使用一些压力（比如，

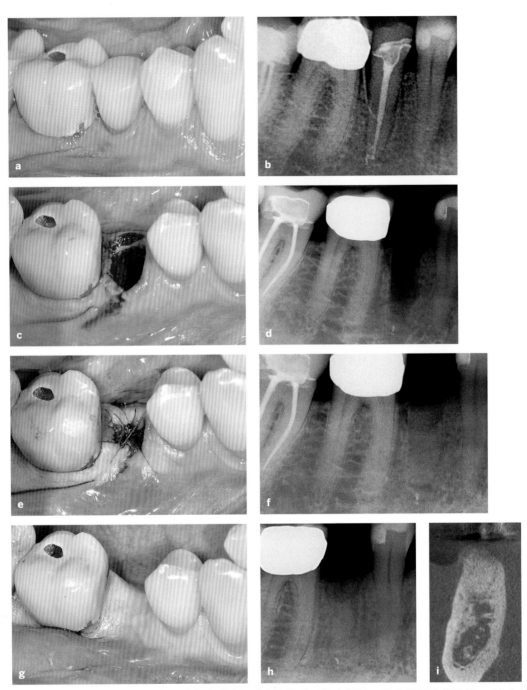

图9-13 病例3 （a）59岁男性患者，被转诊到我们诊室来拔除下颌右侧第二前磨牙并进行种植。（b）放射线片显示计划拔除的牙齿和随后的牙槽窝移植。（c和d）不翻瓣拔除45牙齿。拔牙窝清创，使用球钻在拔牙窝内仔细清洁并去除部分束状骨。（e）使用牛来源低替代率骨填充材料（DBBM, Bio-Oss Collagen）进行牙槽窝移植后的临床状态。使用两针交叉缝合（译者按：此处根据正文与照片，应为"两针交叉间断缝合"）关闭创口。（f）术后放射线片显示带有放射线阻射骨填充材料的拔牙窝。（g）牙齿拔除及牙槽窝移植后3个月的临床状态。进行随访检查以计划种植手术。（h和i）根尖放射线片和CBCT横断面断层显示骨愈合进展良好。牙槽嵴顶区域很关键，因为不清楚是否骨形成会一直到嵴顶水平。

→

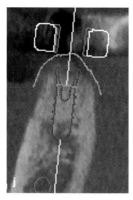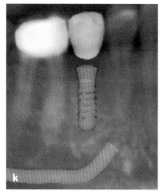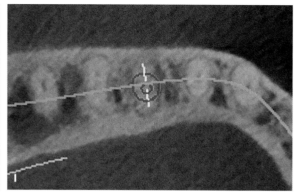

图9-13 病例3（续） （j和k）使用CAIS对一颗Straumann TL种植体进行治疗设计。在理想的三维位置设计种植体。这颗TL种植体将被植入到牙槽骨内，其粗糙面位于牙槽嵴顶以下至少2mm。（l）数字化设计的TL种植体的颊舌向位置。

→

使用种植外科器械盒里面的深度尺）。将拔牙窝填充到龈缘下大约2mm水平。最后交叉使用两针间断缝合来稳定牙龈边缘（图9-13e）。然后，该创口留待愈合至下次操作。拔牙后，常规拍摄放射线片以检查拔牙窝并作为基线的放射线片（图9-13f）。

在拔牙后4个月安排种植体植入。在种植手术之前，使用CAIS的工作流程再次对患者进行检查，以制订详细的治疗方案（图9-13g~l）。在该类病例中，明确推荐使用Straumann TL种植体，因为该种植体采用复合设计，其微粗糙的种植体表面用于骨结合，机械加工的种植体颈部用于穿龈区域。微粗糙的种植体表面需要植入到放射线片的骨嵴以下至少1~2mm以补偿愈合期间的一些骨改建。3D打印外科导板后，不翻瓣下行种植手术。在引导下进行种植窝预备，此为种植体植入（图9-13m~s）。种植体植入后，该病例

安放了3mm的愈合帽以完成非潜入式愈合（图9-13t）。在4周随访检查时，临床状态显示种植体周软组织愈合良好，测量种植体初始稳定性系数（ISQ）为80（图9-13u）。这提示可以回到转诊医生那进行最终修复。

在2年随访检查时，种植体周软组织很健康（图9-13v），殆面观显示种植体位置理想，小面积的树脂填充物封闭螺钉固位的种植牙冠的螺钉通道（图9-13w）。根尖放射线片显示TL种植体骨结合良好，在牙槽嵴水平有预期的骨改建（图9-13x）。这个小的碟形骨吸收是生理性的，因为该区域暴露的是机械加工的种植体表面，而微粗糙的种植体表面是骨结合的，在骨内为种植体提供了必要的锚定，以承受成功的长期功能所需的负荷力量。CBCT的横断面和水平向断层确认了颊舌侧骨壁的完整（图9-13y和z）。

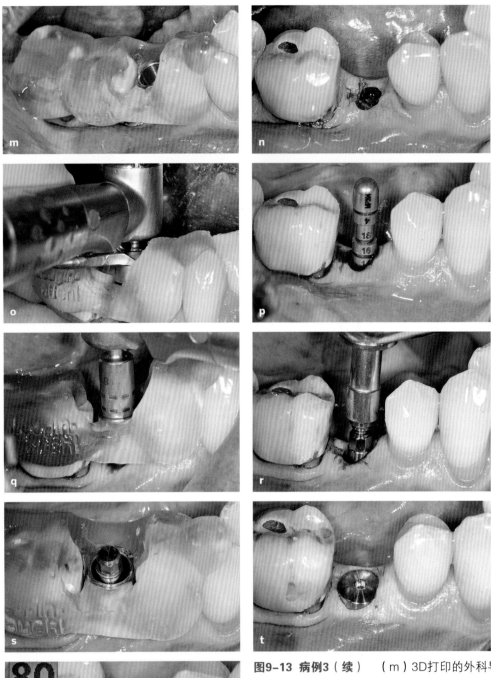

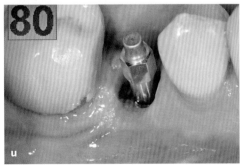

图9-13 病例3（续） （m）3D打印的外科导板就位以进行不翻瓣的种植手术，减少了操作的侵入性和患者的创伤。（n）在黏膜正确的位置上打孔，可以不需要翻瓣直接到达下方骨。（o）由外科导板全程引导的一步钻孔程序。（p）3.5mm的深度尺就位验证TL种植体植入深度是否正确。（q）全程引导种植体植入。（r）种植体的最后植入使用棘轮扳手手动完成。（s）在取出种植体携带体之前使用外科导板验证种植体的三维位置。（t）安放3mm愈合帽，使得TL种植体可以非潜入式愈合。（u）愈合4周后，种植体周软组织愈合良好。ISQ值80，可以对种植体进行修复。 ➡

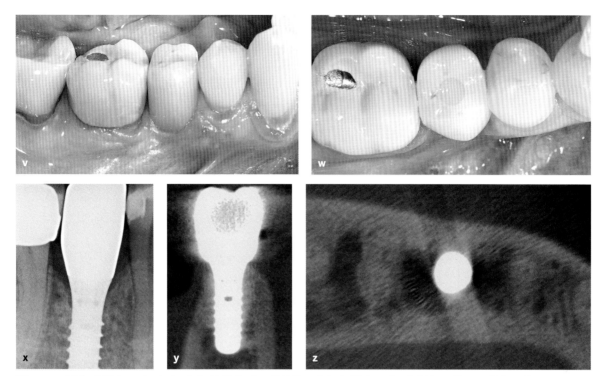

图9-13 病例3（续） （v）在2年复诊检查时，种植体周软组织健康。（w）螺钉固位金属烤瓷冠的殆面观。注意螺钉通道的位置确认了种植体正确的三维位置。（x）根尖放射线片显示TL种植体骨结合良好，在嵴顶有小的生理性碟形骨吸收。（y）CBCT横断面断层显示完整的颊侧骨壁。（z）CBCT水平向断层确认了完整的颊侧和舌侧骨壁。

在有水平向骨萎缩的愈合牙槽嵴的延期种植

该外科方案通过2个病例来介绍，一例是15年前，另一例是2年前。在牙齿拔除时没有计划使用该方案，但是数年前的牙齿拔除还是导致了非常明显的水平向骨萎缩[30]。

第一位患者转诊到我们诊室时是52岁。她的右侧第一磨牙位点有单颗牙的缺牙间隙，这颗牙是大概5年前拔除的。牙槽窝移植的概念在那时（大约2000年）还没有确立，因此，临床发现颊侧明显的扁平（图9-14a）。根尖放射线片显示该缺牙区域的骨高度良好，但是CBCT的横断面显示牙槽嵴顶水平向的骨量不足，大概只有4mm（图9-14b和c）。下颌骨

的形态成水滴状，意味着根尖方向的宽度增加。下颌管的位置非常靠下，不会影响种植体植入。在CBCT的水平向断层上可以清楚地看到明显的颊侧萎缩（图9-14d）。种植手术同期GBR完成于2005年。和之前的病例中的原则是一样的（图9-14e～g）。然而，对于有种植体周骨缺损的下颌种植位点，缺损的水平向底部非常重要，如同对于应用的增量材料的物理固位。两部分的细节在这个病例中都会有展示，包括降低种植窝预备以后出现的刃状颊侧骨壁。对颊侧骨壁进行骨修整以外，还需要使用小球钻开放颊侧皮质骨以制造出血。那时，可以在种植位点远中的颊侧皮质骨获取骨屑（图9-14h和i）。然后，植入TL种植体。该种植体有3.5mm的标准直径，颈部区

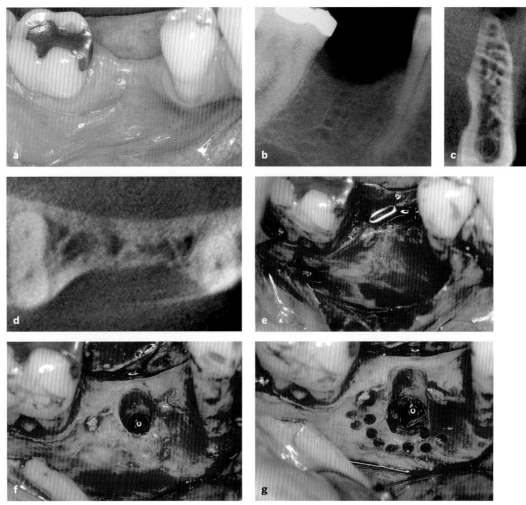

图9-14 病例4 （a）52岁女性患者，因为下颌右侧第一磨牙位点的单颗牙缺失被转诊到我们诊室。该牙大约5年前被拔除，有明显的颊侧扁平。（b和c）根尖放射线片显示缺损区骨高度良好，但是CBCT横断面断层确认了牙槽嵴顶宽度不足，在嵴顶部大约只有4mm。（d）CBCT水平向断层上可以清楚地看到明显的颊侧萎缩。（e）翻瓣后，窄的骨嵴清晰可见。牙槽嵴的解剖是有利的，因为牙槽嵴的宽度在根尖方向显著增加。（f）种植窝预备后形成刀刃状的颊侧骨壁。这种薄的骨壁必须使用球钻进行修整。（g）颊侧骨壁被磨低后形成水平向的缺损底部，可以垂直向稳定移植的骨屑。此外，使用1mm的小球钻对颊侧皮质骨进行打孔，以开放骨髓腔，制造充足的出血。   ➝

域有2.8mm的机械加工表面。微粗糙的喷砂大颗粒酸蚀（SLA）表面被植入到牙槽嵴顶以下1~2mm。这种骨预备和种植体植入技术创造了带有水平底部的二壁骨缺损（图9-14j）。接下来，使用双层复合材料移植技术行骨增量。第一层自体骨屑通过缺损的水平底部保持住位置，为了进一步稳定应用的骨屑和DBBM

颗粒，使用了纤维蛋白封闭剂。这种纤维蛋白封闭剂（Tisseel，Baxter）被成功地应用于防止口腔手术和其他外科操作后的出血已经超过40年。使用特殊的注射器，里面的两种成分纤维蛋白原和凝血酶，可以造成凝血和纤维蛋白形成。该纤维蛋白就可以马上稳定住应用的骨填充材料（图9-14k~o）。然后使用双层技术

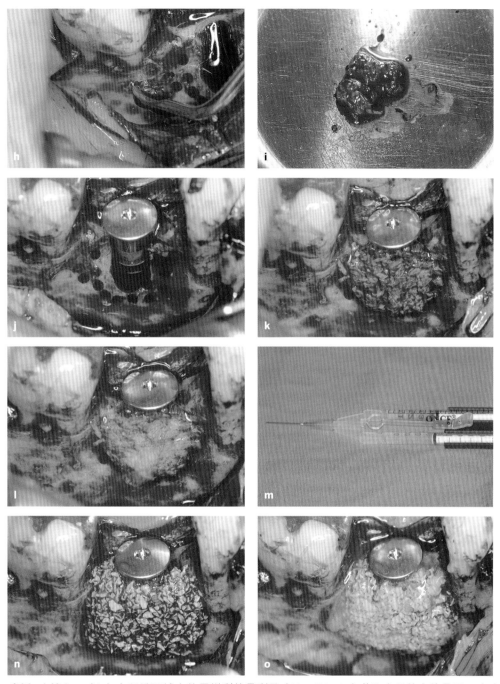

图9-14 病例4（续） （h）在翻瓣区域内使用锐利的骨刮匙（Hu-Friedy）获取充足的自体骨屑。（i）将自体骨屑存放在无菌容器中，以用于后续的GBR程序。（j）植入带有机械加工颈部的TL种植体。在种植体肩台上安放1.5mm的愈合帽。微粗糙的种植体表面完全位于骨内。（k）自体骨屑层放置于缺损区，并覆盖在暴露的微粗糙种植体表面直到愈合帽的位置。（l）用注射器使用纤维蛋白封闭剂，以稳定骨屑。（m）这是一种双组分的纤维蛋白封闭剂（Tisseel，Baxter）。当纤维蛋白原和凝血酶混合，会立即凝结形成一层纤维蛋白。（n）第一层自体骨屑外覆盖第二层DBBM颗粒。这是为了进一步的扩增颊侧轮廓，并在骨改建过程中作为体积稳定剂。（o）同样使用纤维蛋白封闭剂稳定DBBM层。 →

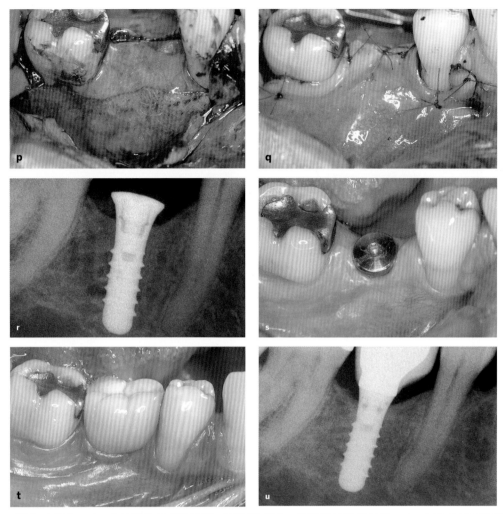

图9-14 病例4（续） （p）使用非交联胶原膜。双层技术进一步稳定了增量材料。（q）手术最后使用间断缝合无张力初期关闭创口。在缝合之前，需要行骨膜切口。（r）术后放射线片确认了12mm种植体正确的近远中向位置。现在，这颗种植体应该会植入再深1mm，将微粗糙种植体表面更深的植入到骨内。（s）3个月后行二期手术，软组织快速愈合。（t）1年随访显示健康的种植体周组织，有非常窄的角化黏膜带。（u）根尖放射线片显示TL种植体骨结合良好。 ⟶

覆盖非交联胶原膜，如其他章节所介绍（图9-14p）。在这种情况下，没有使用固定钉，因为使用的骨移植材料的稳定性很好。最后使用间断缝合（5-0）无张力初期关闭创口（图9-14q）。为了达到该目的，需要增加骨膜切口，在下颌后部需要高度小心避免损伤颏神经。术后放射线片确认了12mm种植体的近远中向位置正确。回顾该病例，这颗种植体应当

植入再深一些以使其肩台位于骨嵴顶以上刚好1mm（图9-14r）。

3个月后再次暴露种植体，随后软组织快速愈合（图9-14s）。该患者被转诊回在私人诊所的同事，对该种植体进行金属烤瓷冠修复。1年后的随访检查显示种植体周组织健康，角化黏膜带很窄（图9-14t）。根尖放射线片表明TL种植体骨结合良好（图9-14u）。

图9-14 病例4（续） （v）15年复查的临床状态。种植体周软组织稳定而健康。（w和x）15年随访的放射线检查。根尖放射线片显示嵴顶水平良好的稳定性，同时CBCT横断面断层显示完整的颊侧骨板，之前在种植手术时存在一个大的骨缺损。（y）CBCT水平向断层和15年前的同样断层相比，牙槽嵴容量显著改变。颊侧骨板的厚度很理想。

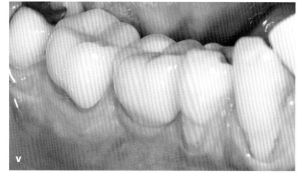

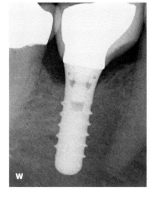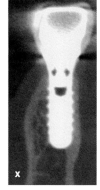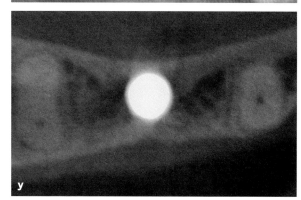

随后该患者被纳入私人诊所的维护治疗项目。

2020年，我们有机会可以在我们的诊室对该患者15年随访时再次进行检查。临床照片和放射线影像显示了非常好的长期稳定性（图9-14v～y）。

第二个病例是近期的患者。这位65岁女性患者由于下颌左侧大范围缺牙间隙被转诊到我们诊室（图9-15a）。这些牙齿在数年前被拔除。临床检查显示缺牙间隙远中典型的颊侧萎缩和明显的舌侧倒凹。对于这种临界情况，需要进行CBCT扫描以评估确切的局部解剖情况。CBCT分析显示了良好的骨高度（图9-15b）以及由于颊侧扁平造成的明显的水平萎缩（图9-15c）。35、36和37区域的横断面断层显示具有挑战的下颌解剖（图9-15d～f）。35和36区域的牙槽嵴宽度大约5mm。再往远中的牙槽嵴宽度要好一些。35区

域的下颌骨形态不太有利，因为根尖方向的牙槽嵴宽度没有增加，显示了非常陡峭的颊侧骨轮廓。36区域的形态更像水滴状。37区域的牙槽嵴形态最佳，但是明显的舌侧倒凹使得该潜在种植位点非常难（图9-15f）。因此决定在35和36区域植入两颗种植体，同期采用GBR程序。为了有效利用颊侧的缺损形态，使用了两颗Ti-Zr合金的窄直径TL种植体［Narrow Neck CrossFit（NNC），Straumann，3.3mm］。此外，使用了膜固位钉以使增量区域的稳定性最佳化（图9-15g和h）。

种植手术如前病例所述（图9-15i～t）。唯一的区别是在根尖区使用了两颗固位钉（Mster-Pin-Control，Meisinger）（图9-15u）。膜固位钉由我们团队在20世纪90年代早期引入用来固定疏水性GORE-TEX膜（Gore Medical）[31-32]。随着从GORE-TEX膜转

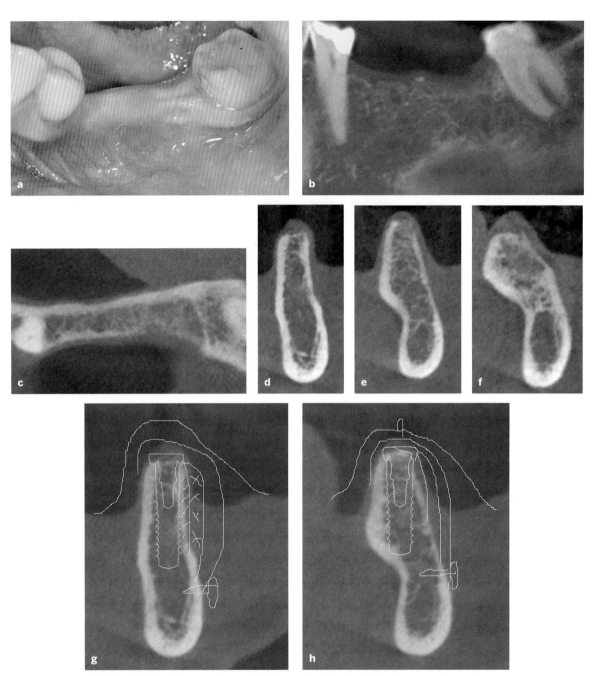

图9-15 病例5 （a）65岁女性患者，因为下颌左侧大范围的缺牙间隙被转诊到我们诊室。第三磨牙仍然存在，但是近中移位。从第二前磨牙到第二磨牙区域的颊侧萎缩非常明显。（b）CBCT曲面断层显示在第二前磨牙、第一磨牙和第二磨牙位点的可用骨高度可以满足种植体植入。（c）CBCT水平向断层确认了下颌颊侧的水平向萎缩。横断面图像显示下颌3种不同的形态。（d）第二前磨牙位点的嵴顶宽度大约5mm，颊侧轮廓非常陡峭。（e）第一磨牙位点嵴顶宽度相同，但是呈水滴状。（f）第二磨牙位点嵴顶宽度最佳，但是有明显的舌侧倒凹。（g和h）决定在第二前磨牙和第一磨牙位点植入两颗种植体。计划使用窄直径TL种植体（NNC 3.3mm），使暴露的种植体表面位于骨内。因为第二前磨牙位点的骨轮廓非常陡峭，会使用膜固位钉来稳定移植的骨填充材料。

→

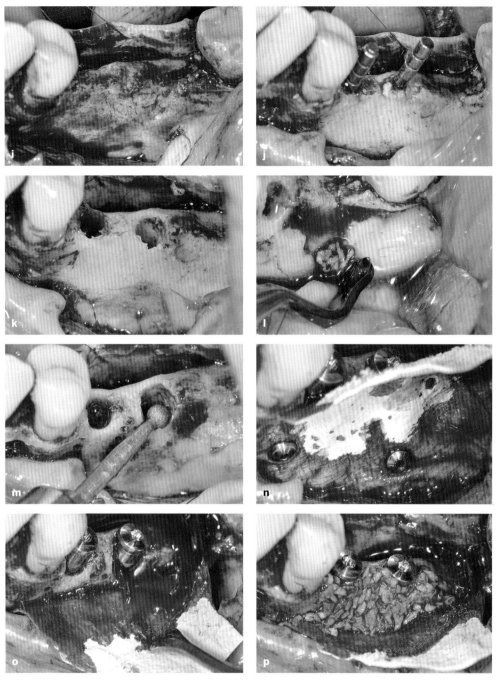

图9-15 病例5（续） （i）翻开黏骨膜瓣后的术中照。水平向骨萎缩很明显。（j）使用第一级螺纹钻预备后的状态。使用小的深度尺来检查种植体位置和轴向。（k）种植窝预备完成后，两个颊侧骨壁显示薄的刀刃状解剖。这两个骨壁都需要修整，否则由于无血管性坏死会引发破骨反应。（l）使用Hu-Friedy Buser骨刮匙在远中区域获取自体骨屑。刮匙必须锋利。将骨屑存放在血和氯化钠溶液中，使其自发释放生长因子，以获得骨条件培养基（BCM）。（m）使用球钻修整降低薄的颊侧骨壁，以减少早期愈合期间由于无血管性坏死造成大量破骨反应的风险。这种骨修整为两个缺损形成了水平向底部。（n）植入两颗NNC种植体后，覆盖胶原膜，使用两颗固位钉进行固定。（o）这个视图显示两颗NNC种植体，都带有1.5mm愈合帽，内有暴露的微粗糙种植体表面的颊侧骨缺损，颊侧皮质骨打孔以刺激出血，以及螺钉进行固定的胶原膜。（p）放置第一层骨屑，覆盖整个增量区域。 →

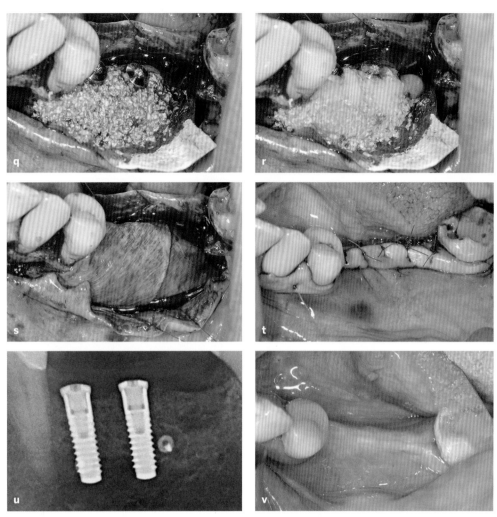

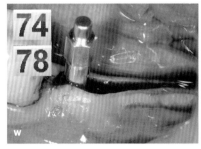

图9-15 病例5（续） （q）第二层BCM激活的DBBM颗粒显著改善了增量体积。使用BCM技术，整个增量容积内富含生长因子。（r）为了进一步稳定移植的骨填充材料，使用纤维蛋白封闭剂（Tisseel）。（s）最后，将大的胶原膜翻转到舌侧，很好地伸到下颌骨舌侧瓣的下方。膜就位良好，非常稳定。这种类型的增量通常被称为香肠技术。（t）切开骨膜，使用无张力初期关闭创口。使用了两针水平褥式缝合（4-0），和多针间断缝合（5-0）。（u）术后放射线片显示两颗NNC种植体、两颗固位钉和颊侧皮质骨内的小孔。（v）2个月后的临床状态。软组织愈合，没有任何并发症。（w）再次打开种植位点，使用牙槽嵴顶正中切口，以保留角化黏膜。插入Osstell SmartPeg，测量的ISQ值为74和78。 ⟶

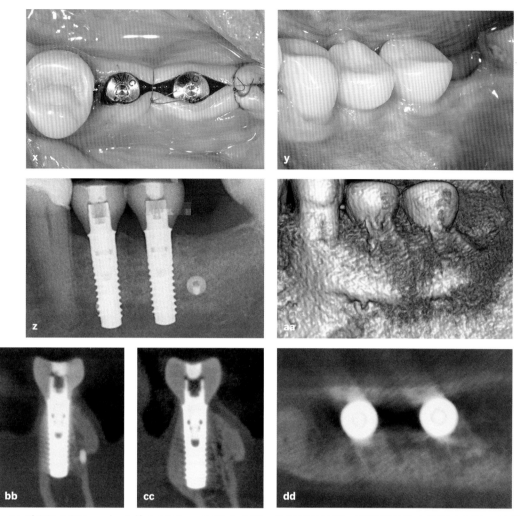

图9-15 病例5（续）　（x）放入2个3mm高的愈合帽，关闭创口边缘。两颗种植体之间留有间隙，使其二期愈合。这将会在1~2周内形成额外的角化黏膜。（y）1年随访检查时的临床状态。两个螺钉固位单冠显示健康的种植体周黏膜状态，没有感染或退缩。（z）对应的根尖放射线片显示两颗10mm的NNC种植体骨结合良好。两颗固位钉仍然存在，只有在引起临床问题时才取出。（aa）对应的三维CBCT图像显示在第二前磨牙和第一磨牙区域大面积的增量骨。（bb和cc）横断面断层确认了使用BCM和双侧复合移植材料的香肠技术达到了良好的增量体积。两颗种植体都骨结合良好。（dd）CBCT水平向断层确认了两颗种植体颊侧骨容量显著增加。

变为胶原膜，固位钉的使用在日常工作中丧失了其重要性，这是GBR技术的进步。近些年，固位钉再次被频繁使用，主要用于大的水平向或垂直向牙槽嵴增量程序[33-34]。这些高要求的GBR外科技术在第11章有详细介绍。

愈合8周后，采用牙槽嵴顶正中切口再次打开术区（图9-15v~x）。随后，患者被转诊回私人牙医。两颗NNC的种植体使用螺钉固位的全瓷冠进行修复。在1年复查时，临床检查显示健康的种植体周软组织（图9-15y）。根尖放射线片显示两颗种植体骨结合良好（图9-15z~dd）。CBCT检查显示在两颗种植体颊侧的再生骨量可观。

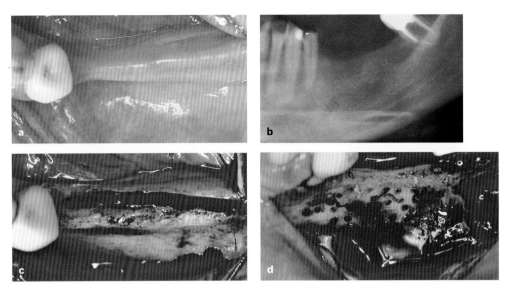

图9-16 病例6 （a）54岁女性患者，在拔除第三磨牙后由于远中大范围游离缺失被转诊到我们诊室。（b）拔除第三磨牙之前拍摄的曲面体层放射线片，显示下颌后部良好的骨高度和正常的骨结构。（c）翻瓣后，3mm的牙槽嵴清晰可见。这样的情况无法进行种植窝预备，而且，暴露的种植体表面会在骨外，无法行同期GBR操作。（d）第一步，在颊侧皮质骨打孔，充分开放骨髓腔，刺激出血。

———→

使用块状骨移植和分阶段GBR的牙槽嵴增量术后的延期种植

这项外科技术在20世纪90年代被我们团队经常使用，并且是那段时间记录最好的外科技术之一[31-32,35-37]。

这些外科技术之前都是使用最初的ePTFE膜完成。2000年之后，我们将这项外科技术变为使用非交联胶原膜，展示了长达10年的良好的长期数据[38-39]。

这项外科技术只在水平向萎缩明显且牙槽嵴顶宽度小于4mm的愈合牙槽嵴中进行。该技术要求特别高，造成患者的创伤增加，并且需要两次翻瓣程序，大大延长了治疗周期。

展示的这个病例治疗于2001—2002年。一位54岁女性患者被转诊到我们诊室，她的下颌左侧远中有大范围缺失且小于3mm的窄牙槽嵴

顶（图9-16a和lb）。大量的水平向萎缩需要进行水平牙槽嵴增量程序，使用块状骨移植和GBR技术。手术开始使用牙槽嵴顶正中切口，延伸至远中，然后到颊侧区域。此外，采用颏孔近中的松弛切口，翻开梯形黏骨膜瓣。暴露愈合的牙槽嵴，仔细清除骨膜残留物（图9-16c）。接着，使用小的1mm钻在颊侧皮质骨上钻孔开放骨髓腔刺激出血（图9-16d）。在磨牙后区获取一块7mm×16mm×5mm的皮质松质骨块（图9-16e）。移植骨块放置于第二前磨牙到第一磨牙区域的颊侧，用固位螺钉固定（图9-16f）。移植骨块周围的间隙填充入从受区内获取的自体骨屑（图9-16g）。然后，整个区域覆盖一厚层DBBM颗粒以保护移植物（图9-16h）。接着，使用双层膜技术覆盖胶原膜（图9-16i）。无张力的初期创口关闭结束手术（图9-16j），拍摄曲面体层放射

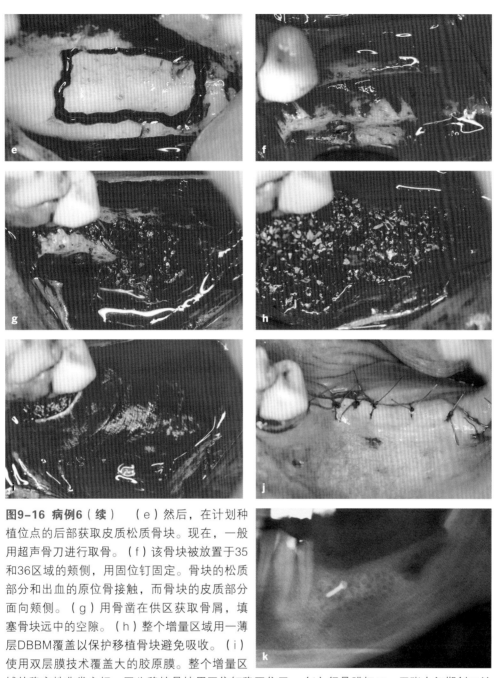

图9-16 病例6（续） （e）然后，在计划种植位点的后部获取皮质松质骨块。现在，一般用超声骨刀进行取骨。（f）该骨块被放置于35和36区域的颊侧，用固位钉固定。骨块的松质部分和出血的原位骨接触，而骨块的皮质部分面向颊侧。（g）用骨凿在供区获取骨屑，填塞骨块远中的空隙。（h）整个增量区域用一薄层DBBM覆盖以保护移植骨块避免吸收。（i）使用双层膜技术覆盖大的胶原膜。整个增量区域的稳定性非常良好，因为移植骨块用固位钉稳固住了。（j）行骨膜切口，无张力初期创口关闭，完成手术。（k）术后曲面体层放射线片显示增量区域、皮质骨的多个打孔和移植骨块的供区。

→

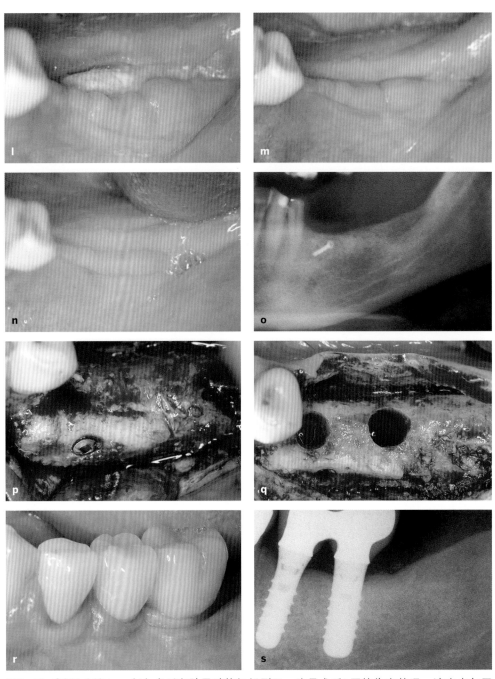

图9-16 病例6（续） （l）术后血肿导致软组织裂开。这是术后2周的临床状况。该患者每周复诊两次，继续每天两次氯己定口腔含漱。（m）术后4周，创口二期愈合关闭。（n）牙槽嵴增量后6个月的临床状况。软组织愈合，没有出现其他问题。（o）对应的曲面体层放射线片显示在整个区域骨愈合的进展。（p）再次打开术区，移植骨块的体积完全维持住了。测量牙槽嵴顶宽度大于8mm。（q）种植窝预备后的状态。测量颊侧骨壁大于2mm。（r）1年复查的临床状况。种植体周软组织健康。两颗种植牙冠相连，这在当时是为了保险起见的常用方案。（s）对应的放射线片显示TL种植体周稳定的骨嵴水平。 →

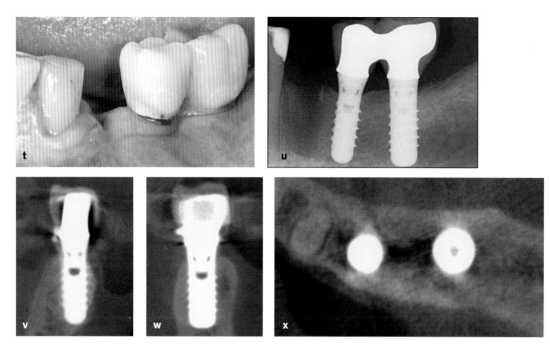

图9-16 病例6（续） （t）18年随访的临床状态。种植体周软组织没有黏膜炎迹象。（u）34牙齿被转诊医生拔除，需要安排新的种植。根尖放射线片显示两颗种植体的骨嵴水平稳定。（v和w）18年后的复诊CBCT检查。横断面断层展示了两颗种植体完整的颊侧骨板。35位点种植体的骨壁大约1mm厚，36位点种植体的颊侧骨壁厚度大于2mm。（x）CBCT水平向断层显示颊侧再造的骨量。35位点种植体的位置有轻微错位，应该再往舌侧1mm植入。

线片，记录供区和受区位点，固定螺钉和颊侧皮质骨的多个钻孔（图9-16k）。

术后出现了血肿，引起术区罕见的软组织裂开，导致胶原膜暴露（图9-16l）。给予患者抗生素治疗，局部使用葡萄糖酸氯己定（0.1%）漱口，每周复诊，软组织二期愈合。两周后，胶原膜位点的软组织已经愈合没有感染（图9-16m）。该病例确认了在软组织裂开的情况下并发症风险低。继续愈合6个月，没有进一步的并发症（图9-16n）。曲面体层放射线片也确认了良好的骨愈合（图9-16o）。再次打开术区也确认了尽管初期出现软组织裂开，再生结果仍然非常好（图9-16p），可以植入两颗种植体（图9-16q）。愈合3个月

后，种植体由转诊医生使用两颗种植联冠进行修复。一年随访检查显示两颗种植体结合都很成功，没有种植体周炎症或骨丧失的迹象（图9-16r和s）。

作为前瞻性长期研究的一部分，该患者数年后被随访。18年后随访检查的临床状态显示两颗种植体周健康的软组织（图9-16t）和稳定的骨嵴顶水平（图9-16u）。CBCT断层确认了两颗种植体颊侧骨壁完整（图9-16v和w）。35位点种植体由于其位置稍微偏颊，其颊侧骨壁较薄，在CBCT的水平向断层上可以清楚地看到（图9-16x）。

使用分阶段GBR技术行牙槽嵴增量的外科细节在第10章有介绍。

结论

如这一章所述，GBR程序被常规应用于下颌种植的水平向骨增量。在过去的20年中，基本外科原则没有改变。

这些原则如下：

- 我们只在至少有二壁种植体周骨缺损时采用同期GBR技术，因为新骨形成来自这些骨壁和其骨髓腔。这种缺损形态使得暴露的种植体表面位于骨内，这是获得可预期性再生效果的重要前提。

- 在后牙位点，我们强烈推荐使用复合设计的种植体，比如Straumann TL种植体。复合设计的种植体的微粗糙表面锚定在骨内，颈部的机械加工表面用在穿牙槽嵴和穿黏膜区域。此外，我们经常将微粗糙种植体表面植入到牙槽嵴顶下方，至少1~2mm。

- 在正确的三维位置植入种植体后，使用双层复合移植材料增量种植体周骨缺损，包括局部获取的骨屑和低替代率的骨填充材料比如DBBM。骨屑的获取通常在同一翻瓣下进行，以避免开辟额外术区。

- 自体骨屑不仅有骨引导性，还有成骨特性，可以增强缺损区域的新骨形成速度和量。它们被作为第一层填充于骨缺损区并覆盖在暴露的种植体表面。

- 另一方面，低替代率的DBBM颗粒被应用于第二层。它们没有成骨特性，但是可以给临床医生提供两方面的协同优势。第一，它们可以增大、增量体积而不需给患者造成额外创伤。第二，它们不会在后期的骨改建过程中吸收。因此，随着时间的推移，它们可以帮助维持骨容量。这意味着DBBM颗粒对于增量骨体积的长期稳定性是最重要的。

- 在下颌位点，必须要注意重力是一个潜在的风险因素。因此，在颊侧预备出水平的缺损底部是在种植手术中非常重要的细节，以稳定应用的骨移植物并防止它们在愈合过程中滑到根方。

- 在一些关键的病例中，可以使用纤维蛋白封闭剂（Tisseel，Baxter）来稳定骨填充材料，这是一种两组分封闭剂可以即刻形成纤维蛋白，物理性的稳定移植的骨填充材料。

- 使用屏障膜覆盖骨移植物和骨填充材料。2000年以来，我们主要使用非交联胶原膜，因为这种膜由于其亲水特性可以简化外科操作。这种膜降低了愈合过程中软组织裂开的感染风险，并且不需要第二次翻瓣来取出膜，因为它们可以在4~8周内被组织吸收掉。

- 胶原膜的使用采用了双层技术以在缺损区域获得更好的稳定性。这是由于胶原膜的亲水特性。在常规病例中不需要使用固定钉或螺钉。在一些颊侧形态非常陡峭的临界情况，固位钉的使用是一种很好的工具来进一步稳定增量材料并减少移位的风险。

- 我们常规使用初期创口关闭和潜入式种植体愈合以保护移植的生物材料。最关键的是牙槽嵴顶区域的成骨可以使得被植入的种植体的微粗糙表面在愈合完成时被骨所包绕。

- 在2000年以后，我们开始使用3个月的愈合期作为一个常规。在大约2009年，我们将愈合期缩短到8周，近10多年来已经成为治疗的标准。

- 对于一壁缺损的患者，需要采用分阶段治疗。首先需要使用块状骨移植和GBR进行牙槽嵴增量，然后5个月后进行种植体植入。

表9-1　瑞士伯尔尼大学在过去18年中GBR程序的发展

	2002—2004*	2008—2010†	2014—2016‡	2019§
植入种植体总数（颗）	1817	2279	2259	840
行GBR的种植体植入	39.7% (722)	42.2% (962)	43% (972)	30.4% (255)
同期GBR	83% (599)	92.4% (889)	93% (904)	96.1% (245)
分阶段GBR	17% (123)	7.6% (73)	7% (68)	3.9% (10)

*数据来自Bornstein等[40]；†数据来自Brügger等[41]；‡数据来自Ducommun等[1]；§未发表数据

在过去的20年，这些外科原则很好的服务于我们。在这章介绍的长期的病例报告令人印象深刻并且很好地记录了GBR技术的潜力。然而，GBR技术由于一些精细调整的努力被进一步改进了，进一步改善了再生结果，简化了外科技术，减少了对患者的侵入和创伤。这些进步非常重大，基于以下几个方面：

- 对拔牙后的牙槽嵴生物学变化的知识的增加，使得对不同的治疗方案有清晰的选择标准。时机对于获得成功的结果很重要这样的知识已经作为我们的转诊基础被分享。其结果是，现今在颊侧有明显水平向骨萎缩的患者已经大大减少了，因此这些年在瑞士伯尔尼大学需要进行块状骨移植的牙槽嵴增量程序的数量已经显著减少。

- 拔牙后牙槽窝移植的发展提供了一种新的治疗方案，即牙槽窝移植以及4个月后行种植体植入。这样使得种植体植入经常不需要GBR，减少了患者的花费。

- 在CAIS领域的进步使我们对这些牙槽窝移植后的种植手术可以在不翻瓣下进行操作的比例增加。这可以帮助找到最佳的正确三维位置，进一步减少对患者的侵入和创伤。对年老患者和有医疗风险因素的患者是一种非常有吸引力的治疗方式。

- NDIs的发展和引入而没有增加种植体折断的风险，在2010年左右是一个主要的进步。在这个领域的引领是Ti-Zr合金种植体（Roxolid）。使用NDIs，颊侧的缺损形态可以被改善，这样就进一步减少了分阶段牙槽嵴增量程序的需要。

- 最后，对于自体骨屑释放生长因子的知识的增长，导致了BCM概念的发展。BCM现在被常规用于在使用前激活DBBM颗粒。因此，DBBM颗粒随着生长因子黏附于填充颗粒表面被生物性激活。由于这个概念，DBBM颗粒具有了成骨潜力，可以进一步帮助优化缺损区域的再生效果。

过去18年的发展和进步也通过在瑞士伯尔尼大学口腔外科治疗的患者样本池所展示。这3组患者样本池在文献中有所报道，从2002—2004年、2008—2010年，以及2014—2016年[1,40-41]。这些数据和未发表的2019年的患者样本池的分析进行了比较（表9-1）。

分析显示近年来GBR手术的占比已经降至大约30%，而10年前在分析的患者样本池中是大于40%。此外，分阶段GBR手术的频率现在已低于5%，而2002—2004年的患者样本池是17%，其对比非常明显。这表明了这么多年后患者的创伤显著降低了。

第10和第11章有分别对使用块状骨移植进行水平向牙槽嵴增量、垂直向牙槽嵴增量和香肠技术的额外信息。

10

使用引导骨再生和块状自体骨移植进行水平向骨增量

Horizontal Ridge Augmentation Using GBR and Autogenous Block Grafts

Vivianne Chappuis, DDS, Dr med dent | *Thomas von Arx*, DDS, Prof Dr med dent | *Daniel Buser*, DDS, Prof em Dr med dent

重建由外伤或疾病导致的牙槽骨大面积骨缺损仍然是牙种植学中的一个挑战。尽管该领域取得了许多技术进步，但种植位点充足的骨量以及正确的三维修复为导向的种植体植入是维持长期骨结合和实现美学效果的重要先决条件[1-3]。在系统性评述中分析了多种用于增加缺陷受区位点骨量的手术技术[4-9]。这些评述表明，引导骨再生（GBR）是一种有充分文献报道的手术技术，可预期地促进新骨形成至骨缺损内。GBR技术可以在植入种植体的同时（同期手术）或在种植体植入之前（分阶段手术）应用。建议在两种情况下采用分阶段手术：首先，正确的三维修复为导向的种植体植入不可行时；其次，在严重水平向骨缺损的位点，导致骨缺损周围出现不利型一壁型骨缺损形态[1,9-12]。

在口腔颌面外科中，重建大量水平向骨缺损的有效的分阶段手术方案，是使用从口内下颌升支或正中联合获取的自体皮质松质骨块状骨移植[12-15]。在这些特定适应证中，自体块状骨移植物仍然是金标准，因此是大多数临床医生的首选。自体块状骨具有骨生成性和骨诱导性，提供细胞和生物活性分子，如骨形态发生蛋白（BMP）以诱导新骨形成，从而使移植物与宿主骨结合[16-20]。然而，存在3个与自体块状骨相关的重要缺点。首先，取骨位点会增加发病率。其次，移植物初始增加的骨量的再吸收率显著（即18%~60%）[13,21-26]。最后，缺乏有证据支持的长期研究，不仅要分析分阶段治疗方案后种植牙的成功率，还要计算随时间推移增加的骨量的保存情况。

229

自体骨移植物和骨代用品

自体骨仍然是修复骨缺损的理想材料，但其可用性有限，而且取骨可能会引起并发症。生物技术的最新进展提供了种类繁多的骨移植材料，并使患者和外科医生更容易进行种植治疗[27]。理想的骨代用品（BSM）具有生物相容性、生物可吸收性、骨引导性、骨诱导性，结构与骨骼相似，易于使用且具有成本效益[28]。尽管尚未发现具有所有这些固有特性的理想骨代用品，但一个关键特性是促进新骨形成并随后逐渐被新形成的骨替代[29]。骨代用品临床成功的关键是它们与相邻组织和细胞的相互作用，因为它们具有大孔互连孔径（即直径>300μm），有利于细胞浸润、骨生长和血管形成[30]。因此，材料成分和表面特性的差异将导致不同特性，包括骨生成性、骨诱导性和骨引导性、生物降解性和可操作性。

自体骨移植物和骨代用品用于不同的目的，以促进成功的骨再生。首先，它们被用于促进骨愈合，以桥连大小不一的缺损。其次，它们在GBR的应用中稳定屏障膜以降低膜塌陷的风险。最后，它们还可以用于防止骨吸收的风险。最重要的是，自体骨和骨代用品必须安全且具有生物相容性，并且它们不应将病原体转移给宿主。此外，根据临床情况，应用方式可以是颗粒状或块状自体骨。为了进一步将生物学特性分类，骨移植材料可分为4组：自体骨移植物（同一个体）、同种异体骨移植物（同一物种）、异种骨移植物（其他物种）和异质骨移植物（合成生产）。

自体骨移植物

自体骨移植物仍然是金标准，因此是大多数临床医生的首选，因为它们是唯一的骨生成性和骨诱导性移植材料。自体骨移植物由主要包含碳酸羟基磷灰石（HA）[31]的无机支架和包含细胞和细胞外基质蛋白的有机成分组成。这些细胞包括骨祖细胞、骨细胞、成骨细胞、破骨细胞、骨衬细胞和内皮细胞。皮质骨或皮质松质骨移植物主要由骨细胞组成，占成人骨骼中所有骨细胞的90%以上[32]。最近的研究表明，控制和调节骨形成的是骨细胞，而不是存在于骨表面的成骨细胞[33]。骨细胞似乎通过分泌与趋化、分化和凋亡机制相关的信号因子在骨重建中发挥重要作用，这些信号因子似乎通过控制成骨细胞、破骨细胞和骨衬细胞的细胞活性与骨表面相通[33]。细胞外基质蛋白主要包括I型胶原蛋白，但重要的还有非胶原蛋白骨桥蛋白、骨涎蛋白、骨钙素、纤维粘连蛋白，以及诱导新骨形成使移植物融入宿主骨的骨形态发生蛋白（BMP）组[16-20,34-36]。这些非胶原蛋白在移植骨重塑过程中逐渐释放。自体骨移植物的特性取决于患者的一般情况、移植物的胚胎来源、取骨技术以及移植物的处理和加工。自体骨的主要限制是其可用性和增加的发病率，尤其是在需要大量移植材料的情况下。

自体骨颗粒和骨屑

今天，用于单颗牙位点的自体骨屑通常是通过刮骨刀或骨凿从手术部位局部采集的。这种从手术位点原位局部取骨技术降低了发病率，并为患者节省了时间和成本。

关于骨收集技术的有效性，与通过超声骨刀或连接到吸引器装置的骨过滤器收集的颗粒相比，通过刮骨刀或骨磨收集的骨屑显示出明显更高数量的活细胞[37-38]（图10-1）。

此外，使用刮骨刀或骨磨发现骨形态

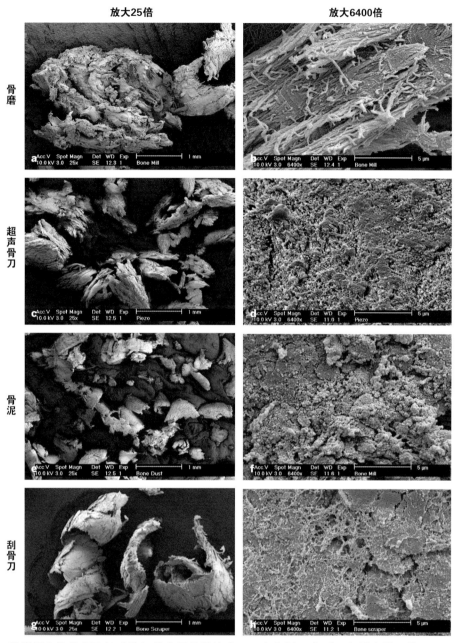

图10-1 4种常用自体骨获取技术的扫描电子显微镜（SEM）分析。（a和b）骨磨样品的SEM显示出带有暴露的胶原纤维的大颗粒。（c和d）超声骨刀样品显示具有许多微观和纳米型貌的致密皮质骨。（e和f）骨泥样品的SEM分析显示细小的粉末状颗粒。（g和h）刮骨刀样品显示出大的漩涡状颗粒，纤维蛋白/胶原蛋白网络仍然完好无损。放大倍率：25倍，标尺=1mm；6400倍，标尺=5μm。（经Miron等[38]许可转载）

发生蛋白-2（BMP-2）和血管内皮生长因子（VEGF）等生长因子的表达显著更高[39]。据推测，采集过程中的振动和持续冲洗可能是细胞活力受损的原因[38]。

尽管可以通过骨过滤器收集有活力的骨细胞和成骨细胞，但生长因子的浓度会显著降低[38,40]。此外，一些研究表明收集的骨存在细菌污染的风险[41-42]。如果使用小的自体骨颗粒，它们将呈现更大的暴露表面积，这增加了生长因子的表达，但与更大的颗粒相比，也增加了吸收率[43]。

自体骨片释放的生长因子的这些旁分泌功能被称为骨条件培养基（BCM），其中包含超过150种蛋白质[44]。BCM显示转化生长因子-β1（TGF-β1）自体骨片在10分钟内释放，骨形态发生蛋白-2（BMP-2）从40分钟后延迟释放[45]。目前尚不清楚这些自体骨片在植入骨缺损后如何随时间改变其信号参数，但它们具有调节特征，通过释放多种生长因子和细胞因子来促进缺损部位新骨形成的局部环境。

块状自体骨

由于外伤或疾病导致的美学部位较大牙槽骨缺损的重建仍然是牙种植学中的一个挑战。重建大的水平向骨缺损的有效治疗方案是使用来自升支或联合的自体皮质松质骨块[12,14-15,46-48]。骨块已被证明机械性更稳定，与颗粒状自体骨移植物相比，明显更好地保存了增加的体积[6,49]。块状自体骨移植有几个缺点。首先是与块状骨取骨相关的额外发病率，其次是缺乏长期研究，最后是最初增加体积的显著移植吸收率（18%～60%）[13,21-26,48,50-51]。为防止再吸收现象，已提出通过非交联胶原膜和无机牛骨矿物质（ABBM）保护移植物[24,47,52-53]。随着时间的推移，最大限度地减少植入位点的骨量变化是种植体修复成功的关键。块状自体骨移植物和生物惰性屏障膜的联合应用始于20世纪90年代初期[11,54-55]。联合应用块状自体骨移植物与生物惰性屏障膜的主要目标是避免愈合过程中膜塌陷并保护植入的块状骨抵抗吸收。前瞻性病例系列研究证实，在6个月的愈合期移植物吸收减少[22,55]，5年随访结果稳定[56]。应用去蛋白牛骨矿物质（DBBM）也可以保护移植物抵抗吸收，它提供了低替代率并使得愈合6个月后移植物再吸收减少[24]。在21世纪初期，临床医生开始将块状自体骨移植物与DBBM和非交联胶原膜（CM）联合使用[47-48]。该技术由于胶原蛋白膜操作简单以及潜在术后并发症减少，简化了外科手术。此外，增加的骨量显示种植体植入时骨吸收率是有限的。

同种异体骨移植物

同种异体骨移植物有许多不同的形状，包括皮质松质骨或皮质骨移植物、松质骨屑或作为脱矿骨基质。同种异体骨移植物可以来源自尸体骨或关节成形术期间收获的活体供体。尽管同种异体骨移植物缺乏活细胞，但细胞外基质中存在骨形态发生蛋白（BMP）等生长因子[57]。Marshall R. Urist做出了重要发现，即在肌内植入脱矿、冻干的兔骨片段时会诱导新骨形成[34]。因此，脱矿同种异体骨移植材料可能具有骨诱导能力。然而，与自体骨移植物相比，BMP的浓度有所降低，该浓度是否具有临床意义尚存在争议[20,58]。

同种异体骨移植物克服了与取骨相关的限制，例如可用性的问题和发病率。然而，它们还有其他局限性，例如成本高或与受体的免疫学差异[59]。关于使用同种异体材料与疾病传播风险之间的关联，人们一直在争论[60-61]。消除同种异体材料这一主要问题需要组织处理、灭菌和蛋白质失活过程。

因此，冷冻同种异体骨移植物暴露在低于-70℃的温度下会比冷冻干燥的同种异体骨移植物产生更强的免疫反应[62-63]。在冷冻干燥的同种异体骨移植物（FDBA）中，骨骼被冷冻、脱脂和脱水。最后，在脱矿冻干同种异体骨移植物（DFDBA）中，使用盐酸去除无机结构骨矿物质，以暴露沉积在骨基质中的骨诱导分子[64]。然而，DFDBA导致机械阻力的损失，因为去除了骨矿物质，因此不适用于必须考虑机械稳定性的位点。总而言之，在更积极的同种异体骨移植物处理中，会发生不太强烈的免疫反应，但骨诱导特性也会降低[28]。

颗粒状同种异体骨移植物

几项研究报告了成功使用冻干骨和脱矿冻干骨进行种植同期骨增量[65-66]。同种异体骨移植物在美国广泛使用，而欧洲当地法规限制收集人骨，这限制了它们在欧洲临床医生中普及。

块状同种异体骨移植物

在1～2年的随访期后，矿化块状同种异体骨移植物与可吸收膜的联合应用可能是两阶段种植体植入程序中骨增量可行的治疗选择[67-68]。然而，最近的数据表明植入块状同种异体骨移植物中的种植体，后期种植体与材料分离的发生率很高[69-70]。最近对新鲜冷冻的块状同种异体骨移植物和块状自体骨移植物的比较表明，块状自体骨的结构显著影响骨结合和塑形。块状皮质同种异体骨移植物似乎显示出最少数量的活骨，而块状皮质松质同种异体骨移植物显示出最多的软组织，并且随着时间的推移似乎会经历更多的再吸收。与块状自体骨移植物相比，只有一小部分块状同种异体骨移植物在移植后6～8个月由活骨组成[71]。一项系统性评述得出结论，块状同种异体骨移植物的临床研究包括相对少量的干预和没有长期随访的种植。

因此，没有足够的证据来确定与移植物结合、牙槽嵴骨增量、长期体积稳定性和种植体留存相关的治疗效果[72]。

异种骨移植物

颗粒状异种骨移植物

大量的异种骨移植物，包括从动物、珊瑚或藻类中提取的矿物质，都可以在市场上购买到。牙科手术领域记录最完备的骨代用品是DBBM[6]。异种骨移植物，尤其是源自天然骨的异种骨移植物，已得到充分研究。可以通过加热和/或化学作用去除有机成分以确保材料是惰性的并且仍然是生物相容的。然而，脱蛋白方法可能对生物材料的成骨行为产生影响。两个来源相同但通过化学方法或高温脱蛋白的牛异种骨移植物在植入兔胫骨时显示出截然不同的骨引导能力[73]。异种骨移植物的吸收不如自体骨移植物或同种异体骨移植物明显[6,74]。DBBM是否真正可生物吸收仍然存在争议[75-76]。尽管骨移植后在DBBM颗粒上可以观察到破骨细胞样细胞[77-79]，在日常实践中，一旦成功完成骨结合，一些异种骨移植物可以被认为接近不可吸收。

块状异种骨移植物

块状异种骨移植物已被开发用于水平向牙槽嵴增量。比较块状自体骨和块状异种骨移植物的临床前数据显示牙槽嵴宽度有类似的增加。然而，从组织学上看，块状异种骨移植物主要嵌入结缔组织中，块状骨基底部只有有限数量的新骨向内生长[50,80]。种植体植入块状异种骨移植物之后在二期手术时发现并未在块状骨中实现骨结合，尽管在天然骨中获得了初始稳定性和延期骨结合[81]。

异质骨代用品

异质骨代用品代表了一大类由不同材料制成的化学多样性生物材料，最常见的是磷酸钙（磷酸三钙、羟基磷灰石、磷酸钙骨水泥）、生物活性玻璃或聚合物。异质材料具有高度生物相容性并支持骨形成，并且它们具有可变的再吸收率[82]。然而，它们的骨诱导特性低于自体骨移植物。羟基磷灰石（HA）是天然骨骼的主要无机成分，并且是天然存在的磷酸钙中溶解度最低的，这通常使其能够抵抗生理吸收。另一方面，β-磷酸三钙（β-TCP）也表现出骨引导性，但吸收迅速[82-83]。在具有临床挑战性的骨缺损形态中，例如侧方牙槽嵴骨增量，β-TCP的吸收速度太快，因此，空间制造能力有限，无法形成新骨以稳定增加的体积[84]。因此，HA和β-TCP已结合在双相磷酸钙中。双相磷酸钙受益于HA稳定的空间维持特性和β-TCP的降解特性[85]。一项随机对照试验发现，双相磷酸钙在再生种植体周裂开式骨缺损和减少垂直向骨缺损方面的表现与DBBM相似[86]。尽管结果很有希望，但仍需要进一步的长期临床研究来证明其与DBBM的等效性。

膜

GBR使用屏障膜的原理已通过临床前研究开发用于治疗种植体周骨缺损和骨增量手术[87-88]。不同类型的膜已被用于防止非成骨结缔组织细胞向内生长进入再生的骨缺损区。在过去的30年中，开发了多种用于GBR的屏障膜。选择合适的屏障膜所需的标准是生物相容性、细胞隔离、组织整合、空间制造能力、适宜的临床可操作性和对并发症的易感性。膜可分类为可吸收/生物可吸收和不可吸收生物惰性膜。

不可吸收膜

不可吸收的生物惰性膜可以保持其屏障功能直至被移除之前。膨体聚四氟乙烯（ePTFE）膜在GBR程序中有充分临床文献支持[10,46,54,87,89]。ePTFE是一种合成聚合物，具有多孔结构，不会引起免疫反应，并能抵抗宿主细胞和微生物的酶促降解。钛（Ti）加强ePTFE膜提高了制造空间的能力，并可独立成形[90]。已观察到空间保护与新骨形成水平之间存在良好的相关性[91]。与传统的膨体聚四氟乙烯相比，钛加强高密度聚四氟乙烯膜显示出更出色的再生能力，因为它加强了对被覆软组织压缩力的机械支撑[92-93]。

这些ePTFE膜的主要缺点是在膜过早暴露的情况下容易出现软组织并发症，与可吸收膜相比，并发症发生率要高得多[94-95]。第二个缺点是需要二次手术去除膜，这会增加患者的不适。为了避免这些缺点，致密聚四氟乙烯（dPTFE）膜已经被开发出来。与ePTFE膜类似，它们具有生物惰性和细胞封闭性，并且可以是钛加强的。与ePTFE膜相比，它们在愈合过程中暴露时不易感染，并且更容易摘除。然而，到目前为止，临床科学文献非常有限[93]。

可吸收膜

可吸收膜被开发用以减少为摘除膜而进行的二次手术介入。因为可吸收膜无需被移除，所以可以减少患者的不适。

然而，可吸收膜也有一些缺点。首先，在适当的时期内维持屏障功能可能会有很大差异[96]。其次，降解过程可能会干扰伤口愈合过程。最后，屏障功能的持续时间是一个关键问题，因为这些膜应保持至少4～6周以允许成功的组织再生[97-98]。由于膜塌陷和早期降解的风险，可吸收膜应通过低替代率的骨充填材料来支撑以避免早期塌陷并维持增加的骨量[99]。如今，可降解膜有一个好处，可以避免二次切除手术，以减轻患者的负担，并显示出比同类材料更好的生物相容性，但仍然存在挑战，例如在它们快速降解的情况下被其他组织侵入，以及它们的机械稳定性以维持手术治疗或在骨愈合过程中[100-101]。

胶原膜

胶原蛋白是细胞外基质的主要成分。大多数市售胶原蛋白膜是由Ⅰ型胶原蛋白或Ⅰ型和Ⅲ型胶原蛋白的组合开发而来的，它们源自牛腱、牛真皮、小牛皮或猪真皮[102]。由于出色的细胞亲和性和生物相容性，胶原膜是GBR中合成聚合物重要的替代品[103]。胶原膜的优点被描述为止血、快速血管化、牙周和牙龈成纤维细胞的趋化性、弱免疫原性和易于外科操作[104]。虽然胶原膜似乎更加组织友好，但有报道它们还具有不利的机械性能和不同的降解曲线[103,105-106]。通过交联胶原纤维，可以延长屏障功能。然而，交联过程也有不利方面，例如组织整合较差、血管侵入延迟和炎症细胞侵入增加[107-108]。

高分子膜

据报道，合成可吸收膜和聚酯，如聚乙交酯（PGA）、聚丙交酯（PLA）、碳酸三甲酯或其共聚物等是有效的[109]。然而，这些膜所具有的缺点可能与其降解产物相关[110]。聚乳酸（PLGA）共聚物膜在临床前和临床研究中

显示出可喜的结果[111-112]。一种市售的聚酯基膜显示出高初始拉伸强度。然而，在孵化4周后，结构和机械的性能就丧失了[98]。最近的一项研究比较了改良PLGA膜与ePTFE膜对照。没有发现关于某种膜的优越性的统计学显著证据。然而，在两组中都观察到导致膜暴露的软组织并发症，这会改变再生的骨量[113]。需要更多的临床研究来提高这些膜的有效性。

基于聚乙二醇（PEG）的水凝胶可作为原位形成基质，以优化细胞向内生长和生物活性蛋白的保留[114]。PEG水凝胶以其生物相容性而闻名，并已用于多种医疗设备[115-116]。该材料符合以下标准：作为GBR应用的可生物降解的黏附屏障[117]。关于机械性能，水凝胶本身可能无法提供足够的稳定性。为了增强机械强度，颗粒状骨代用品与水凝胶的结合实现了有效的局部骨再生[118-120]。然而，与生物物质接触的合成材料的形成和应用仍然是当今生物医学材料研究的重大挑战[121]。

外科技术

分阶段外科治疗方案

在口腔颌面外科中，用于重建大面积水平向骨缺损的一个有大量文献支持的分阶段手术方案是使用来自口内取骨位点（例如下颌升支或正中联合）的块状自体皮质松质骨移植物[13,22-24,48]。位点预备时，在唇侧和舌腭侧翻全厚黏骨膜瓣[47]。根据所需块状自体骨的大小和供区位点的解剖结构，块状移植物可以从联合或从磨牙后区域获取。

在供区位点的初期创口关闭后，块状骨适应受区缺损位点的形态，并用一颗或两颗螺钉（直径1.5mm）固定以稳定块状移植物。受区

位点的穿孔或去皮质化有利于骨移植物最佳地结合到宿主骨中，因为致密的皮质骨和皮质骨内缺乏骨内膜细胞会减少血运重建。许多研究报告了血管生成和骨形成之间密切的动态相互作用，因此，受植床的穿孔或去皮质化已被证实有利于骨移植物结合到宿主骨中，与未穿孔的部位相比，甚至观察到移植物吸收减少[122-125]。这一观察结果可以用更快的血管形成来解释，如当受植床的皮质层被切断时发生的血管内皮生长因子（VEGF）标记，导致骨改建过程加速和骨沉积增加[126]。皮质骨的这些穿孔为血管和祖细胞提供了通往移植的分隔的途径，并常规应用于GBR程序中[46-47,127]。因此，受区位点的预备也可能有助于目前研究的有利结果。增量后牙槽嵴的块状移植物周围的孔隙被自体骨屑填充。DBBM颗粒（Bio-Oss，Geistlich）与从手术部位获得的血液混合，富含骨条件培养基（BCM），并应用于完全覆盖增量位点。此外，使用双层膜技术通过胶原膜（Bio-Gide，Geistlich）进一步保护增量位点。制作骨膜减张切口以获得瓣的动度和无张力初期创口关闭。通常给予围手术期预防性抗生素用药3～6天。

患者接受止痛药和葡萄糖酸氯己定（0.1%）以进行化学性菌斑控制。术后7～10天拆线。可摘临时修复体经过调整，指导患者谨慎佩戴临时修复体。6个月后二次手术，翻瓣范围与第一次手术相似。取下骨块固定螺钉，并根据标准外科方案植入种植体[128]。在3～6个月的愈合期后，种植体被修复。图10-2显示了上颌前牙的病例报告。

术后块状自体骨再吸收的最小化

该技术提供了成功的骨增量结果，但在临床研究中表明应用块状移植物的骨吸收有很大差异（22%～60%）。在20世纪90年代，屏障膜和/或低替代率的骨充填材料已被用于保护块状自体骨移植物，这说明骨增量后骨量维持得更好，吸收率为6%～12%[22,24,47-48]。

自体骨再吸收是移植物愈合和融入骨受区位点的固有结果。这些位点似乎展示了一种与骨折愈合非常相似的特定骨塑形模式[129]。在移植物整合后，由于坏死或废弃的皮质骨的破骨细胞吸收，自体骨移植物继续改建，随后新的编织骨的成骨细胞形成，后来被改造成更强壮的板层骨。通过这种方式，自体骨移植物通过正常的骨稳态得以维持[130]。在前6个月，观察到皮质骨的早期吸收，而从6～12个月，骨密度不仅在剩余的皮质骨中增加，而且在松质骨中也增加[131-132]。以前的文献从组织学的角度研究了使用和不使用屏障膜和/或DBBM保护的块状自体骨的骨改建[22,48,51,133-134]。这些临床和实验研究表明，在移植物的核心内，无论手术方法如何，都观察到完全的移植物-宿主整合。然而，对块状骨的保护显著影响着骨表面的吸收。

两项临床研究表明，联合使用不可吸收膜或由DBBM颗粒支撑的可吸收膜组合在一起，可以最大限度地减少愈合过程中块状骨移植物的吸收[22,48]。本研究中观察到的最小吸收率为0.38mm，证实了这些结果。此外，即使在10年的观察期之后，这种最大限度减少骨吸收量的手术方法似乎也是有效的（图10-3）。

块状骨移植物再吸收背后的潜在机制尚未完全了解，但移植物的微结构等因素可能会影响愈合过程中的血管化程度，并可能发挥重要作用[135]。其他一些因素，如胚胎起源、方向和移植物尺寸被认为是自体骨移植物体积维

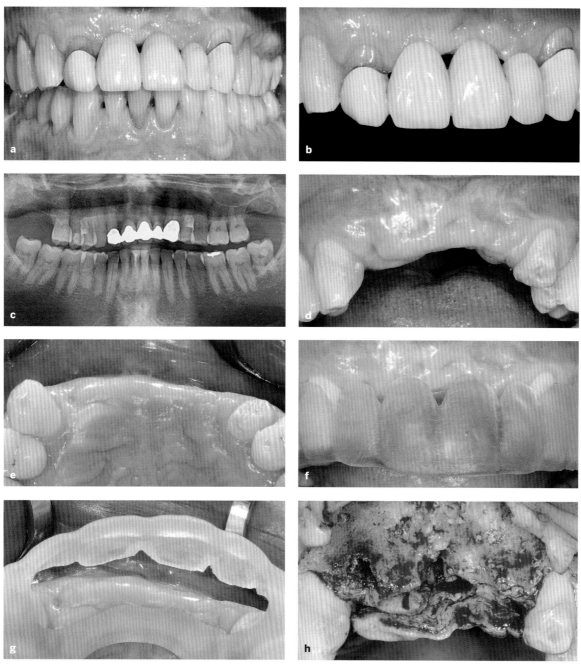

图10-2 （a）男性患者，在十几岁时（41年前）遭遇了一次事故，当时接受了前牙固定修复体。（b）侧切牙显示存在龋坏以及牙根纵裂。（c）患者牙列存在修复并且口腔卫生维护良好。在洁治阶段，第三磨牙被移除。（d）侧切牙必须拔除。愈合6周之后，可识别出轻微的垂直向骨缺陷。（e）𬌗面观显示严重的水平向缺损。（f）制作蜡型和外科导板。（g）外科导板揭示了水平向骨缺损。（h）翻黏骨膜瓣之后，确认存在垂直向骨缺损。→

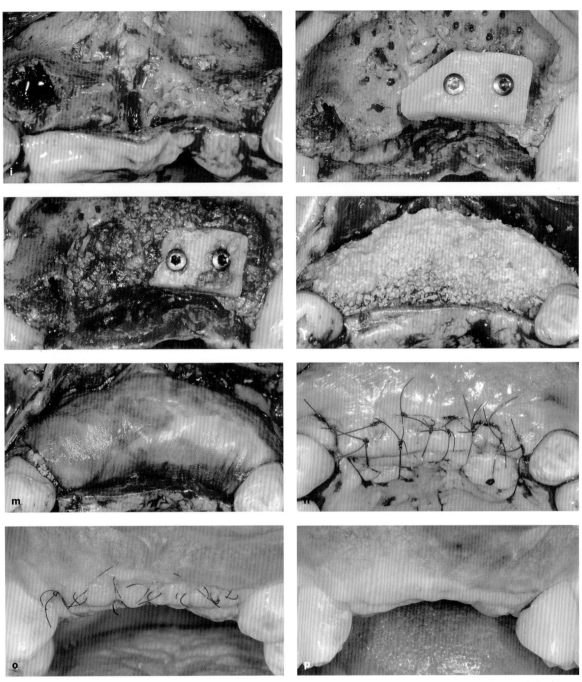

图10-2（续） （i）除了水平向骨缺损，也可以识别到切牙管区域的缺损。（j）由颏部获取块状自体皮质松质骨。造皮质骨穿孔，使用两颗固定螺钉固定块状自体骨。（k）覆盖第一层自体骨屑，填充孔隙。（l）第二层使用低替代率的骨代用品进一步轮廓增量。另外提供对抗吸收的保护层。（m）覆盖不可吸收胶原屏障膜并使用钛钉固定。（n）骨膜切口之后，获得初期创口关闭。（o）2周愈合期之后，拆除缝线。（p）6周愈合期之后，计划进行二期手术。

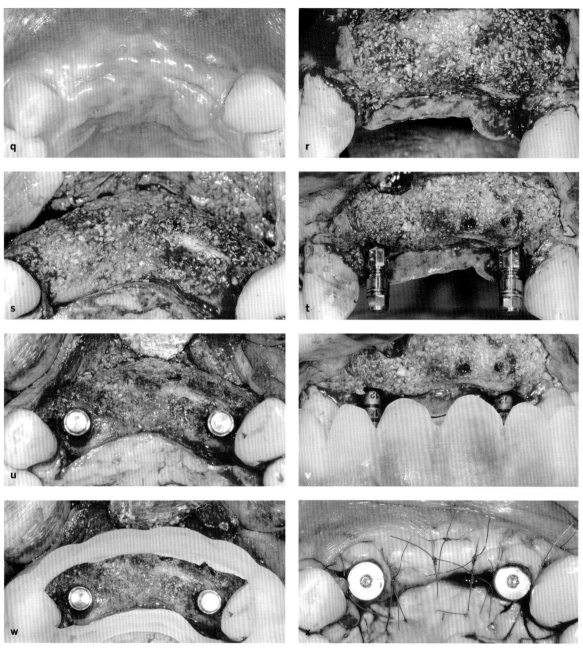

图10-2（续） （q）水平向骨缺损被显著改善。（r）垂直向骨缺损获得了充足的骨再生。（s）水平向骨再生也非常成功。（t）种植体被植入安全带内。（u）𬌗面观。（v）外科导板引导以修复为导向的三维种植体植入。（w）外科导板显示可以实施螺钉固位的修复体。（x）获得穿龈愈合。　→

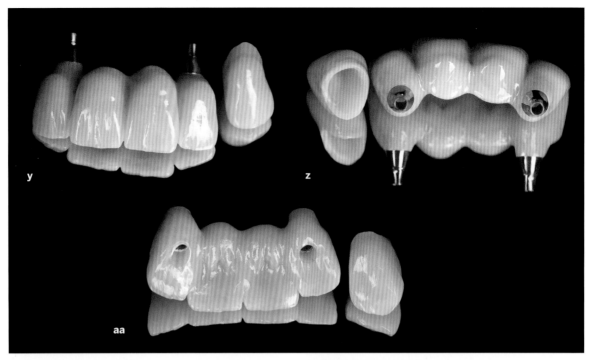

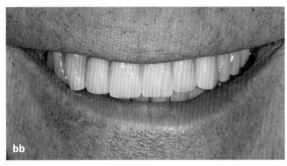

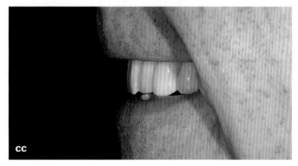

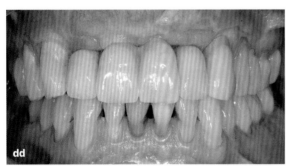

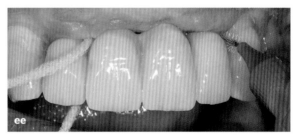

图10-2（续） （y~aa）最终修复体为具有穿龈轮廓的卵圆形桥体。（bb和cc）大笑笑线。（dd）口内正面观。（ee）修复体具有良好的卫生通道用于口腔卫生清洁。（ff）1年随访时放射线片。（修复体制作由Nadin Al-Haj Husain完成，Bern，Switzerland）

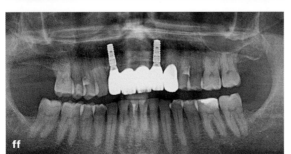

持不佳的影响因素[21,136-137]。作者观察到，具有较厚皮质和较高密度的移植物，例如取自颅骨或下颌骨的移植物，通常会与皮质较薄的移植物（例如上颌结节或髂嵴）相比稳定性更高[12,21,138-140]。另一方面，块状移植物的松质部分在刺激骨祖细胞分化为成骨细胞以形成新骨方面具有重要功能[16]。此外，块状松质骨移植物比皮质骨移植物再血管化更快[16]。再者，块状皮质松质骨移植物中这两种特性的结合促进了早期血管形成，同时最大限度地维持了移植物。在本研究中，来自颏部的块状骨在10年的观察期内保持其体积明显更好，而来自升支的移植物在10年检查中显示出明显更多的吸收。可以假设颏部和下颌支移植物之间的这种差异可能与移植物微结构的差异有关，因为与颏部移植物相比，来自下颌支的移植物似乎具有更厚的皮质和减少的松质部分[71,141]。

种植体留存率和成功率

报告分阶段自体骨移植手术的留存率和成功率的总体研究存在异质性，因此无法进行比较[4,12]。放置在用髂骨自体移植物重建的患者中的种植体显示留存率为86.5%，颅骨自体移植物留存率为94.9%，口内自体移植物留存率为97.1%[12]。使用块状自体骨进行侧向牙槽嵴增高的长期研究非常少。Nyström等[14]报道，使用来自髂嵴的块状移植物对萎缩的上颌骨进行Onlay骨移植，对于机械光滑表面的种植体留存率为90%，10年后平均边缘骨丧失为2.4mm。在一项自下颌骨取骨平均随访29个月的回顾性横断面研究中，Cordaro等[48]报告了98.6%和95.8%的留存率和成功率，其中7颗种植体的种植体周骨丧失为>2mm。这些发现与使用块状自体骨移植物和GBR进行水平向牙槽嵴增量后10年的研究一致，10年后成功率为98.1%，最小块状骨移植物吸收率为7.7%（图10-3）[142]。

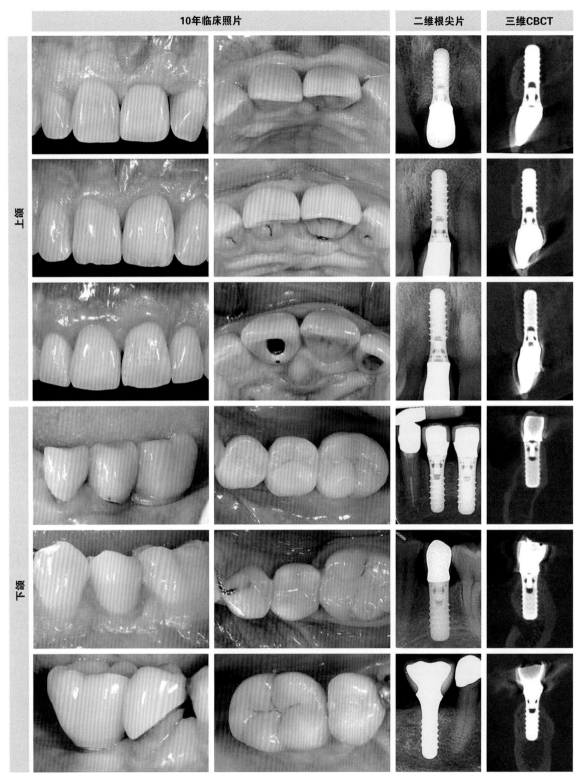

图10-3 上颌与下颌各3个典型的病例序列，显示10年随访仅少量的骨吸收。（经Chappuis等[142]许可转载）

11

使用引导骨再生的垂直向和水平向
牙槽嵴增量：香肠技术
Vertical and Horizontal Ridge Augmentation Using GBR:
The Sausage Technique

Istvan Urban, DMD, MD, PhD | *Daniel Buser,* DDS, *Prof em Dr med dent*

牙槽嵴上骨增量或垂直向骨增量是牙种植中骨再生所面临的最大挑战之一。这主要取决于外科程序的难度及其潜在的并发症。牙槽嵴上骨增量目的是在没有骨壁支持骨移植物的区域实现骨再生。这在生物学上要求很高，因为骨再生和血管生成需要离开既存骨一定的距离。此外，必须推进软组织，为体积增加所需的愈合中的骨增量材料提供封闭的愈合环境。已经发展出几种用于垂直向骨生长的治疗方案，包括牵引成骨、Onlay骨移植以及垂直向GBR。

本章回顾了用于垂直向和水平向骨增量的不同技术，为使用GBR的牙槽嵴增量提供了患者选择标准，并报告了采用新治疗方法进行垂直向和水平向增量的效果。

下颌垂直向骨增量

下颌后部垂直向牙槽嵴增量仍然是一项技术敏感型程序，伴随有关键解剖结构损伤的风险增加，例如舌神经、舌下动脉以及下颌下导管（华顿氏管）等[1-5]。

软组织处理是下颌后部手术的一个关键方面。瓣的设计应将一个事实纳入考量：即缺损区植入骨移植材料之后，所增加的体积需要获得初始无张力关闭。

瓣的设计

通常，太小的瓣会难以处理，并往往导致膜或移植物的早期暴露。

此类手术程序需要用到"安全瓣"或"遥控瓣"，这种瓣的设计由牙槽嵴顶和垂直向松

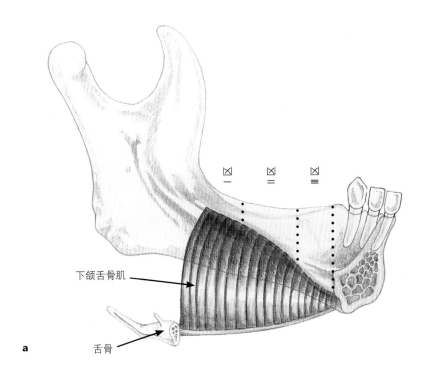

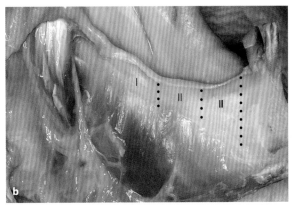

图11-1 绘图 (a) 和标本照片 (b) 阐释了下颌舌骨肌典型的附着于下颌骨体部内侧面的解剖结构。示意了 Ⅰ 区、 Ⅱ 区和 Ⅲ 区的位置。

弛切口所构成[2-3]。瓣设计的基本原理是有足够的软组织以适合体积增加后的骨增量牙槽嵴。通过这种设计,临床医生能够预期实现瓣的初始无张力关闭。使用手术刀 (15号) 在角化龈内做全厚的嵴顶正中切口。嵴顶切口向远中延伸,止于磨牙后垫2mm内。为获得手术入路,在下颌做朝向冠突的远中斜行垂直切口。

垂直切口在近中颊侧应位于远离外科位点至少一颗且优选两颗牙的距离。在缺损前方最远中牙齿的近舌线角处,做短的3 ~ 4mm的切口。

做完主要切口之后,使用骨膜剥离子翻全厚瓣至膜龈联合处,并且距离骨缺损至少5mm。翻舌侧瓣至下颌舌骨线,可通过下颌舌骨肌的纤维附着识别 (图11-1)。

受区位点的准备

使用骨凿（例如，回力骨凿）将暴露骨面上的所有剩余软组织清除干净。使用小球钻在受区骨床预备多个去皮质螺钉孔。如果倾向于选择帐篷螺钉精确确定所需的垂直向位置，应该此时将帐篷螺钉植入。

膜适应

选择合适尺寸的膜并修剪，使其在完全覆盖移植物的同时，边缘不与天然牙接触（注意，如果使用不可吸收膜，这一点至关重要）。膜应覆盖于相邻骨上至少2mm处。膜的固定是该程序的一个重要方面，因为移植物必须完全不动才能够获得恰当地整合。首先，至少在两个点使用钛钉或3mm长的钛螺钉于舌侧和腭侧来固定膜。

改良舌侧瓣推进

为正确实现初期关闭以降低并发症出现，并最大限度提升远期的再生效果，需要对颊侧和舌侧瓣均进行充分的减张[6-7]。近年来，文献报道了多种针对下颌后部骨增量的舌侧瓣处理技术。然而，证据等级局限于技术描述以及病例系列研究[8-9]。此外，这些经典技术伴随有下颌舌骨肌的下颌附丽完全[8]或部分[9]分离的局限性，这可导致严重的术后并发症。因此，发展出一种更为保守且可预期的方法，即，在先后向3个不同的区域通过钝分离来推进舌侧瓣，同时保留整个下颌舌骨肌的完整附着[10]。一项尸体的分口对照研究对这一方法进行了分析[10]。

Urban等开发的技术被称为改良舌侧瓣推进技术，由3个步骤组成。

步骤1：Ⅰ区隧道预备及磨牙后垫（RP）提升

在嵴顶角化黏膜区域做线形切口之后，细致翻颊侧和舌侧瓣。使用一种骨膜器械将RP从骨面轻轻剥离，随后朝向冠方推起。由于RP组织往往非常有弹性和回弹性，本步骤相对易于操作。这使得RP与舌侧瓣整合，有助于最大限度地松弛瓣并降低处理Ⅱ区和Ⅲ区时的穿孔风险。

步骤2：Ⅱ区保留下颌舌骨肌的瓣分离

对下颌舌骨肌附丽视觉识别后，使用钝的器械将肌肉上方的软组织向舌侧轻轻推开。通过这种方法，瓣能够以创伤最小的方式与肌肉的上层纤维分离，而无需剥离肌肉附丽。

步骤3：前部，Ⅲ区骨膜半钝性减张

在前磨牙区，下颌舌骨肌附着于下颌骨的位置较深，翻瓣的深度不应超过Ⅱ区。使用15号刀片旋转至垂直角度扫掠移动（Ⅲ区）在中间带（Ⅱ区）做半钝性骨膜切口。这种操作为Ⅲ区提供了灵活性，有助于预防术后创口裂开，创口裂开往往发生于瓣的处理不充分时。如果处理得当，本技术往往允许充分的瓣减张以实现被动初期关闭。

颊侧瓣推进：骨膜弹性技术

仔细推进颊侧瓣和保护颏神经是本手术的重要部分。作者为此开发的技术几乎"无刀片"，分为3个步骤（图11-2）。

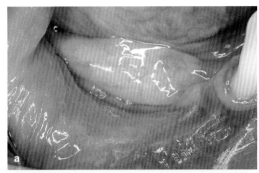
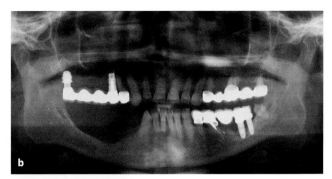
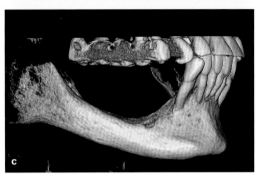
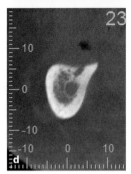

图11-2 病例1 大范围垂直向缺损区域种植体植入再生骨内的逐步治疗。（a）右侧下颌后部种植失败后垂直向缺损的唇侧观。（b~d）曲面体层放射线片和CBCT展示了缺损。注意左侧，失败中的种植体计划在右侧再生程序之前拔除。

→

步骤1：轻柔骨膜切开并保护颏神经

    沿着连接两个垂直向切口的线，非常小心地切开骨膜。切口仅允许穿透骨膜，而不能进入下方的纤维。该切口仅仅是进入更为灵活可被进一步扩张的弹性纤维的"开门器"。

    临床医生的策略应该是尽可能减少任何的神经损伤，甚至是颏神经的暂时性感觉异常。在神经周围，应仔细地以背向移动的方式使用刀片，以确保不会发生意外损伤。这种切口是表浅的，临床医生应确保只切到骨膜，而不在组织内做更深的切开。

步骤2：切开骨膜下纤维束

    由于绝大多数的患者有"骨膜交叉束"，一旦完成骨膜切口，瓣即无法按需推进。刀片先成45°，然后成90°轻轻切开致密的纤维。注意刀片不能再用于瓣的松解推进。

步骤3：分离弹性纤维

    完成上一步之后，应使用钝的骨膜器械（例如Prichard骨膜剥离子、Mini Me或显微外科骨膜剥离子）向冠方推移分离弹性纤维。这可以确保瓣可被显著推进，并减少重要解剖结构损伤的概率。

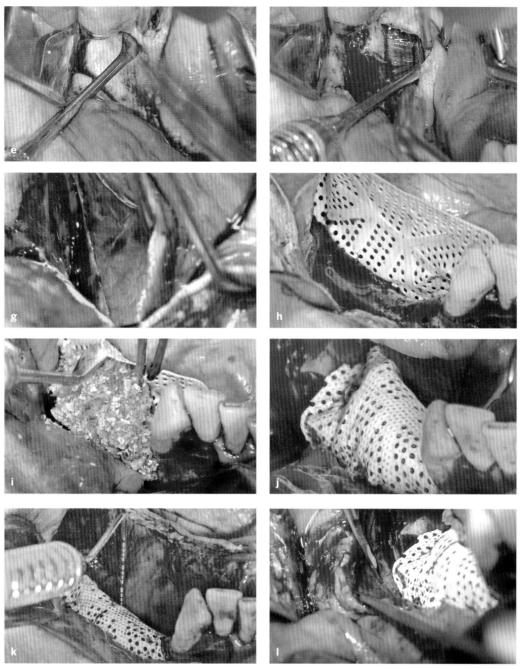

图11-2 病例1（续） （e~g）改良舌侧瓣松弛后的唇侧观与殆面观。翻磨牙后垫（Ⅰ区）。使用钝的器械仔细翻开位于下颌舌骨肌上方纤维表面的软组织（Ⅱ区）。使用15号刀片的刀背末端进行半钝性骨膜剥离，并钝性牵拉瓣前部区域的组织（Ⅲ区）。（h）垂直向缺损的唇侧观。在舌侧固定致密聚四氟乙烯（dPTFE）膜。（i）在牙槽嵴放置混合有无机牛骨矿物质（ABBM）的自体骨移植物颗粒。（j）使用钛钉固定位于骨移植物上方的多孔dPTFE钛加强膜的颊侧观，注意，膜不应接触到相邻天然牙（见图11-4，获得多孔dPTFE膜的更多信息）。（k）垂直瓣松弛示意图（~20mm）。（l）使用15c刀片轻轻切开骨膜。

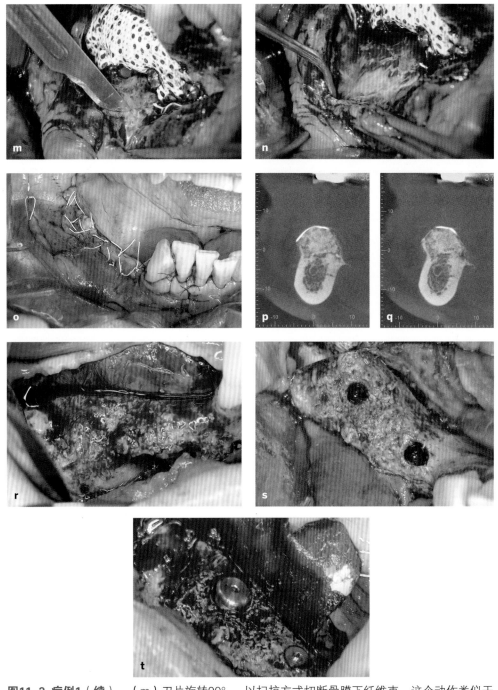

图11-2 病例1（续） （m）刀片旋转90°，以扫掠方式切断骨膜下纤维束。这个动作类似于使用刀片在纤维束上"演奏吉他"。（n）使用Mini Me骨膜器械进行弹性剥离。（o）瓣无张力双层关闭后的唇侧观。（p和q）CBCT断层影像显示无异常愈合9个月之后的再生骨。（r和s）再生骨的唇侧观与殆面观。注意，仍未成熟。（t）种植体植入于再生骨内的唇侧观。注意，远中种植体唇侧仍有轻微缺损。 ⟶

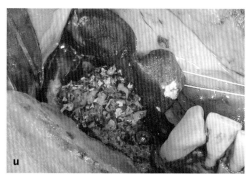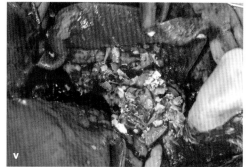

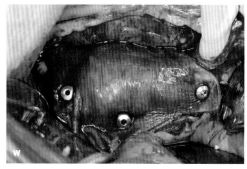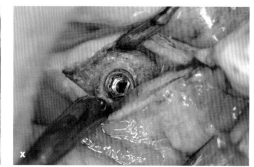

图11-2 病例1（续） （u和v）保护骨移植材料的唇侧观。该治疗决策旨在重建预留的唇侧缺损并通过再次使用骨移植物保护再生骨，称之为"迷你香肠"。（w）使用钛钉固定胶原膜，稳定迷你香肠骨移植物的唇侧观。（x）暴露种植体时成熟骨的殆面观。注意，骨质理想。（y）负荷种植体的根尖放射线片。

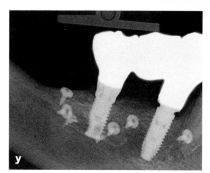

水平向牙槽嵴缺损的GBR

所谓"刀刃状"牙槽嵴，即Cawood Howell IV类无牙颌骨，代表了需要水平向骨增量的一类独特问题。舌腭侧牙槽嵴所需高度是充足的，但是宽度不足，因此不进行提前治疗的话，往往难以植入种植体。

使用GBR技术的难点是，对于不使用形状稳定的钛加强膜的缺损来说，颗粒状骨移植物的固定是一个挑战。近年，临床医生已经在使用形状不稳定胶原膜来重建严重菲薄的牙槽嵴，对于大多数病例，无法获得所需的骨增量，且大多数的骨生长是从嵴顶朝向根方的。

为克服这些挑战，发明了香肠技术[8-9]。

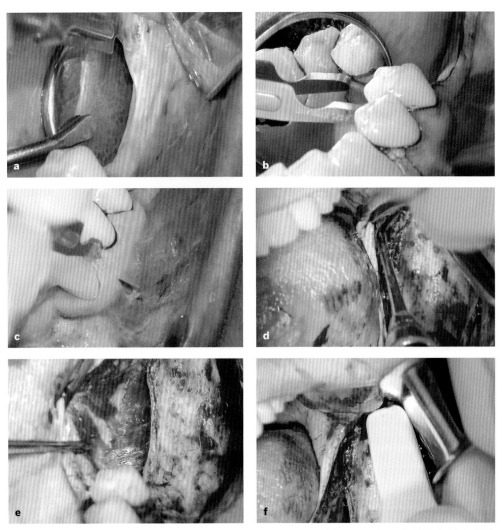

图11-3 病例2 使用香肠技术进行水平向牙槽嵴增量的经典病例。(a)60岁健康女性患者的唇侧观,下颌后部牙槽嵴菲薄。(b)短的垂直向舌侧切口舌侧观。(c)安全瓣近中垂直切口的唇侧观。(d)磨牙后垫区域隧道剥离并翻开。(e)刀刃状牙槽嵴的唇侧观。注意,使用Mini Me器械翻瓣并保存下颌舌骨肌。(f)从升支区域用刮骨器收集骨的殆面观。 **→**

该技术使用的是胶原膜,并通过钛钉将其固定。目的是确保牙槽嵴顶的骨移植物稳定,防止发生植骨颗粒移位或塌陷。对于水平向骨增量,应选择更快吸收的天然胶原膜与1:1混合的自体骨颗粒和去蛋白牛骨矿物质(ABBM)作为骨增量材料(图11-3)。

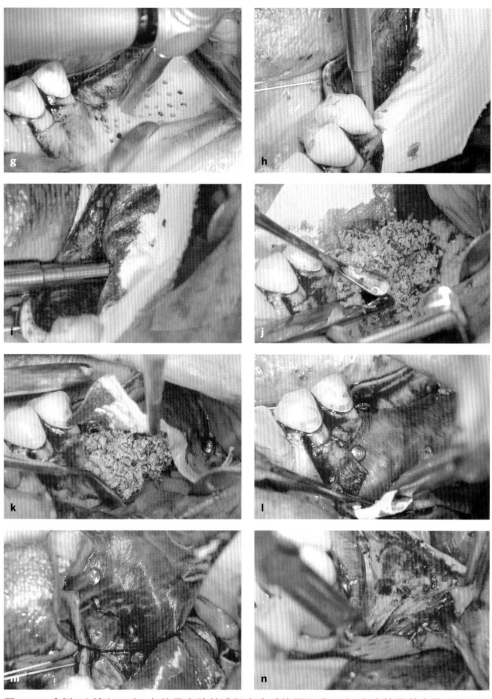

图11-3 病例2（续） （g）使用台阶钻进行去皮质的唇面观。（h）在缺损前方最后一颗牙远中的骨性三角植入第一颗钛钉。（i）使用"大师钛钉控制套装"在舌侧再次植入一颗钛钉。（j）复合骨移植材料（自体骨和ABBM1∶1混合）就位后的唇侧观。（k）将骨移植材料压实于膜下方的唇侧观。（l）牵拉膜并使用额外的钛钉稳定骨增量材料的唇侧观。（m）牵拉膜形成"香肠"的殆面观。注意，移植物完全不可动。可以通过指压或器械施压来检验。（n）仔细骨膜切口保护颏神经的殆面观。　　　　　　　　　　　　　　　　→

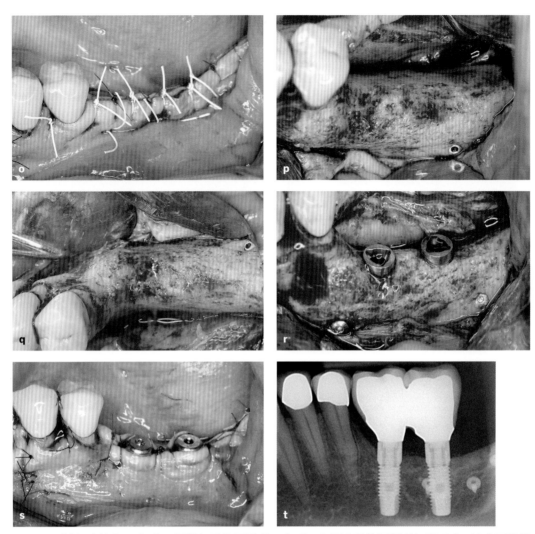

图11-3 病例2（续） （o）双层关闭后的唇侧观。（p和q）再生骨的唇侧观与殆面观。注意牙槽嵴漂亮且丰满。（r）种植体就位后的唇侧观。注意，植入的是高架设计的种植体，种植体的光滑颈部部分位于牙槽嵴上。（s）愈合帽就位于种植体的唇侧观。（t）负荷种植体的根尖放射线片。注意，种植体周牙槽嵴骨稳定。

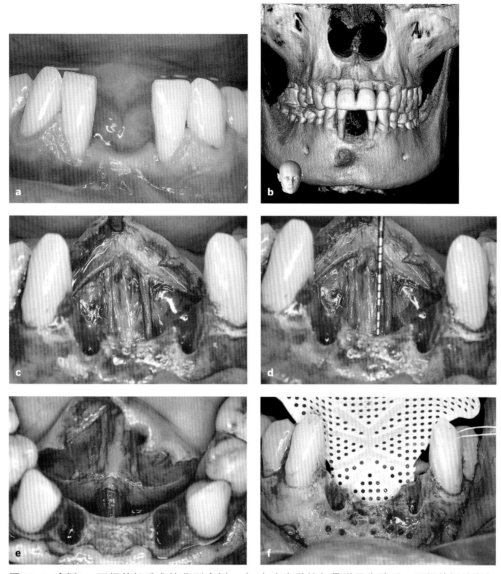

图11-4 病例3 下颌前部手术的典型病例。（a）患者种植与骨增量失败后，下颌前部垂直向骨缺损的唇侧观。（b）CBCT图像展示了缺损区以及邻牙的骨丧失。（c）侧切牙的邻面骨丧失，因此，拔除两颗侧切牙。骨丧失可能是导致先前移植物感染的因素。（d）位点舌侧瓣推进后的唇侧观。注意垂直向骨缺损。（e）缺损的殆面观。注意，轻柔将瓣推进，保护舌侧解剖结构。（f）使用钛螺钉将dPTFE膜固定于舌侧的唇侧观。　　　　　→

下颌前部垂直向骨增量

　　下颌前部是重建过程中必须移动颊侧和舌侧双侧瓣的区域。仅移动颊侧瓣通常会导致临床效果欠佳，施加于瓣的推力往往导致缝线裂开与膜的早期暴露。因此，该区域进行安全有效的舌侧瓣处理也是至关重要的（图11-4）[10]。

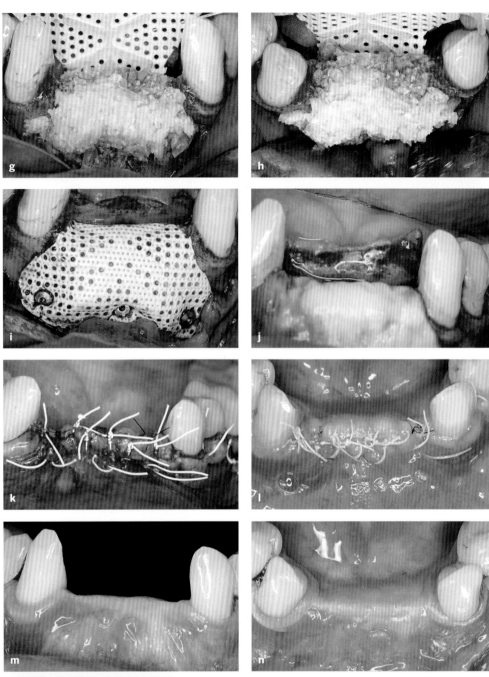

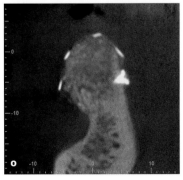

图11-4 病例3 (续) (g和h) 复合骨移植材料 (自体骨和ABBM 1 : 1混合) 就位后的唇侧观与殆面观。(i) 使用钛钉唇侧固定膜的唇侧观。(j) 在膜表面覆盖一块天然胶原膜的唇侧观。其背后的原理, 是在阻止软组织细胞通过穿孔长入的同时, 允许血管化以及骨诱导刺激从骨膜侧转移。(k和l) 瓣无张力关闭并愈合2周之后的唇侧观与殆面观。(m和n) 位点无异常愈合9个月之后的唇侧观与殆面观。(o) CBCT的横断面图像显示再生的骨。→

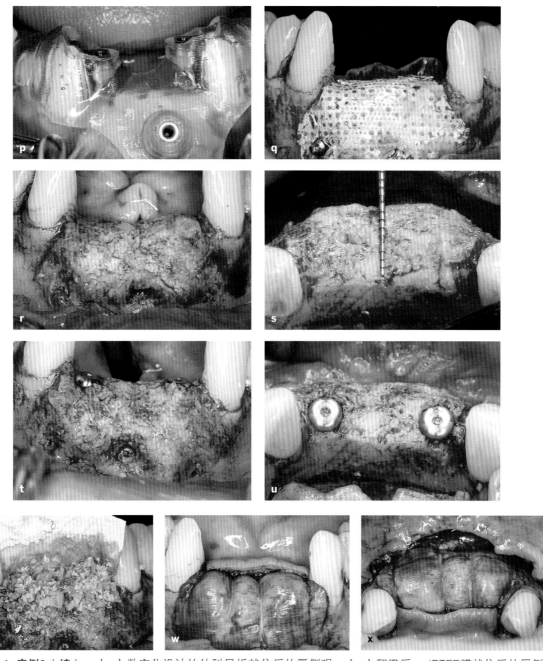

图11-4 病例3（续） （p）数字化设计的外科导板就位后的唇侧观。（q）翻瓣后，dPTFE膜就位后的唇侧观。（r和s）再生骨的唇侧观与殆面观。（t和u）种植体植入于再生骨内的唇侧观与殆面观。注意，唇侧观显示种植体颈部有少量骨屑疏松，表明不远的将来可能会有更多的改建。为预防这一结果出现，在嵴顶覆盖"迷你香肠"以保护骨。（v）移植物（自体骨与ABBM 1∶1混合）就位后的唇侧观。局部刮取自体骨。（w和x）使用可吸收缝线固定天然胶原膜的唇侧观与殆面观[10]。 →

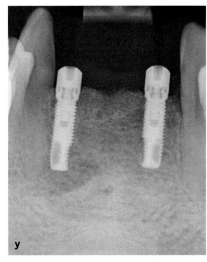
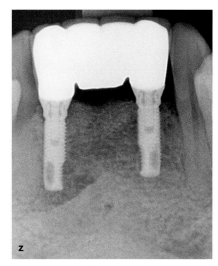

图11-4 病例3（续） （y和z）负荷前与负荷后的根尖放射线片，显示牙槽嵴骨稳定性理想。

结论

基于文献和我们的临床经验，可以得出结论：通过使用形状稳定的钛加强膨体聚四氟乙烯或致密聚四氟乙烯膜，能够实现垂直向GBR。本章也证实了，对于上颌或下颌后部刀刃状牙槽嵴的水平向骨增量，混合自体骨颗粒的ABBM和可吸收膜联合使用是安全且有效的。

12

美学区缺损位点的硬组织和软组织增量

Hard and Soft Tissue Augmentation in Defect Sites in the Esthetic Zone

Sascha A. Jovanovic, DDS, MS

种 植体已经改变了牙科的实践，种植体支持式固定修复体的益处已经被广泛地报道，用于治疗无牙颌、部分缺牙和单颗牙缺失间隙。在过去几年，对具有自然外观效果的美学种植修复体的需求增加，特别是在上颌前牙区，临床团队所负责任也大为增加[1]。种植修复美学效果的可预期性已有报道，特别是在具有足够的骨量和软组织量并达到最佳种植和修复的情况下。另一方面，上颌及下颌前牙区未来种植位点牙槽嵴的吸收和患者的高期望使得美学效果对于外科、修复和技师团队来说是一个非常具有挑战性的目标[2]。骨和软组织缺损经常出现在拔牙位点的唇侧和外伤位点，还有出现问题的旧种植位点及骨移植位点[3]。这种具有挑战性的临床状况，加上患者生活忙碌空闲少并表现出潜在的全身因素和社交因素以及

预算限制，使得在有缺陷的位点进行美学种植要求很多，治疗非常费时，对于临床医生来说往往是不可预期的。正常情况下，具有挑战性的不仅是骨和软组织吸收的诊断，因为这些可以通过临床和影像学检查来检测，还有选择正确的治疗计划和方案，治疗步骤之间的愈合时间，以及使用哪些生物材料可能会使临床团队感到困惑和困难。在缺损的上颌前牙区进行美学种植治疗的成功取决于创建宽厚的水平向和垂直向骨及软组织的基础量，以允许最佳的种植体三维位置，并确保冠的穿龈轮廓模仿同名天然牙齿的牙龈[4]。

本章描述了使用适当的规划工具、GBR方案、软组织移植和膜龈手术进行上颌前牙区美学修复重建的步骤和阶段。

阶段1：计划最终的美学效果

第一步是为最佳的垂直向和水平向GBR、软组织增量、种植体植入、基台设计、临时和最终修复体计划理想的最终美学效果。在开始牙槽嵴美学重建的挑战之旅前，在牙周组织和感染控制建立或稳定后，要仔细评估和明确患者的一般和口内健康状况，以便下一步治疗。

在开始所有手术计划和实施之前，具有最佳牙龈对称性的修复体笑容设计是使用数字化或传统诊断工具精心开发的，并将作为前部牙槽嵴重建的指导。重要的是要了解，创建的牙龈轮廓不依赖牙槽嵴和软组织位置，缺失的组织数字可视化或制作蜡型重建。最终的笑容设计用美学诊断饰面评估，并和患者讨论相关的美学标准，如休息位的切缘展示量、修复体形态、唇支撑和大笑时的各种情况。最终的笑容设计和后续种植外科导板成为骨和软组织移植的参考点，并进而发展为允许最佳种植体位置及修复体穿龈的基础。

阶段2：软组织预备

在治疗的第二阶段，评估缺损牙槽嵴的软组织质量和厚度，以及相邻天然牙的牙周附着高度。天然牙伴骨和附着丧失，特别是龈乳头高度降低，评估其需拔牙，软组织愈合期要2个月以上[5]。同样的拔除方案用于失败或位置错误的种植体。我们的目标是在大约2个月的时间内发展出健康和较厚的软组织，并且在缺损位点相邻的天然牙周围保持较高的骨嵴高度，以便在下一阶段获得最大的垂直向骨高度和理想的美学种植体植入。所有在拔牙/拔除

后使用腭侧结缔组织移植物的软组织移植方案也支持2个月以上的愈合期。

阶段3：水平向和垂直向牙槽嵴增量

为了确保采用GBR方案进行可控的和个性化水平向及垂直向骨增量，使用按理想笑容和对称性牙龈设计的预制美学外科导板。从生物学、临床和美学的角度来看，这种精确的骨再生所面临的挑战是多方面的，并且使这种方案成为牙种植学中最具挑战性的程序之一。如果仔细地患者挑选、患者准备，并且临床美学计划和检查以及广泛的GBR和软组织手术经验得以保持，将使治疗具有较高成功率和较低并发症发生率[6-8]。美学垂直向牙槽嵴增量需要仔细的软组织处理理和初期创口关闭。最常见的并发症是过早的膜暴露，导致移植物的细菌污染[9]。重要的是需注意假如创口愈合受到影响，为了防止种植体并发症，种植体植入和骨再生应分阶段并延迟到下一阶段。在这一潜入式美学GBR移植位点的常规最短的愈合期是9个月[6-8]。在GBR愈合期结束时，对新生骨进行CBCT扫描，用于计划最终的最佳种植体植入位置。

阶段4：美学种植体植入

本阶段可能包括再次GBR轮廓移植、结缔组织移植和种植体水平印模。

根据种植体基台周围软组织的生物学宽度和高度的原则，预计牙槽嵴上方应有3mm牙龈，无论牙槽嵴原就存在或是新骨再生[10]。因此，美学种植体植入要按照非常精确的垂直方

案将种植体植入在冠根向深度位于距离未来颊侧牙龈边缘不超过3.0~3.5mm的根方[9]。同时也需保证在近远中向、颊舌向和长轴方向放置具有安全直径的种植体的传统方案。为了在相邻的种植体位点和桥体区诱导龈乳头尖端，计划高度更偏冠方的骨嵴，使得距离现有或再生的骨嵴顶3.0~3.5mm的距离就是外展隙和龈乳头的高度。保留多余的牙槽骨，在垂直向植入后将种植体颈部完全没入骨嵴顶，这些骨可以进行整合利用和重塑。为了能够制作理想和较细的个性化基台穿龈部分[4]，并遵循一次一基台（one abutment-one time）方案[11]，在种植体植入阶段制取种植体水平的数字化印模或替代体印模[12]。先期预制基台和临时修复体的目的是在打开种植体时再放置，以允许牙龈愈合、龈乳头生长、保存骨和软组织并防止嵴顶骨丧失。

根据骨嵴和软组织的厚度，可以在再生的颌骨和种植体上选择异种骨移植物和/或腭侧结缔组织移植物进行额外的GBR轮廓增量，以确保得到最大的软组织和硬组织厚度[13]。保持3~4个月的潜入式愈合时间以形成骨结合，如果预期骨再生，则至少保持6个月。

重要的是要告知牙科技师，种植体印模是在种植体植入阶段瓣翻开状态下制取的，印模并不存在正确的牙龈边缘。基台边缘应按照理想的垂直向植入的位置由技师个性化预备。

阶段5：种植体二期打开

这个阶段包括同时戴入个性化基台和临时修复体和膜龈显微手术程序。

在种植体二期打开阶段，重要的是要模仿阶段1预先计划的设计并通过的对称性牙龈设计，保持最大的组织高度和宽度。采用最微创的膜龈手术暴露种植体，并放置个性化设计的较细基台和临时修复体。任何组织缺陷，如浅前庭，微小或缺失角化牙龈，或薄软组织，都可以用腭侧软组织条状移植物进行纠正[14]。个性化基台和临时修复体周围软组织可以根据修复计划接受2~6个月的愈合[15]。

阶段6：戴入最终修复体

在基台和临时修复体周围的硬组织和软组织稳定后，制取种植体基台的最终印模，并制作最终个性化美学修复体。单冠可以粘接或螺钉固位，而较大修复体更多选择螺钉固位。在临时修复阶段发生的任何软组织退缩都可以通过最小的基台预备、膜龈手术、腭侧软组织移植或对邻牙进行冠延长手术以保持牙龈对称性。

结论

只要遵循严格的手术方案[7,16]，在垂直和水平方向上使用GBR的骨再生已被证明是一个可预期的程序。当给予细致的关注和训练时，种植就可以实现高成功率和长期发挥功能[8]。另一方面，在缺损牙槽嵴设计的美学种植效果仍然属于需要增进理解、提高经验和可预期性的治疗前沿[9]。在较小的患者样本池中看到非常令人鼓舞的结果，但是需要经由不同临床医生治疗的较大的患者组中的随访结果。

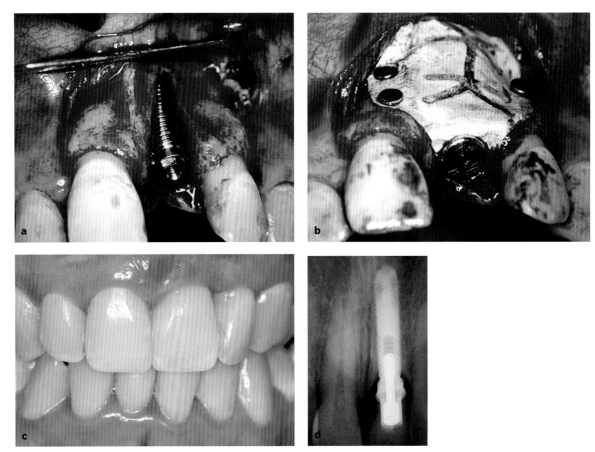

图12-1 病例1 （a）延期拔除位点，上颌前部唇侧骨板完全缺失，采用机械加工骨水平钛种植体和同期GBR治疗。（经Jovanovic和Nevins[16]许可转载）（b）唇侧骨和暴露的种植体表面用自体颗粒状骨移植物，钛加强聚四氟乙烯（PTFE）膜修剪、覆盖，并用3颗唇侧钛钉加封闭螺钉固定。（c）25年后的临床随访显示全瓷粘接冠，边缘水平和邻接龈乳头稳定。（修复由Hugo Albera医生完成，Cordoba，Argentina）（d）根尖放射线片显示25年后的种植体功能和美学，牙槽嵴骨稳定。

病例研究

病例1

图12-1显示了一例复杂的GBR病例，随访25年，治疗上颌前牙区的水平向显著骨缺损。

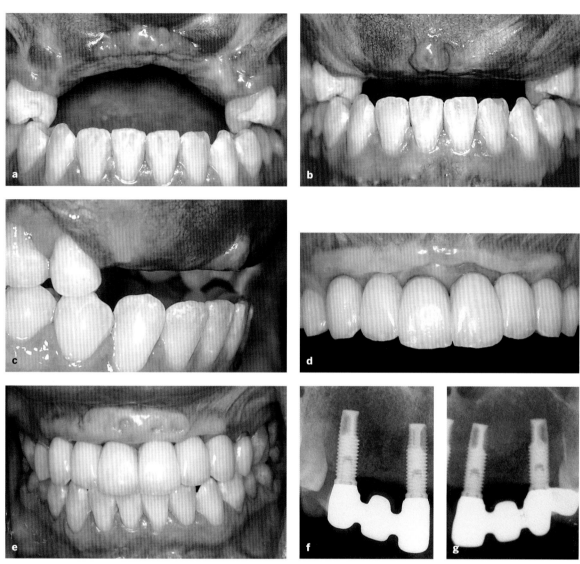

图12-2 病例2 （a）25岁健康女性患者，在一次外伤事故后出现严重的前部垂直向骨缺损，6颗前牙脱落，并进一步导致硬组织和软组织丧失。（b和c）使用钛加强PTFE膜垂直向牙槽嵴增量9个月后的临床观，显示硬组织和软组织垂直向及水平向增量恢复到原始高度。（d）4颗前牙位点的机械加工的钛种植体加2个三单位粘接固位氧化锆/表层饰瓷固定桥的一年随访。注意膜龈手术使用腭侧上皮下结缔组织的角化龈增量。（修复由Ed McLaren医生完成，Park City，Utah）（e）20年后的临床随访显示，4颗种植体和桥体周围的龈缘高度及邻间龈乳头稳定。注意，随着角化组织和软组织增厚，前庭沟深度增加。（f和g）根尖放射线片显示种植体发挥20年功能后的牙槽嵴骨稳定。

病例2

图12-2显示了一例上颌前部垂直向严重骨缺损的年轻女性事故后20年的临床随访。

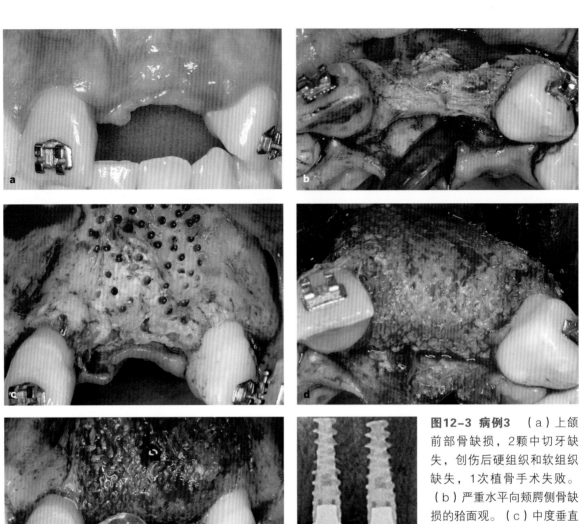

图12-3 病例3 （a）上颌前部骨缺损，2颗中切牙缺失，创伤后硬组织和软组织缺失，1次植骨手术失败。（b）严重水平向颊腭侧骨缺损的殆面观。（c）中度垂直向骨缺损的颊侧观。（d）垂直向和水平向牙槽嵴增量术后9个月的殆面观显示骨重建后轮廓完整。（e）在美学外科导板引导下骨完全重建到理想的骨轮廓的临床照片，以实现美学种植和美容修复。（f）10年随访的根尖放射线片显示微粗糙钛种植体与锥形连接氧化锆基台周围的嵴顶骨稳定。（g）临床随访显示，2颗种植体以一次一基台概念用粘接全瓷冠修复后的周围及之间稳定的软组织边缘高度和完整填充的邻间龈乳头。（修复由Pierre Gentil医生完成，Rio de Janeiro，Brazil）

病例3

图12-3显示了一个外伤后2颗中切牙缺失的美学修复病例，进行了水平向和垂直向牙槽嵴增量。

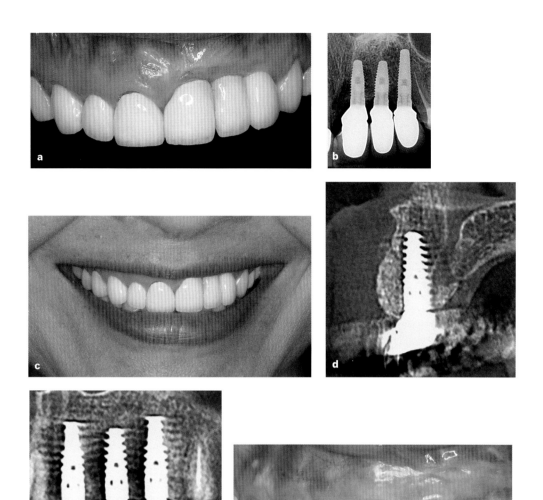

图12-4 病例4 （a~f）美学受损的种植体植入的代表性病例，导致牙冠很长和唇侧牙龈退缩，取出种植体进行修复，采用GBR垂直向牙槽嵴增量，3颗最佳的美学种植体植入伴软组织移植。最终氧化锆/烤瓷单冠修复。注意CBCT扫描中显示的颊侧和垂直向骨重建。（修复由Bo Djordevic医生完成，Los Angeles，California）

病例4

图12-4显示完成种植修复但美学受损的再治疗的病例。

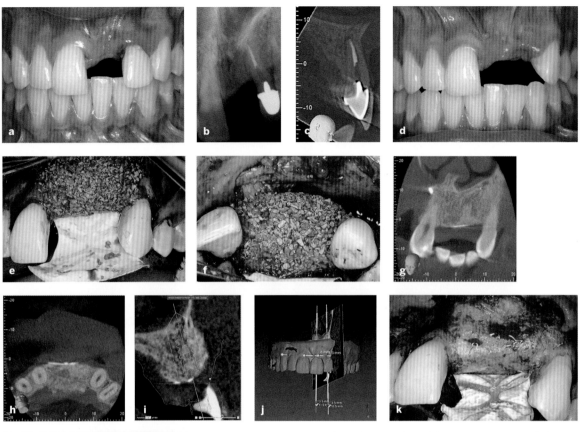

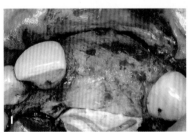

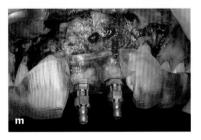

图12-5 病例5 （a）22岁女性患者的临床病例，中切牙外伤后缺失及侧切牙牙周受损，导致垂直向和水平向硬组织和软组织缺失，并且侧切牙近中龈乳头缺失。（b）根尖放射线片显示侧切牙根管治疗不完善，短桩，牙周方面牙槽嵴顶骨丧失。（c）CBCT颊舌向断层片显示了唇侧骨壁缺失和侧切牙的慢性根尖周感染。（d）侧切牙拔除和牙槽窝软组织封闭后2个月，前牙区牙槽嵴缺损的临床观。（e和f）垂直向和水平向牙槽嵴增量程序，采用50：50比例的颗粒状自体骨移植物/异种骨移植物混合，表面覆盖固定的钛加强聚四氟乙烯膜，初期关闭瓣。注意水平向和垂直向都过增量。（g和h）9个月后的CBCT扫描，再生牙槽嵴愈合平稳，牙槽嵴水平向和垂直向轮廓明显，完全得到重建。（i和j）修复和手术软件设计的最佳种植体位置和前牙的笑容设计的相关关系。（k和l）在垂直向和水平向牙槽嵴大小得到充分重建的临床观。注意新骨轮廓明显，新骨质量良好。（m）使用软件设计引导种植体植入，以支持具有美学种植体冠轮廓和长度的最佳笑容设计。 →

病例5

图12-5显示了一个外伤后1颗中切牙缺失和侧切牙受损后进行垂直向和水平向牙槽嵴增量病例。

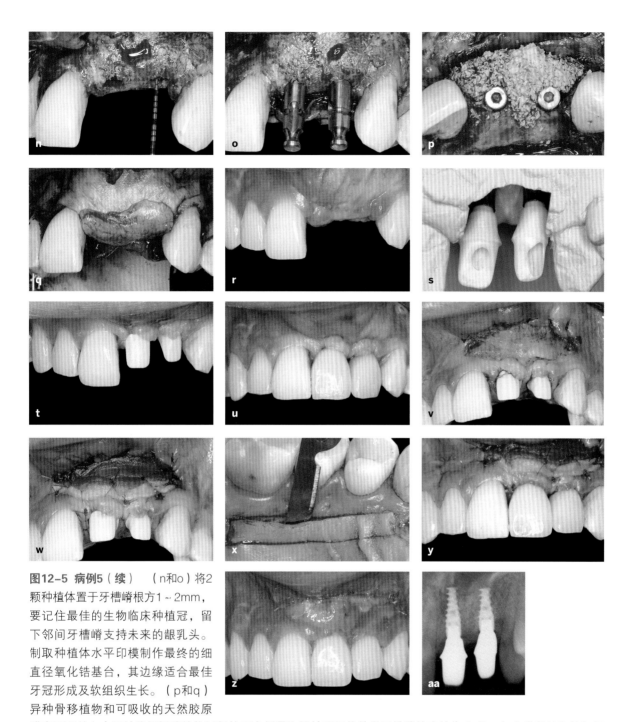

图12-5 病例5（续）（n和o）将2颗种植体置于牙槽嵴根方1～2mm，要记住最佳的生物临床种植冠，留下邻间牙槽嵴支持未来的龈乳头。制取种植体水平印模制作最终的细直径氧化锆基台，其边缘适合最佳牙冠形成及软组织生长。（p和q）异种骨移植物和可吸收的天然胶原膜表面覆盖上皮下结缔组织移植物以保护下方新骨和维持明显的美学牙槽嵴轮廓的临床观。（r）种植体和软组织移植位点上方增加的软组织厚度和体积的唇侧观。注意软组织的冠方高度，和由于为了关闭GBR位点，瓣冠向复位而导致缺失的前庭沟深度和角化组织。（s～u）用最小的膜龈瓣再次打开2颗种植体，维持最大的唇侧角化组织量，并即刻戴入个性化制作的氧化锆基台和丙烯酸临时修复体。（v～x）膜龈手术采用了非全厚根向复位瓣预备位点，放入上皮化条状移植物从而加深具有角化组织的前庭沟深度，和引导个性化基台及临时冠周围软组织再生。（y和z）条状移植物的唇侧观缝合到临时冠周围，经过2周愈合的初始软组织引导进入位点。（aa）放射线片显示基台就位，种植体周冠方牙槽嵴支持和引导软组织进入冠方位置，以获得最佳的美学效果。→

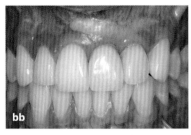 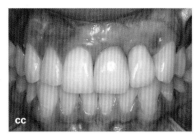 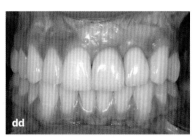

图12-5 病例5（续） （bb和cc）临床观显示明显的冠方填充和软组织愈合2个月，及6个月后牙周成形的激光程序使软组织移植物边缘更和谐。（dd）3年随访显示两颗氧化锆烤瓷冠粘接固位，选用的是一次一基台的氧化锆基台。注意中切牙和侧切牙种植体之间龈乳头的充分填充以及唇侧角化组织的增加，从而得到一个天然冠轮廓和长度的令人愉快的牙龈笑容设计。（修复由Kyle Stanley医生完成，Los Angeles，California）

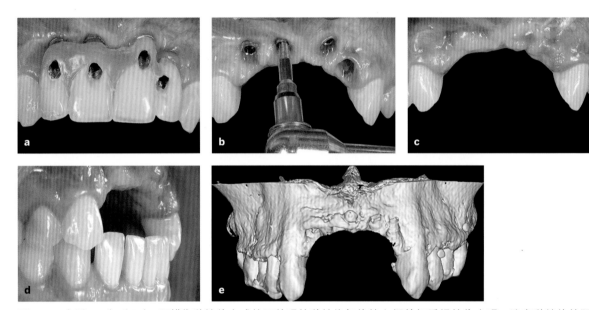

图12-6 病例6 （a和b）4颗错位种植体完成的不美观的种植修复体的上颌前部受损的临床观。注意种植体的距离很近和位置过深，导致种植体周黏膜炎症，出血和疼痛。用种植体取出工具反向扭矩微创取出种植体。（c和d）种植体植入2个月后愈合的牙槽嵴的唇侧观和侧面观。注意被健康的软组织覆盖，但水平向和垂直向严重萎缩的上颌前部。（e）上颌前部硬组织严重缺失的CBCT唇侧观。　　　　　　　　　　　　→

病例6

　　图12-6显示了用新种植体和再生的硬组织和软组织修复严重受损并已有种植体支持修复体的前部牙槽嵴的病例。

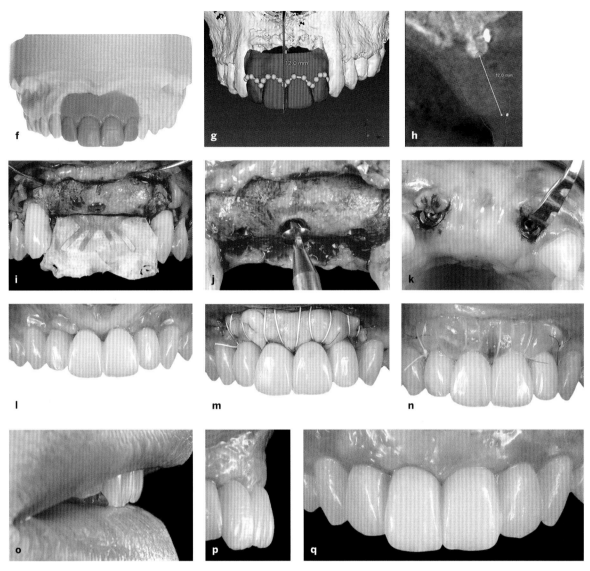

图12-6 病例6（续） （f~h）最佳的前牙和牙龈轮廓蜡型就位后的美学笑容设计。请注意，将数字化笑容设计的扫描导入CBCT，使临床医生能够精确计算缺失骨的体积和将上颌前部完全重建到其原始尺寸所需的GBR量。（i）用混合骨移植物和钛加强聚四氟乙烯膜成功垂直向骨增量后的新牙槽嵴轮廓。临床照片显示，经过9个月平稳的潜入式愈合，PTFE膜被移除。（j）移除用于垂直向GBR过程的帐篷螺钉以及使用引导性外科导板将种植体放置在最佳侧切牙位置后的近距离观。（k和l）用微型膜龈瓣打开2颗种植体，放置短钛基底基

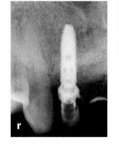
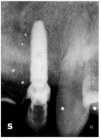

台和具有全桥体设计和轮廓的四单位临时桥。注意前庭沟深度以及邻间软组织缺失。（m）膜龈手术用条带状腭侧牙龈移植物增加前庭沟深度，并填充临时修复体的外展隙。（n）在2周的愈合期后，引导种植体之间桥体周围的软组织再生。（o和p）支撑嘴唇和软组织边缘及龈乳头轮廓的全瓷种植桥的侧面观。（q）2年随访时的最终就位的全瓷修复体。经过治疗，牙龈轮廓和龈缘都很理想。（修复由Francesco Mintrone医生完成，Modena，Italy）（r和s）种植体行使功能2年后的放射线片，种植体和桥体周围的嵴顶骨稳定。

267

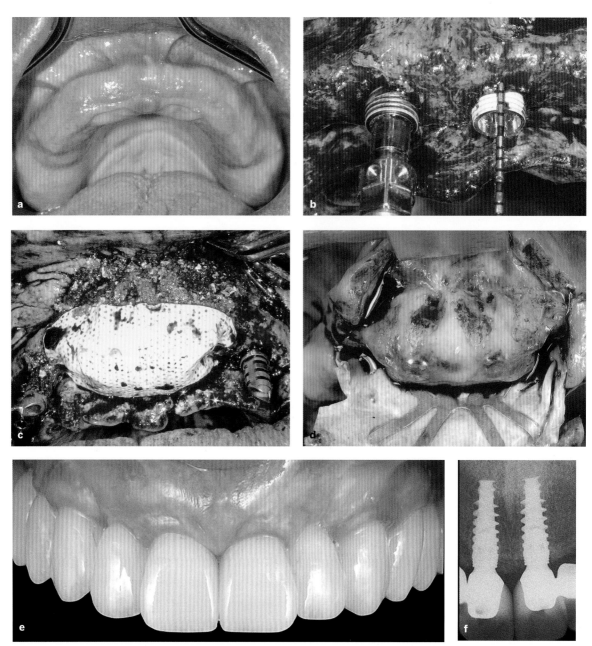

图12-7 病例7 （a和b）用8颗种植体治疗伴上颌前部缺损的无牙颌病例。2颗中切牙种植体被放置在嵴顶冠方3mm处，以获得理想的种植冠长度和形成软组织边缘。（c和d）2颗种植体同期进行了垂直向潜入式GBR程序，使用了固定的钛加强的聚四氟乙烯膜和混合的自体/异种骨移植物。经9个月平稳的愈合期后，移除膜，并在2颗种植体周显示出垂直向和唇向增量后牙槽嵴完全恢复。（e和f）使用4个三单元氧化锆/烤瓷桥完全修复的上颌的5年临床随访，具有稳定的嵴顶骨高度和软组织稳定性。注意2颗中切牙种植体周龈缘已完全恢复。（修复由Francesco Mintrone医生完成，Modena，Italy）。

病例7

图12-7显示了一个无牙颌病例，缺损的上颌前部用前牙区垂直向GBR治疗，后牙区双侧上颌窦增量同期植入种植体，得到最佳的美学修复。

13

引导骨再生用于种植体周炎所致的骨缺损再生

GBR for Regenerating Bone Defects Caused by Peri–Implantitis

Frank Schwarz, Prof Dr med dent | Ausra Ramanauskaite, DDS, Dr med dent, PhD

种植体周炎简介

定义

种植体周炎是一种发生于牙种植体周组织的菌斑导致的慢性炎症状态[1-2]。其特点为种植体周黏膜炎症伴随有支持骨的丧失[2]。流行病学数据显示，接受种植体支持式修复体治疗的患者中，每5人就有1人可能被诊断为种植体周炎，强调临床实际中常规评估的重要性[3]。

种植体周炎损伤的临床特征

种植体周炎的正确诊断需要对种植体周组织进行临床和放射线检查。临床上，种植体周炎感染的位点显示探诊出血（BOP）且往往伴随着探诊深度值（PD）比之前检查时有所增加，和/或软组织退缩（31%的种植体周炎病例）[1-4]。是否有边缘骨吸收可通过放射

线来评估，即将随访时的放射线片与最终修复体戴入时（例如：基线）或任何先前检查时的放射线片进行比较[1-2]（图13-1）。如果缺少基线和/或先前的数据，可以通过复合标准来诊断种植体周炎，包括软组织炎症征象（例如：BOP、溢脓），PD≥6mm，以及放射线检查边缘骨根向吸收距种植体骨内最冠方位置≥3mm[1]。

种植体周炎相关骨缺损的分类

种植体周炎骨丧失可以分类为骨内型、水平型（骨上型）和混合型缺损[4]。考虑到疾病的严重程度，当明显有中度的骨吸收（≥种植体长度的25%～50%）时，诊断为种植体周炎的比例最高（51%的病例），而在疾病的起始阶段（例如，骨吸收<种植体长度的25%），仅有少量的病例（10%）被诊断出来[4]。因

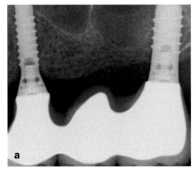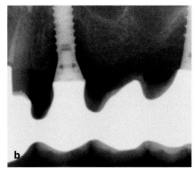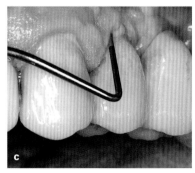

图13-1 种植体周炎的诊断。（a）基线根尖放射线片。（b）随访时的根尖放射线片显示上颌左侧第一前磨牙种植体和第一磨牙种植体的骨丧失。（c）炎症的临床指征支持种植体周炎的诊断。

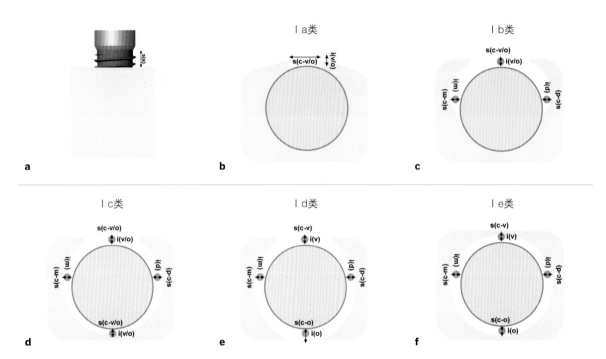

图13-2 种植体周骨缺损的分类。（a）嵴顶上部分是指种植体的光滑–粗糙分界线到牙槽嵴顶的距离。（b~f）不同分类的横断面。I，骨内缺损部分；s（c），水平部分；m，近中；d，远中；v，前庭；o，口腔。

此，与种植体周炎相关的最常见的骨缺损形态（79%）是合并有骨内型与垂直向骨缺损（Ⅲ类）[5]。

骨内型缺损最常见的表现为环形骨吸收（55%；Ⅰe类），其次是前庭侧和/或种植体口腔侧裂开式缺损（34.5%；Ⅰa~Ⅰc类）[5]（图13-2）。

非手术治疗程序的局限性

种植体周炎以一种加速的非线性模式进展，如果不能有效控制，则会导致种植体表失[6]。因此，为保留种植体功能，需要抗感染治疗干预，主要目的在于解决种植体周软组织炎症（例如，BOP阴性或无溢脓）并抑制支持骨进一步丧失[7]。

图13-3 Ⅰe类骨缺损，特殊的有利型缺损形态为增量方式提供了最为有利的生物环境。

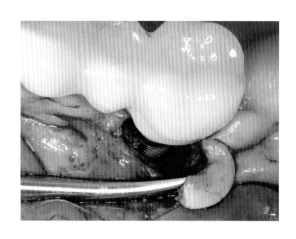

大量数据表明，对被污染的种植体表面进行非手术机械清创，其效果有限，尤其是在中度和重度病例[8]。这些结论包括使用或不使用辅助（例如，局部抗生素或光动力疗法）和/或替代（例如，气压喷砂装置或Er：YAG激光单一治疗）疗法的治疗。事实上，非手术疗法用于治疗种植体周炎的低可预期性，可能归因于深袋的入路受限以及无法彻底去净种植体结构化表面的细菌性沉积物。因此，往往需要外科干预以获得通往种植体周缺损的更好入路，从而对种植体表面进行更有效的去污。尽管如此，非手术治疗应始终先于任何手术干预[9]。

种植体周炎的增量治疗

种植体周炎的增量治疗旨在：（1）解决炎症，（2）再生骨缺损，（3）实现再生性骨结合，（4）限制种植体周软组退缩[10]。对于涉及三壁或四壁骨内型缺损且最小深度为3mm并存在有角化黏膜种植位点的种植体周炎治疗时，临床医生应考虑应用增量方式作为手术治疗的一部分[10]（图13-3）。

逐步的外科程序

种植体周炎的外科增量治疗方案可以包括如下步骤（图13-4）：

- 采用沟内切口，并在前庭侧做1～2个垂直辅助切口，从而获得通往缺损的入路，允许正确地进入缺损底部（垂直切口不应超过膜龈联合旁2～3mm；图13-4a）。
- 由于缺损的环形特性，需要在相应的口腔侧做一个垂直松弛缺口以辅助入路（图13-4b）。
- 使用钛刮治器或塑料刮治器去除炎症组织。
- 对种植体表面去污。
- 放置骨移植材料（使用或不使用屏障膜）。
- 同时完成软组织体积移植，以补偿美学区的黏膜收缩。
- 做骨膜松弛切口，将全厚瓣转为半厚瓣（图13-4c）。
- 制备半厚瓣的骨膜上部分并移动（图13-4d）。
- 实现冠向推进瓣的无张力适应（图13-4e）。

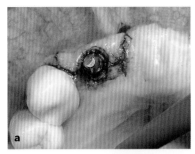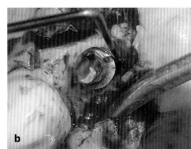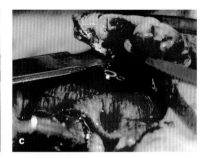

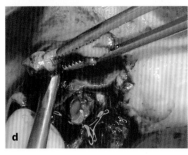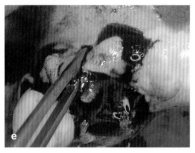

图13-4 增量治疗程序的联合翻瓣程序。（a）全厚瓣的制备包括在前庭侧做不超过膜龈联合的小的垂直松弛切口。（b）在口腔侧做额外的垂直松弛切口，以应对环形的缺损结构。（c）骨膜切开，转为半厚瓣。（d）朝向前庭方向制备骨膜上瓣。（e）无张力推进瓣以实现穿黏膜愈合程序。

种植体表面去污

为了解决种植体周组织的炎症，清洁污染种植体的表面是种植体周炎整体外科治疗方案中的关键一步。可以通过机械清洁（例如，塑料、钛或碳刮治器；钛刷；或气压喷砂），激光治疗（二氧化碳和Er：YAG激光），应用化学试剂［葡萄糖酸氯己定、柠檬酸、米诺环素、无菌盐水、24%乙二胺四乙酸（EDTA）或过氧化氢］或这些方案联合应用来完成这一步骤[11]。尽管如此，就种植体周炎外科治疗的放射线学、微观生物学以及远期临床效果而言，现有证据并没发现某种种植体表面去污方法更具优越性[12]。

增量方案

种植体周炎相关骨缺损的GBR包括在有利型骨内型缺损区植入骨填充颗粒并应用屏障膜。

由于其骨生成、骨引导和骨诱导特性，自体骨被认为是骨增量程序的一种理想骨移植材料[13]。然而，鉴于其骨引导性能差且抗吸收能力低，从临床角度出发，将自体骨和低替代率的生物材料（例如，异种骨）联合使用是合理的。与单独使用自体骨进行增量相比，这可以显著降低术后的吸收率[14-15]。

基于前瞻性临床研究的有限证据，1年之后，使用异种骨填充颗粒进行GBR治疗的位

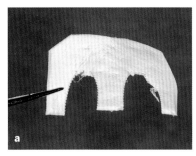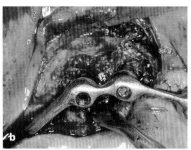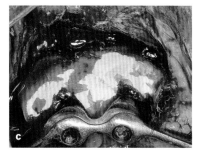

图13-5 GBR用于增量治疗程序。（a）推荐用于种植体周炎缺损膜修剪的典型形状。（b）将牛骨矿物质均匀填充于骨内缺损。（c）由于天然胶原的亲水特性，膜在缺损区得到了良好的稳定，而无需辅助使用固位钉。

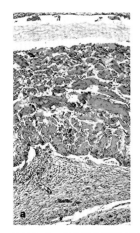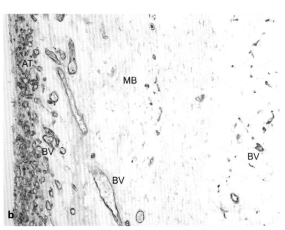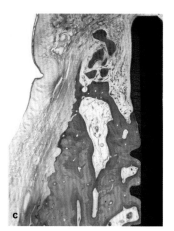

图13-6 GBR用于增量治疗程序（实验数据）。（a）天然胶原膜的互连多孔系统（鼠模型，Masson-Goldner染色，原始放大倍数×40）。（b）2周时，早期穿膜血管形成（鼠模型，谷氨酰胺转氨酶2抗体，原始放大倍数×40）。AT，相邻结缔组织；BV，血管；MB，膜体部。（c）具有低替代率特性的牛骨矿物质在先前的缺损区支持新骨形成（犬模型，甲苯胺蓝染色，原始放大倍数×100）。

点，其临床和放射线效果均优于单独使用自体骨[16]。此外，4年之后，使用异种替代材料填充并覆盖胶原膜的种植体周炎位点，通常其种植体周组织健康（例如，BOP阴性），而使用异质颗粒（羟基磷灰石颗粒）治疗的位点通常显示再次感染征象[17]。

从临床角度，在治疗种植体周炎相关骨缺损时应用屏障膜覆盖骨填充材料的实际益处仍存有争议。尽管一些学者报道，与对照组相比，使用屏障膜覆盖自体骨或异质骨填充颗粒表面并无优势效果[18-19]，但有一篇研究指出，骨内型缺损使用GBR（例如异种骨移植物+胶原膜）治疗的位点比单独使用异质骨填充材料的位点，疾病解决效果更好[17]。所研究的屏障膜是基于天然的非交联Ⅰ型和Ⅲ型胶原。已证实，特有的互连多孔系统能够促进初始穿膜血管的长入，反过来又有助于膜下空间的早期骨形成[20-21]（图13-5和图13-6）。

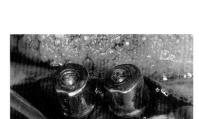
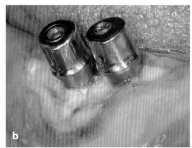
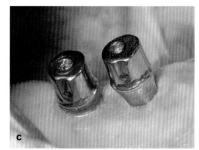
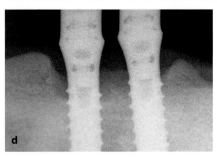
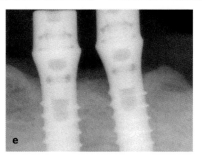

图13-7 GBR之后的临床与放射线效果。（a）在两个相邻的环形种植体周炎缺损区，使用牛骨矿物质和天然胶原膜进行缺损区增量之后的情况。（b）1周时，膜暴露。通常无需移除骨增量材料，因为天然胶原支持继发性肉芽化。（c）10年的远期随访显示种植体周健康。（d）基线放射线片。（e）10年随访时放射线检查显示的缺损填充。

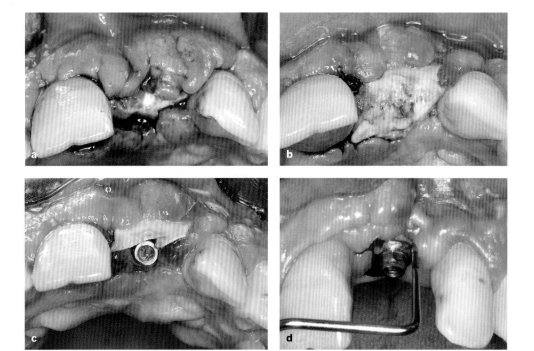

图13-8 （a）初期创口关闭后不可吸收合成膜暴露。（b）临床随访显示暴露的表面积增加。（c）大约2周之后，暴露的膜几乎完全剥脱。（d）先前缺损区域明显的再次感染征象。

上述研究结果表明，骨填充材料颗粒的类型会对种植体周增量治疗的效果产生影响。然而，尚无充足的证据支持某种特定的材料、产品或膜在增量方案的远期临床治疗收益方面更具优越性[11]。

影响效果的因素

已被证实，种植体周骨缺损的形态是影响增量疗法治疗效果的相关因素。特别是，在关于PD减少和临床附着增加方面，采取使用异种骨填充颗粒和胶原膜屏障的GBR治疗，对于骨内型环形缺损（Ⅰe类）位点的效果要优于裂开式缺损位点[22]。种植体表面粗糙度也会显著影响种植体周炎增量治疗的成功。具体而言，中等粗糙表面种植体比粗糙表面种植体的治疗更加成功（定义为PD<5mm、BOP阴性、无溢脓或进一步的骨丧失）[23]。

增量治疗的效果和并发症

现有的临床数据显示种植体周炎的增量治疗在解决种植体周软组织炎症和实现骨性缺损的放射线学填充方面是有效的[24]。超过一半的治疗病例（58%～62%）在超过5～7年的随访阶段保持了所感染疾病的解决（例如，BOP阴性和无进一步骨丧失）[19,23]。尽管如此，屏障膜的暴露、疾病复发，以及进一步进展所导致的种植体丧失均是种植体周炎增量治疗后的可能并发症（图13-7和图13-8）[11]。

种植体周炎联合治疗

鉴于绝大多数的种植体周炎位点（79%）显示混合型缺损结构，因此推荐对重度种植体周炎位点采用联合治疗[22]。本质上，该治疗方法包括种植体表面成形术（即种植体表面的机械改良），适用于骨再生不可预期的种植体位点（例如，>1mm的种植体嵴顶上和颊侧暴露的种植体表面），随后再对骨内型缺损部分进行增量（例如，有再生潜能的位点）[22]。

逐步的外科程序

种植体周炎的联合外科治疗包括以下步骤：

- 获得通往缺损的入路。
- 去除炎症组织。
- 种植体表面去污。
- 对颊侧和/或嵴顶暴露的种植体表面进行种植体表面成形术。
- 使用或不使用结缔组织移植物对骨内型缺损进行增量（骨代用品+屏障膜）。
- 充分的瓣适应。

种植体表面成形术

种植体表面成形术包括机械去除无周围骨支撑的种植体螺纹。这些光滑化的种植体表面不容易出现菌斑积聚和由此导致的再感染。种植体表面成形术适用于无生物学潜能的种植位点（例如，>1mm的种植体的嵴顶和裂开式缺损）。先用金刚砂钻降低粗糙度随后再用阿肯色石是一种理想的治疗选择，能够使种植体表面的粗糙度接近于机械光滑种植体[25-26]。需要强调的是，种植体表面成形术应局限于种植体螺纹，不能延伸至种植体的内径，防止导致种植体折断[27]。事实上，在适当的冷却条件下，种植体表面成形术并不会过度产热从而损伤软组织或种植体周骨[28]。正确实施种植体表面成形术不会伴有任何明显的短期或中期机械或生物学并发症[29]。

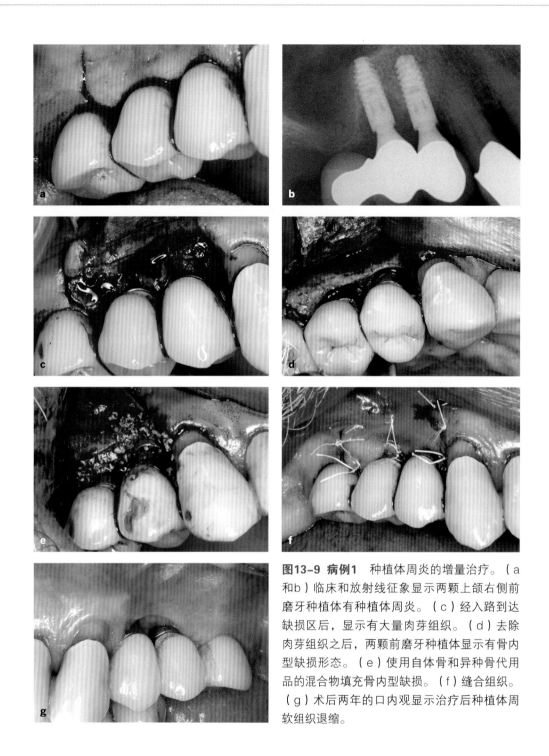

图13-9 病例1 种植体周炎的增量治疗。（a和b）临床和放射线征象显示两颗上颌右侧前磨牙种植体有种植体周炎。（c）经入路到达缺损区后，显示有大量肉芽组织。（d）去除肉芽组织之后，两颗前磨牙种植体显示有骨内型缺损形态。（e）使用自体骨和异种骨代用品的混合物填充骨内型缺损。（f）缝合组织。（g）术后两年的口内观显示治疗后种植体周软组织退缩。

联合治疗的效果

　　与基线相比，种植体周炎的联合治疗显著降低了软组织炎症的体征（例如，BOP、PD和溢脓），并能够实现平均87%～93%的放射学骨内型缺损填充[26-28]。在联合治疗7年之后，大多数患者（60%）显示健康的种植体周组织（例如，BOP阴性）（图13-9～图13-12）[26]。

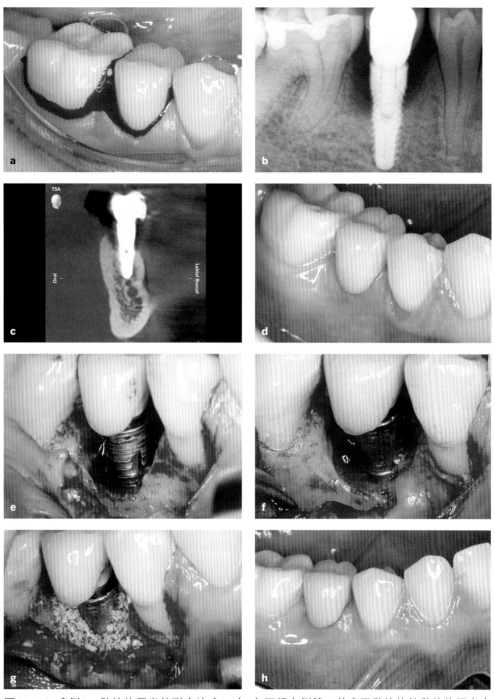

图13-10 病例2 种植体周炎的联合治疗。（a）下颌右侧第二前磨牙种植体的种植体周炎病例，表现为显著BOP。（b）根尖放射线片显示前磨牙种植体存在边缘骨丧失。（c）CBCT的横断面图像显示种植体位点为混合型缺损（例如，水平向和垂直向骨丧失）。（d）种植体周炎非手术治疗之后4周的口内观。观察到种植体周软组织炎症减轻。（e）通过沟内切口以及近远中垂直松弛切口形成通往种植体周骨缺损的入路。可观察到混合型缺损结构。（f）对缺乏骨支撑的种植体部分实施种植体表面成形术。（g）使用异种生物材料来填充骨内型缺损部分，并在表面覆盖胶原膜。（h）术后1年的口内观显示种植体周组织健康。

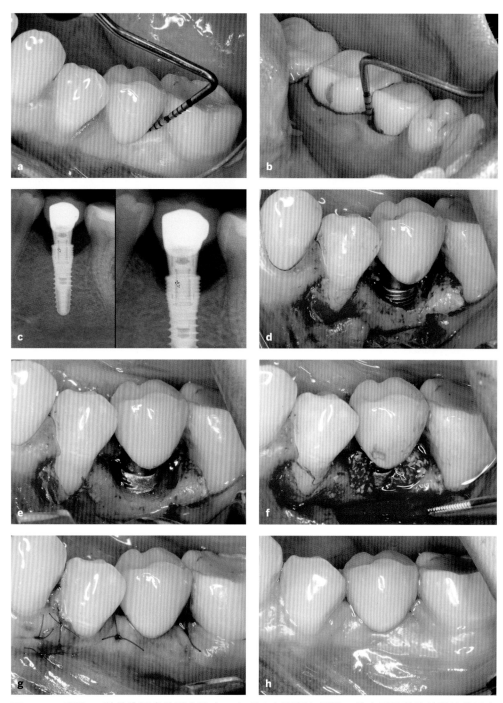

图13-11 病例3 种植体周炎的联合治疗。（a和b）下颌左侧第二前磨牙种植体的种植体周炎病例，显示PD 6mm且BOP阳性。（c）前磨牙种植体的放射线片显示可以观察到边缘骨丧失。（d）完成到达缺损入路后，检查混合型骨缺损结构。（e）对颊侧暴露的种植体部分实施种植体表面成形术。（f）使用异种骨填充材料填充骨内型缺损并在表面覆盖胶原膜。（g）无张力缝合组织。（h）术后6个月的口内观显示健康的组织情况。

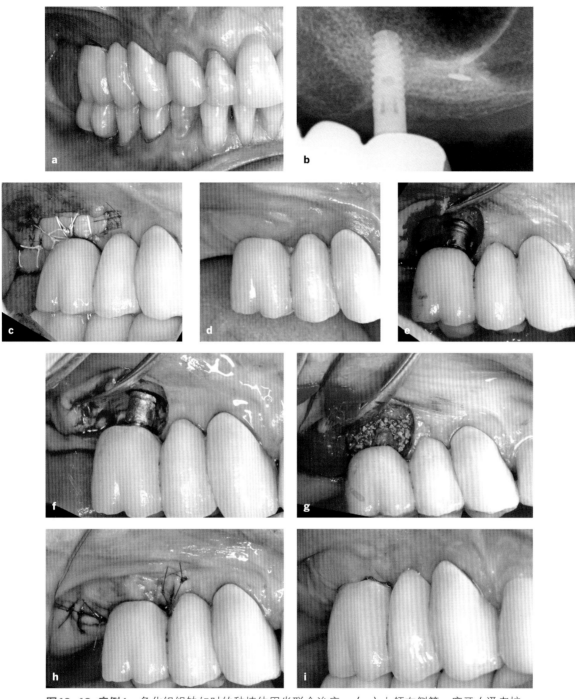

图13-12 病例4 角化组织缺如时的种植体周炎联合治疗。（a）上颌左侧第一磨牙（译者按：此处应为"上颌右侧第一磨牙"）种植体的种植体周炎临床病例。可发现种植位点角化黏膜缺如。（b）放射线片能够检查出种植体位点的骨丧失。（c）在种植体周炎的非手术治疗之后，使用从硬腭获取的全厚软组织移植物来增加角化黏膜的高度。（d）软组织手术之后8周时的口内观。（e）在角化黏膜的高度充足的情况下，实施外科治疗。完成到达缺损的入路后，可检查到混合型缺损结构。（f）对嵴顶上和颊侧暴露的种植体部分进行种植体表面成形术。（g）骨内型缺损进行GBR。（h）缝合组织。（i）术后6个月时的口内观。

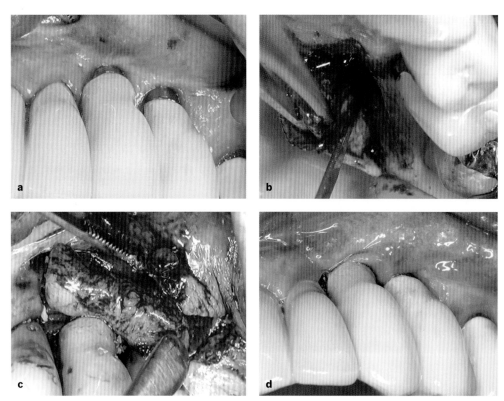

图13-13 病例5 联合治疗并使用结缔组织移植物的同期体积增量。（a）上颌右侧尖牙（译者按：此处应为"上颌左侧尖牙"）和第一前磨牙种植体的种植体周炎。两颗种植体均明显错位，伴有显著的黏膜退缩。由于种植体的位置偏颊，不太可能重建充足的角化组织带。（b）使用"单一切口技术"从腭部获取结缔组织移植物。（c）将结缔组织移植物放置于胶原膜表面并固定缝合，使其与全厚瓣适应。（d）临床随访表明黏膜边缘稳定，甚至黏膜高度略有增加。

软组织体积增量

软组织退缩是种植体周炎外科治疗后的常见后果，有可能危及种植体支持式修复体的整体美观效果。为代偿术后的软组织改建以及随之的临床收缩，在外科治疗时增加软组织体积是合理的。特别是，临床数据表明，在大多数病例（13颗种植体当中的10颗），重度种植体周炎损伤的联合外科治疗伴随软组织体积增量时，能够获得术后软组织高度的最小改变[30]。愈合6个月之后，两颗种植体颊侧面的软组织高度略有增加（即，0.7和1.0mm）[30]。这些结果表明，种植体周炎病例的治疗，尤其是美学区，临床医生应考虑实施同期软组织体积增量，以减少术后可能出现的软组织退缩（图3-13）。

临床推荐

临床医生应优先考虑在深度至少为3mm的有利型骨内型（Ⅰe类）种植体周炎缺损位点实施GBR程序。这些特有的缺损能够为增量方案提供最为有益的生物学环境。在缺乏适当的角化黏膜带的情况下，外科干预应首先考虑软组织移植（例如，游离龈移植）以及愈合3个月之后的分阶段增量方案。

在混合型缺损结构的更为严重的病例，GBR+种植体表面成形术的联合治疗是可行的，使用结缔组织移植物的软组织体积增量作为种植体周外科治疗的辅助，可以减少美学区黏膜退缩的发生。

14

引导骨再生并发症的预防与处理
Prevention and Management of Complications in GBR

Isabella Rocchietta, DDS, MSc | *Federico Moreno*, Lic Odont, M Clin Dent |
Francesco D'Aiuto, DMD, M Clin Dent, PhD

医学并发症是指在程序、治疗或疾病中发生的非预期的问题，也是其结果。并发症会对疾病的预后或效果产生不利影响。另一方面，错误也是我们职业生涯的一部分。

和医生一样，牙医在其职业中也容易犯错，这可能会影响患者的健康和生活质量。一些错误的发生是由于执行错误或计划错误而导致，但是在医学中，我们通常指的是不良事件，而非医疗错误或几近失误[1-2]。不良事件和并发症之间的主要区别在于前者是治疗的结果，而后者是疾病过程的结果。

GBR是一种宝贵且有益的外科技术，适用于需要对萎缩的牙槽骨增量时。一方面，充分的临床与组织学证据表明GBR用于牙槽骨缺损的骨增量是有效且可预期的。另一方面，众所周知对于极端病例GBR仍是一个挑战，被认为是高度技术敏感性的外科程序。

GBR在过去30年的发展中得到了广泛的研究和记录。始于20世纪90年代末，聚四氟乙烯（PTFE）或特氟龙（Chemours）屏障膜被引入了牙外科领域，从而促进了血凝块的形成和骨缺损的成熟。随后出现了混合或不混合骨代用品的自体骨屑，增加创口的再生潜能。现在，GBR的理念进一步受细胞与分子组织工程技术的影响。2020年，我们可以有把握地宣称，GBR程序的"最新技术"是使用屏障膜（不可吸收和/或可吸收）来容纳骨代用品生物材料和/或自体骨屑，从而形成新的牙槽骨[3]。

GBR中用作屏障膜和/或支架的多种生物材料已被报道与研究。这些包括从不可吸收合成膜到可吸收天然膜或可吸收合成膜，从自体骨到动物源性支架或合成聚合物或同种异体骨移植物等。

尽管有大量评述报道GBR的平均并发症发生率，但报道某生物材料（膜或支架）与所观察到的并发症之间直接相关性的证据和文献仍不充足。只有最近的一篇系统性评述和荟萃分析聚焦于GBR用于牙槽嵴增量程序后的创口愈合并发症[4]。作者基于膜的类型以及骨增量程序后首次出现软组织并发症的时机，探讨了并发症的发生率。他们报道说总体软组织并发症发生率为17%，包括膜暴露、软组织裂开和急性感染（脓肿）。该估值与最新的对GBR所有类型并发症证据的系统性评估所报告的数据（12%）一致[5]。然而，针对水平向增量程序的回顾显示在GBR程序后的最初18个月之内，其并发症发生率较高（21%）[6]。这一估值包括了GBR后所有可能的生物学并发症，其中膜的暴露率为23%。

术者、患者、使用的生物材料以及位点选择等之间的复杂相互作用，会影响GBR后并发症产生的可能性（未提及临床研究中报道不良事件时可能的发表偏倚）。实际上，至少1/5的GBR程序会经历不良事件，而且在过去的10～15年里似乎没有太大变化。事实上，一篇关于垂直向牙槽嵴增量效果的全面系统性评述结论为10多年前报道[7]的GBR并发症的发生率介于0～25%，其中一篇文章报道的并发症发生率高达45.5%。

无论发生率为多少，当不良事件在我们日常临床实践中发生时，我们都面临着需要在短时间内将其解决的临床挑战。因此，我们本章的目的是帮助临床医生处理GBR后的不良事件和描述最常见的并发症，这些并发症根据程序的时机分类为：外科干预前、外科干预中以及外科干预后。

术前考量

对于充分的治疗计划和预防与减少GBR的术中及术后并发症，合适的患者和位点选择至关重要。这将包括全身状况评估，此外也包括局部位点完善的临床和放射线检查。

与其他选择性手术相类似，在实施GBR时必须将全身因素纳入考量，确保以安全的方式开展。基于此，只有美国麻醉协会（ASA）分级为Ⅰ级或Ⅱ级的患者才可以考虑接受GBR和牙种植治疗[8]。先前存在的全身状况（例如，出血性疾病或免疫缺陷）本身不是GBR的禁忌证，但是需要修改外科方案和检查表，以确保患者安全（例如，防止术后出血或感染）。此外，即使不考虑手术的安全性，影响骨骼系统、创口区域的血运重建和/或软组织创口愈合过程的全身状况也会对GBR术后的成功率以及并发症的发生率产生很大的负面影响。随着预期寿命的增加，现代世界进入了高龄人群更多的状态，伴随着更频繁出现的系统性疾病。每一种额外的医疗状况都会使全身状况不理想的患者面临更高的并发症和治疗失败风险[9]。

现在我们简要回顾一下可能导致并发症发生率更高的主要情况。接受过口腔癌或头颈部癌放疗的患者，会面临牙科手术后出现放射性骨坏死的风险。此外，在这种高风险患者类别中，文献报道当放射线总剂量高于55Gy时，牙种植体的成功率显著降低[10]。尽管高压氧治疗可以减轻并发症的发生，但必须与我们的医学同事细致讨论此类患者牙科手术伴随的风险并达成一致。

计划进行任何类型常规化疗或新型化疗（免疫组化）的患者群，其GBR后并发症的风险更高。

在医疗专家团队认为安全之前，推迟牙槽嵴增量程序是明智之举，同时只在适当的情况下施以必要的牙科护理。由于双膦酸盐在骨癌或骨质疏松症诊断后的广泛应用，在牙科临床实践中，正在接受双膦酸盐治疗的患者也很常见。众所周知，该药与牙科治疗后药物相关性颌骨坏死风险有关。对于接受静脉注射（高效力）或皮下注射双膦酸盐治疗的患者，应避免GBR手术。对于口服双膦酸盐的患者，建议采用管理方案来控制并发生风险，例如在术前和术后停药3个月[11]。

目前，糖尿病是一种不断增加的共病，几乎10%的世界人口受到影响。在临床前研究中，该慢性代谢性疾病一直与GBR术后愈合能力减弱相关，尤其是合并葡萄糖水平不受控者：在实验大鼠研究中，已报道骨再生效果不良以及术后感染发生率显著增高[12]。大量证据表明，糖尿病患者易于出现微血管和大血管并发症，包括高血糖直接导致的创口愈合能力减弱，因此，糖尿病患者在GBR后出现术后并发症的风险更高。另一方面，当糖尿病得到控制且血糖维持在适当的水平以下时，有中等证据表明糖尿病患者的牙种植体留存率和成功率与相匹配的健康对照组类似[13]。因此，牙科医生必须了解评估糖尿病患者术前代谢控制的重要性。大多数指南建议检查血浆HbA1c水平，正常应低于8%~9%或65~75mmol/mol[14]。

吸烟对于牙种植外科创口愈合和预后的负面影响已被广泛报道（文献评述，见Javed等[15]）。一项关于GBR的研究证实，在使用膨体聚四氟乙烯（ePTFE）膜和自体骨处理大范围骨缺损时，吸烟患者治疗失败的概率（失败率37%）是不吸烟患者（失败率6%）的6倍[16]。方便的是，我们可以将每天吸烟超过10支的患者归类为重度吸烟者，其手术并发症风险最高。恰当且个性化的戒烟建议是牙科学当今治疗计划不可或缺的部分，因而非常必要。理想情况下，开始GBR程序之前，应实现戒烟并持续一段时间；戒烟的时间越长，局部血管生成恢复的潜能越好，这会显著影响骨移植位点的效果。

牙周炎患者，在考虑诸如GBR的复杂外科程序之前，必须完成牙周积极治疗并实现解决所有的剩余深牙周袋且探诊出血减少[17]。事实上，最近的欧洲牙周病学会S3级临床指南的结论为"不要对未达到并维持足够自我口腔卫生维护水准的患者实施牙周（包括种植）手术"[18]。口腔卫生不仅与手术效果的长期维持相关，也可以减少局部牙龈炎症并改善术前的软组织状态。此外，选择临时修复体修复缺失牙（如需要）充足的治疗前设计，对于降低设计不良牙修复体的影响是非常必要的，不良修复体可对创口区域形成过大压力、危及早期愈合阶段并导致并发症发生率增高。

整体与局部临床评估还应考虑在GBR术前和术中需要管理的所有因素，以使不良事件的风险最小化，不良事件包括有软组织质量差、活动性感染和/或局部区域牙种植失败史和/或GBR手术失败史。例如，存在充足的角化组织（KT）高度和宽度对于帮助临床医生获得理想的初期创口关闭非常重要。

在GBR手术中，对于增量区域内和增量区域周围的重要解剖标志点进行仔细的放射线与临床评估非常必要，以避免有影响的神经与血管并发症。

CBCT图像的获取和解读是GBR外科非常重要的治疗前步骤[19]。读者可参考本书第5章节，该章深入讨论了下颌与上颌的相关解剖特点。该话题过去也被广泛且简练地回顾[20]。

术中并发症

GBR需要遵循其生物学原则：初期创口关闭、血管生成、稳定的血凝块以及空间维持。在临床上必须重视这些原则并在术中仔细执行。在实施GBR程序时，这对术者提出了最大的挑战。遵循严格的操作方案是GBR成功的关键因素之一，随着经验的积累，术者的技能越来越熟练。根据定义，不良事件可发生在学习曲线的任何阶段。新手与经验丰富的外科医生的区别，在于对程序中不可预期突发事件的术中处理。每位实施GBR程序（尤其是更为复杂的程序）的临床医生都将面对情绪、体力以及脑力的挑战。在本节，我们将描述发生于手术实施时主要的和最常见的并发症，尤其强调GBR程序的外科阶段。

技术因素

瓣的处理：设计、切开与缝合

任何GBR程序都要求精细而准确的软组织处理，这需要全面的洞察力、学识以及专业以避免严重的不良事件和失败。瓣的设计应允许组织被动覆盖增量后的硬组织体积，以便其在愈合阶段再生。应遵循关键参数，以达到想要的结果。关键原则是设计足够大的瓣，使用垂直切口、无张力且每侧均有正确量的KT，便于恰当地缝合组织。瓣的设计也应当考虑前庭的深度、骨膜的质量与完整性以及膜或屏障放置的边缘位置。由于垂直切口是瓣的潜在薄弱带，牙槽位点增量所使用的任何膜的边缘，均应保持远离瓣的垂直切口线，以使复位区域感染的风险最小化。

骨膜充分的减张是避免愈合阶段软组织裂开的最关键因素，因此，了解骨膜衬里的处理至关重要。其减张是通过仔细切开内层联合垂直松弛切口正确设计瓣来实现的，这能够使得瓣复位于更为冠方的位置。作者提出了不同的增强瓣松弛的策略，给出了获得无张力关闭的多种方法：从增加两个垂直松弛切口取代一个；到将瓣的移动能力分类为小、中、大；以及更多其他方法。临床上，事关重要的是将骨膜松弛至获得瓣完全无张力的水平，同时不危及瓣的完整性与血管化。

瓣的无张力在术后创口关闭与愈合阶段起着重要作用。关闭力>0.1N会显著增加创口裂开的发生率（≥40%）。瓣破裂（或敞开）背后可能的机理包括由于膜的不可渗透性所致的血供缺乏，进而导致瓣坏死。此外，还包括临床医生不能无张力推进瓣或错误操作穿孔或瓣过薄等。由于瓣裂开，暴露的不可吸收膜可能导致所用的移植材料部分或全部失败。

切口应遵循瓣的设计，并以非常精细的方式进行全厚切开。此外，主要目的是能在术后将瓣重新定位于其术前相同的位置，并置于更为冠向空间的位置。瓣的切口通常不完全在KT内，而会涉及牙槽黏膜，从而形成脆弱易撕裂的瓣，危及整个外科程序。

事实上，如果切口"滑"入牙槽黏膜，将难以确保顺利愈合，因为缝线往往很容易撕裂黏膜。

缝合是为了实现组织初期关闭，可以在局部止血或出血处理的同时促进愈合。进行GBR时，缝合的目的是重新定位并固定组织，而不是强行关闭角化牙龈。GBR程序需要两道缝合：水平褥式缝合使瓣的结缔组织外翻，而后在更冠方通过间断缝合关闭创口。缝合材料与

图14-1 由于缝线拆除不当而导致的局部感染，影响了再生效果。

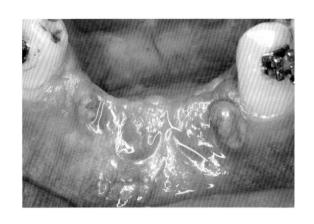

缝合方法的选择是实现成功GBR的关键因素。应优选高拉伸强度的不可吸收、菌斑不滞留的单股缝线，而应避免编织线或可吸收线。在愈合阶段，缝线可能会嵌入软组织，如果错误地将缝线滞留于结缔组织中过久，有可能导致局部感染并危及整个治疗效果（图14-1）。

瓣的设计、精准实施切开、瓣的处理以及正确缝合等因素的精密组合，是实现成功GBR的基础因素。

解剖学因素

对口腔关键解剖标志的详尽知识和理解，对于安全实施牙槽嵴增量程序至关重要。在上颌，应准确识别腭大神经血管束，并在需要时避让开，因为它最容易受到创伤。对下颌后部和前部解剖的理解尤为重要（包括可能存在的解剖学变异）。由于下牙槽神经血管束和下颌下窝的存在，该区域以其在GBR和/或种植体植入时的高风险而引人关注。当这些结构由于外科失误而被干扰时，可能出现重大事件和严重并发症。

该区域的并发症包括但不限于感觉障碍或舌下与颏下动脉损伤及随后所致的舌下与下颌下间隙出血。后者可导致严重的肿胀，可能由于阻塞呼吸道而危及生命。此外，下颌有3个基本的神经结构：舌神经、下牙槽神经以及舌下神经。舌神经为舌下区域提供感觉支配，诸如口底、牙龈以及舌前2/3。下牙槽神经为下颌管之间的下颌牙提供感觉。在前面，神经从颏孔穿出，颏神经向颏部和下唇发出感觉分支。舌下神经负责舌的运动功能。

这些结构的损伤必然会导致神经感觉障碍，最早可在术后即刻出现，表现为感觉减退、感觉异常或感觉障碍。损伤的发生可能是由于对解剖结构的知识不足（包括患者个体变异）、术前规划缺乏或不精准和/或翻瓣时的外科损伤（主要是舌侧瓣）。这包括激进的舌侧翻瓣、第一前磨牙和第二前磨牙位点不正确的骨膜切开（颏孔区域）或帐篷螺钉/膜钉就位或种植体就位时不受控的备孔。

正确的解剖学知识必须包括对GBR增量相邻区域组织的了解。与萎缩位点相邻的牙根，往往表面覆盖薄层皮质骨，必须加以重视。当使用膜钉或帐篷螺钉固定膜时，必须注意避免损伤邻牙牙根，以保持GBR位点周围天然牙的活性和完整性。

人为因素

不良事件往往作为机械或生物学并发症被单独报道。术者或临床医生以及牙科团队的角色很少被评估为外科并发症的发生因素（相比之下，航空业的多项研究报道，80%的事故与人为因素相关）。医疗中治疗失败或不良事件的原因，很少与知识缺乏相关，而往往是与无法合理应用这些知识相关。牙科临床医生及其团队对为患者实施的外科治疗负责，无论是疗效成功时还是不良事件发生时。

临床能力定义为临床医生在其职业生涯的某个时刻所拥有的主要知识与经验。而临床表现则是临床医生在特定环境下的特定时刻应用其知识和经验的能力。对于术者个人而言，尽管其临床能力水平是不变的，但其在执行临床程序时的表现能力会受到多方面的影响（疲劳、压力、个人问题、态度等）。在对患者实施手术之前，医疗以及最新的牙外科均建议执行特定的检查清单作为保障措施[21]。旨在减少或消除可能发生的不良事件，无论临床医生和/或其团队是否处于疲劳、压力大或注意力不集中状态。

普遍认为GBR是牙外科中最具挑战的程序，尤其对严重的垂直向缺损时，更是如此。执行术前检查清单肯定有助于将日常可能发生的并发症降到最低。例如，确保所有需要的生物材料、膜、帐篷螺钉和膜钉均以正确的形式在术中提供；或确保术前药物与术前方案得以正确实施，这些都是任何外科团队均可轻松执行的简要步骤，从而降低并发症。最后，牙科临床医生和其团队应总是以高效且透明的方式

沟通，这是降低并发症的关键因素。

术后并发症

本节将回顾最常见的术后并发症，这些并发症可能发生于早期，通常报道为术后最初的2个月之内；也可能发生于后期，即在最初2个月之后与愈合时间结束之间。

术后早期并发症

GBR之后，必须仔细指导患者如何对术区维持充分的护理，并实施疼痛管理策略。尽管疼痛和不适、肿胀、出血以及血肿是外科程序的常见副作用，但在正常情况下不应将其视为并发症。

控制感染

众所周知，术后即刻的感染控制是外科程序实现成功效果和降低并发症的关键。患者应当停止术区周围的刷牙，换作使用含氯己定漱口水（如敏感或过敏，可选择替代品）进行化学菌斑控制2~3周。此外，虽然各种预防方案更多是基于个人或个案证据，而非强大的实验数据，但是已经提倡在骨增量程序之前和之后预防性使用抗生素进行感染控制[22-23]。随着抗生素耐药性的出现以及用来应对这一威胁的多国抗生素管理系统的发展，对于GBR重新考虑抗生素全身用药似乎是合适的。与此一致，最近的系统性评述和荟萃分析研究了预防性使用抗生素对于接受骨增量手术患者的疗效[24]。评估的主要结果是术后感染，次要结果包括供区感染、创口裂开、术后疼痛、骨增量失败、不良事件、需要再次骨增量以及患者满意度和/或生活质量。尽管抗生素组在创口感染和创口

裂开方面具有小的优势，但没有统计学显著差异，报道的其他结果也没有差异。

最近一项随机对照试验对健康患者GBR同期种植体植入术前应用抗生素进行了研究，结果与评述一致[25]。抗生素组113位患者和对照组110位患者的数据显示，种植体留存率、瓣关闭、疼痛、肿胀、脓性渗出以及种植体稳定性方面，两组在任何时间均无统计学显著差异。抗生素似乎不能为健康个体提供临床效果方面的任何相关改善，因为其感染率通常较低。在澳大利亚私人诊所完成的一项研究评估了植入的8486颗种植体（其中27%需要硬组织增量）的并发症，骨增量病例的术后感染率为1.3%，而非骨增量病例为1.0%[26]。

因此，必须权衡预防性使用抗生素在医疗和临床的优势和其风险。关于在GBR中预防性使用抗生素的具体应用，其证据依然有限。对于存在全身状况和/或正在使用可增加术后感染风险药物的患者，应当进行个性化风险评估，以确定预防性使用抗生素的潜在可能。值得注意的是，患者可能在没有暴露的情况下出现脓肿，通常他们会抱怨感染区域疼痛、炎症和肿胀，而感染区域会表现为排脓的瘘管。这是一种潜在的严重并发症，应通过全身应用抗生素联合取出植入的膜和感染的骨代用品颗粒进行治疗，其方案与早期不可吸收膜暴露合并感染的处理方案相同（图14-5）。

缝线拆除不当导致的并发症

理想情况下，所有的患者均应在开始几个月每周接受检查，之后每2个月检查一次，直至种植体植入或二期手术。考虑到开始2个月并发症出现的数量，一些学者认为在术后前2个月每周复查，第3和第4个月每2周复查，第

4～9个月每月复查是非常重要的[27]。间断缝合的缝线可以在2周复查时拆除，褥式缝合的缝线应在2～3周复查时拆除。必须小心地彻底拆除缝线，以避免不可吸收缝线滞留导致的并发症，这可能会导致局部感染，从而部分甚至全部危及疗效。水平褥式缝合的舌侧或腭侧线圈尤为如此。这种线圈有在软组织中内陷的趋势，以至于拆除缝线时难以发现。为避免发生此种情况，在线结下方（位于颊侧）仅从一端剪断褥式缝合是必要的，从而可以将整个缝线一体取出。在膜暴露的情况下，永远不要尝试重新缝合创口。

这是一种常见的错误，会使膜成熟前暴露的后果更加糟糕（图14-2）。

解剖标志点改变导致的并发症

如前所述，在提供GBR治疗时，存在出现神经和血管并发症的风险。最近一项评述报告称，由于损伤口底引起的严重血管并发症很少见，但是有潜在的严重后果，需要紧急且专业的处理[28]。基于已发表的病例报告，控制此类并发症需要维持气道通畅（经鼻或经口气管插管或气管切开）并止血。多数病例需要口底探查手术来清除血肿；如果操作有效，患者往往恢复很好且很快。

关于神经感觉障碍，Vazquez等[29]调查了在下颌后部接受了2584颗种植体的1527位患者术后感觉异常的发生率，结果显示只有两例术后感觉异常（0.08%）。该研究还报道称，大多数感觉障碍是轻微和暂时的，持续3～6周后自行缓解。对于GBR程序，神经损伤较为罕见，并且往往与块状自体骨移植物获取相关，通常用于分阶段的侧向骨增量[30-31]或尝试在垂直向进行骨再生时[32]。虽然神经损伤是GBR术

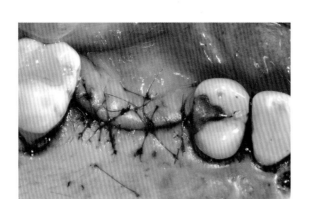

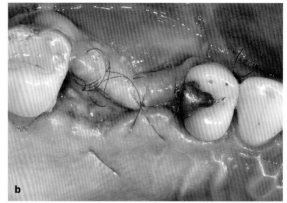

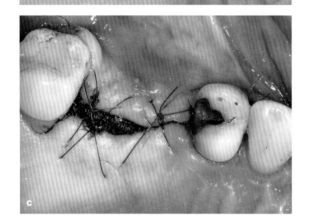

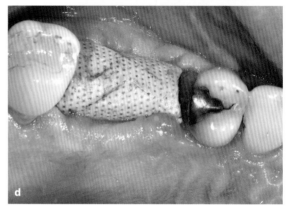

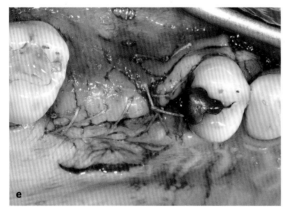

图14-2 （a）上颌GBR程序后使用Prolene缝线
（Johnson & Johnson）的情况。可见瓣的张力。
（b）术后7天，软组织成熟前裂开。注意下方的致密
PTFE膜（dPTFE）暴露。（c）术后14天尝试重新缝
合关闭。瓣依然有明显的张力，裂开依然存在。不应
尝试对暴露病例进行再次缝合。（d）再次缝合后3周
（术后5周），dPTFE膜完全暴露。位点需要即刻取出
膜并清创。（e）取出dPTFE膜并彻底清创后的位点外
观。（由Eva Muñoz Aguilera医生提供，London）

后的罕见并发症，但其后果也可能对患者的生
活质量造成巨大影响。牙科临床医生应识别并
与术后疼痛的其他表现相鉴别，以确保及时处

理。待麻醉药物失效，至少在术后6小时内和
患者联系是早期发现任何潜在神经感觉障碍的
一种简单有效的策略。

软组织裂开导致的并发症

最近，有3篇系统性评述广泛研究了分阶段[33]或同期[6]水平向或垂直向[5]骨增量GBR治疗之后的效果。除了常规报道的临床效果外，这些评述还分析了术后并发症的现有数据。膜暴露是GBR程序最常见的术后并发症。

早期膜暴露主要与常规创口愈合并发症相关，诸如外科技术和创伤，患者依从性以及术后肿胀与水肿；而延期膜暴露通常与膜周围缺乏软组织整合相关[6]。上述提到的评述报道称，20项临床研究评估了GBR同期种植体植入，结果总体膜暴露发生率为23%，范围为从种植体植入到二期手术[6]之间18%～42%。一项荟萃分析对纳入研究（使用胶原膜和异种骨移植材料、ePTFE和骨代用品、同种异体骨或自体骨）的不同技术之间并发症发生率进行了比较，结果显示，与天然胶原膜（17%）相比，使用交联（23%）膜和ePTFE（29%）膜暴露的风险更大，尽管不同治疗方案之间无显著统计学差异。

交联胶原膜是一种公认的制造方法，用于降低酶解膜的降解速率，因此能够增加膜的屏障功能时间。然而，这一特点在使用这种膜降低并发症的发生率时可能会适得其反。事实上，交联胶原膜的暴露与其生物材料的化学和/或机械性能相关[6]。这也与胶原酶对暴露于口腔中屏障膜的降解能力降低有关。我们很容易得出结论，与交联胶原膜相比，天然胶原膜在暴露后能够以更快的速率降解，随之可获得更快的软组织愈合。如果可吸收膜暴露，无论是交联膜还是非交联膜，在没有感染的情况下，该区域充足的菌斑控制和监测就足够了。如果存在有活动性感染，可以考虑全身应用抗生素（图14-3）。

迄今为止报道的其他短期生物学并发症包括软组织裂开、种植体暴露、屏障膜裂开，和超过1.5mm的骨丧失。膜暴露对外科程序的整体效果具有显著影响，导致缺损的高度降低40%～60%。关于膜暴露对临床效果的影响存在异质性，有其他临床报告认为，在获得的骨增量方面，未暴露位点是软组织裂开增量位点的6倍[34]。

另一篇系统性评述和荟萃分析报道了膜暴露对水平向骨获得量的影响更大，在缺牙位点进行GBR后，当伴有软组织裂开时，水平向骨获得减少了80%[35]。这些估值高于Urban[36]的报道，后者提出在屏障膜暴露时骨组织的丧失量的更准确估算值为20%。

然而，不管对临床效果有何种影响，Thoma等[6]得出结论，纳入研究的膜中，没有任何一种在减少术后并发症方面更为有效。

最近的评述[33]显示，在分阶段GBR的研究中，并发症发生率在可吸收膜联合自体骨颗粒移植物为7%，在块状骨移植物联合可吸收膜为27%。纳入的研究报道了其他的早期并发症，例如瘀斑、面部肿胀、创口/软组织裂开、创口裂开伴有骨坏死，以及伴有或不伴有骨移植材料丧失的急性感染。在评估垂直向牙槽嵴增量效果时，最新的评述[5]调查了关于术中和术后并发症的一组继发效果，包括需要再次骨移植、瓣裂开、移植物或膜暴露、移植物整合失败、局部感染、持续疼痛以及感觉异常等。有33项研究提供了数据，7篇文章报道没有并发症。其余研究中，伴有或不伴有感染的膜与移植物暴露是最为常见的报道。总体的并发症发生率为17%（范围为0～60%），分阶段技术（22%）的并发症发生率几乎是骨增量同期种植（12%）的2倍。可以推断，无论植

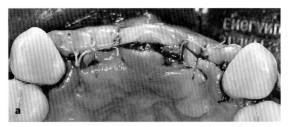
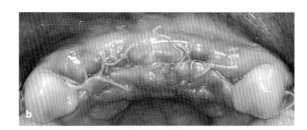
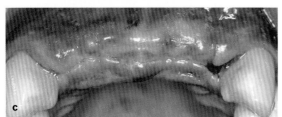
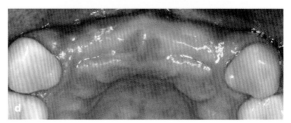

图14-3 （a）使用可吸收胶原膜进行水平向GBR程序后的上颌前部。Vicryl缝线（Johnson & Johnson）。（b）相邻上颌左侧尖牙位点的牙槽嵴正中龈乳头处，有小的暴露。（c）每周监测暴露情况，日常局部涂布氯己定凝胶处理，并保持良好的口腔卫生。（d）可吸收膜在微小暴露5周之后愈合。如果维持每周访视并控制感染的方案，可吸收胶原膜的小范围暴露能够解决且其损伤微不足道。

入时机如何，所报告的并发症发生率均很高。但是，由于膜暴露和感染可以导致种植体表面的细菌性污染，作者认为分阶段的GBR出现的并发症严重程度较轻。

报道显示根据所采用的外科技术，并发症发生率之间的差异更大，其中牵引成骨（47%）并发症发生率高于块状骨移植（24%）和GBR程序（12%）。使用可吸收膜（23%）GBR手术并发症发生率是不可吸收膜（7%）的3倍，而使用ePTFE膜（8%）会比dPTFE膜（4%）导致更高的并发症发生率。这一发现可能与ePTFE的行为有关，当它被生物膜（4周之后）污染时，会允许细菌穿过其结构迁移，由于其较低的细胞隔绝性（孔径较大），最终结果是骨移植物收缩2~3mm[37]。另一方面，dPTFE膜显示其孔隙<0.3μm，小于ePTFE[38]（<8μm）的孔隙，因此推测在4周之后，dPTFE为抗微生物渗漏提供了保护。

关于不同膜在临床情况下的细菌穿透和定植，目前的证据有限。最近的一项体外研究[39]对3种不同ePTFE膜和一种dPTFE膜的细菌黏附、生物膜形成以及抗细菌穿透能力进行了评估。

所有受试的膜均表现出对口腔链球菌的屏障功能，膜的孔隙越密，细菌的积聚量越大。需要进一步的研究，尤其是在临床环境下，以明确这些屏障膜在感染控制方面的特征。

现代改良的ePTFE膜具有双层孔隙结构。这种新一代的ePTFE膜目的在于实现足够的屏障功能来抵抗细菌通过（正如体外研究所记录[39]），同时优化软组织整合，减少并发症并改善暴露时的处理。有孔型dPTFE膜也是基于同样的原理应用。为简便起见，我们将上述所有称为"新一代PTFE膜"（图14-4）。

最近的一项研究报道了使用dPTFE膜GBR后的80例并发症。暴露的位点以上颌前部为

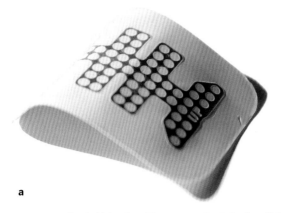

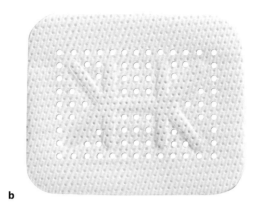

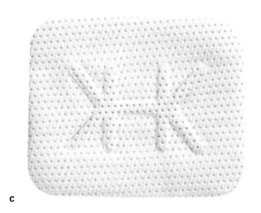

图14-4 （a）钛加强双层ePTFE不可吸收膜。钛加强PTFE膜（Neoss）。（b）钛加强有孔型dPTFE不可吸收膜。RPM增强PTFE网（Osteogenics Biomedical）。（c）钛加强PTFE不可吸收膜。Cytoplast Ti-250（或Ti-150）钛加强不可吸收高密度PTFE膜（Osteogenics Biomedical）。

主（44%），最后是下颌左侧（20%），其余后部位点（11%），以及下颌前部（5%）[27]。作者报道，70%的并发症发生于开始的2个月，即，早期膜暴露。一般来说，和交联及非交联可吸收胶原膜相比，不可吸收PTFE膜的暴露会造成更大的软组织与硬组织丧失。尽管近期有些研究主张开放式使用dPTFE膜进行牙槽嵴保存[40]，但证据仍然推荐应尽可能实现软组织瓣被动适应完全覆盖膜。作者的观点是，无论在什么位点或什么适应证，PTFE上方的初期创口关闭是实现骨再生的必要条件。

PTFE膜暴露的分类

关于GBR中创口裂开的分类少有尝试。之前，Verardi和Simion[41]将使用PTFE膜GBR时的可视膜暴露描述为两类：小（即，小于3mm，Ⅰ型）和大（即，大于3mm，Ⅱ型）。另一个临床医生团队Merli等[42]区分为主要和次要并发症，尽管这不能构成真正的分类。Fontana等[43]更为详细的描述了使用原始ePTFE膜进行垂直向骨增量的失败，他们提出了一个完整的分类。这些作者关注于软组织裂开的大小，并根据感染状态和暴露的面积将其分为4种不同的

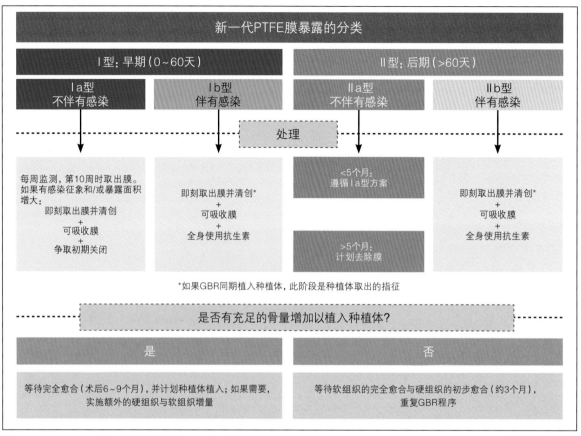

图14-5 PTFE膜成熟前暴露的流程图及临床处置。

类型。然而，即使被证明非常有用，但新一代PTFE膜的发展也使得这种分类被淘汰。

因此，我们开发并提出了一种新的分类，并按照先前的描述对这种膜的暴露进行处理[44]。这一分类基于的是创口裂开的时机和是否存在感染。无论暴露的面积是大是小，膜暴露后均会发生软组织损伤，因此暴露的面积相对不那么重要。如前所述，创口裂开可以发生在早期（0～60天），也可以发生在后期（2个月之后）。根据暴露的时机和是否存在感染，处理会有不同（图14-5）。

I型：早期暴露，0～60天

大多数的早期膜暴露或者与手术中软组织处理的失误有关，或者与术后即刻的严重炎症有关。决策的制订很大程度上取决于暴露区域的感染状态。

I a型（图14-6） 如果暴露不伴有炎症状态，推荐每周访视以监测裂开的状态。由于软组织在短时间内显著裂开的风险很高，每周访视至关重要。建议对软组织裂开进行测量，便于检查组织裂开的进展。目前还没有研究报道对于这种病例取出膜的"理想"时机，也没

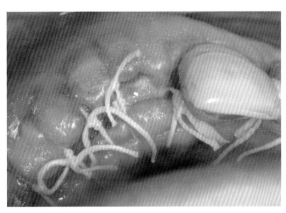

图14-6 Ⅰa型PTFE膜暴露。不伴有感染征象的早期暴露。

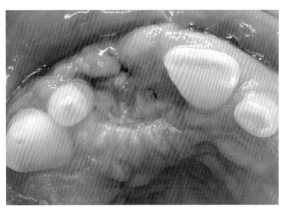

图14-7 Ⅰb型PTFE膜暴露。伴有感染征象的早期暴露（由Mark Tangri医生提供，London）

有确切的骨成熟所需最短时间。然而，有建议的大致时间框架；Urban[36]建议可以将dPTFE膜原位保留（监测）最长不超过10周。其他作者建议，如无感染征象，可在暴露后6～8周取出膜[36]。

关于确切时间的证据有限，我们建议每周监测暴露情况，除非暴露范围扩大和/或感染发生。这两个变量督促临床医生立即干预，以免裂开尺寸增加或感染活动征象明显。该方案为取出暴露的膜、对受累组织清创、用可吸收膜保护位点以及初期关闭。根据清创后的剩余骨量，可以将使用颗粒状骨移植材料和可吸收屏障膜的额外GBR提上日程。如果清创后的剩余骨量充足，愈合6个月之后，可以在修复前植入种植体。

Ⅰb型（图14-7） 如果Ⅰ型早期暴露受到任何形式的感染，则必须将膜立即取出，并对位点清创。建议辅助性全身应用抗生素治疗。愈合3个月之后（以允许软组织和硬组织愈合），可重复手术。

Ⅱ型：后期暴露，2个月之后

主要病因是外科位点的创伤，由于不正确的临时修复、下方帐篷螺钉的压力或PTFE膜的位置过于冠向。本型又分为两个亚型，Ⅱa型后期暴露不合并感染和Ⅱb型后期暴露合并感染感染。

Ⅱa型（图14-8） 应遵循的方案是每周访视，以检测软组织裂开的演变。由于后期暴露发生的时间，可以规划膜是否取出。例如，如果裂开发生在第5个月，建议尽快取出dPTFE膜以局限软组织的损伤。如果暴露发生于第3个月，则应遵循Ⅰa型方案（图14-5）。

Ⅱb型（图14-9） 遵循的方案是立即取出并对感染组织清创同时全身应用抗生素。如果骨量充足允许植入种植体，则使用可吸收膜覆盖位点并初期关闭瓣。在种植体植入之前，应有充足的时间允许完成再生过程（从基线开始，6～9个月）。如果在清创时发生了显著的骨丧失，则使用胶原膜（以保护获得最小的骨体积）覆盖位点，初期关闭瓣。在这种情况

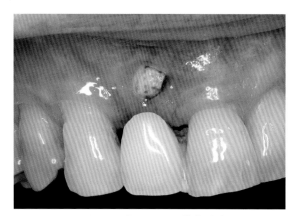

图14-8 Ⅱa型PTFE膜暴露。不伴有感染征象的后期暴露。

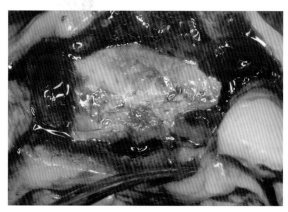

图14-9 Ⅱb型PTFE膜暴露。伴有感染征象的后期暴露。

下，推荐再次干预之前预留3个月的愈合期。

术后后期并发症

种植体植入于再生骨内的相关并发症

缺损的体积将决定GBR外科之后的最小等待时间。关于种植体植入的理想时机，尚无共识。一篇最近的系统性评述报道了骨增量后种植体植入之前的平均愈合时间，在下颌为4个月，上颌为6~8个月[26]。实施分阶段方案时，应在愈合6~9个月之后植入种植体。在这个阶段之后，骨愈合仍可能不完全，导致在骨移植位点的某些区域有类软组织样密度，这会使种植体植入变得复杂。

准确且精细的外科技术对于避免施以未成熟骨过大的压力是必不可少的，过大的压力会导致骨折伴随再生骨的部分或全部丧失（图14-10）。此外，在"疏松"的再生区域周围存在致密的天然骨，会使得种植窝的预备更为困难，导致钻针偏离以修复为导向的位置。

作者建议不要即刻负荷。种植体植入时，

根据种植体肩台颊侧的骨厚度，可以使用缓慢吸收的骨代用品和可吸收膜进一步进行骨移植。其基本原理是使负荷第一年种植体肩台处的骨改建过程尽可能减少：移植物将起到对"婴儿骨"的保护作用。Maiorana等[45-46]报道，当自体皮质松质骨块表面覆盖薄层异种骨颗粒和可吸收胶原膜时，可显著减少其骨吸收。作者解释说，其结果可能是由于去蛋白牛骨矿物质颗粒的缓慢吸收特性，能够平衡自体骨的生理性改建（图14-11）。

部分骨再生相关的并发症

GBR另一个可能的并发症是部分骨再生愈合，这可能导致种植体植入不可行或种植体植入时需要额外的骨增量。Naenni等[33]的评述研究了分阶段侧向骨增量的这一问题，结果显示种植体植入时需要额外骨增量的范围从不到1%的位点至高达34%的位点。

此外，其中一项研究报告了植入比原计划更小直径种植体的需要[47]。值得注意的是，与

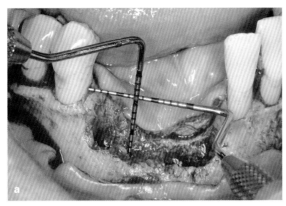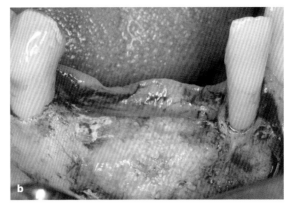

图14-10 （a）下颌前部之前失败的GBR导致的显著垂直向缺损。（b）术后9个月，通过使用钛加强dPTFE膜和自体骨屑与去蛋白牛骨矿物质混合物的垂直向GBR，来处理垂直向骨缺损。注意，再生的骨混合物的外层血管化程度较低，比内层更为脆弱。种植体的植入需要格外小心，以免新形成的硬组织断裂。

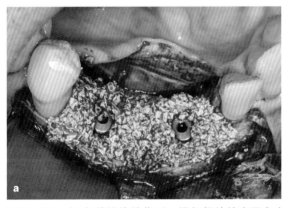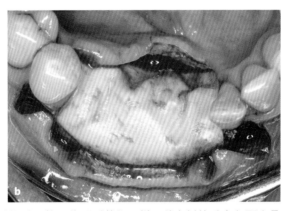

图14-11 （a）种植体就位后，添加额外的去蛋白牛骨矿物质颗粒，像"盾牌"一样覆盖在新的垂直向再生骨表面，包绕种植体颈部添加移植物颗粒。（b）使用可吸收胶原屏障膜覆盖"盾牌"。初期关闭瓣，使其顺利愈合，直到计划手术的第二个阶段。

单独使用自体骨增量的外科区域相比，使用异种骨移植物增量的位点显示明显较少的骨吸收（平均差异1.1mm），这进一步证明使用缓慢吸收骨代用品对于减少轮廓改建非常重要。

远期并发症

与未增量位点相比，评估GBR效果的远期稳定性和并发症的发生率非常重要。最近的一项系统性评述回顾了骨增量位点和原始位点在10年之后的种植体失败率和生物学并发症的发生率[48]。植入增量位点（即，7% vs 2%失败率）种植体的可预期性较低，且变异性更大，但当进行荟萃分析时，未观察到统计学显著差异。在骨增量位点，种植体周黏膜炎和种植体周炎的发生率分别涉及25%和10%的种植体，以及波及20%和8%的患者。进一步的横断面研究证实，7年前GBR同期植入的种植体，其CBCT图像显示存在裂开式骨缺损（尽管降低的颊侧骨高度对黏膜边缘水平的影响很小）[49]。

患者报告的结果测量

在研究中经常忽略术后评估的一个方面，即，患者报告的结果测量（PROM）。很少有研究对这一重要结果测量进行详细考察。苏黎世大学研究小组最近的一项研究调查了种植体植入于增量后骨或天然骨的短期和长期PROM[50]。38位受试者样本中，对外科程序的中位视觉模拟评分（VAS）在GBR组为9（8/10），在天然骨组为10（8.5/10）。此外，关于问题"您会再次选择这个手术吗？"和"您会向家庭成员推荐这个手术吗？"，患者给出了类似的高评分（中位数均为10）。一项前瞻性对照性试验研究了种植体分别植入于GBR位点和天然骨位点[51]的美学效果与患者效果，最长观察期为12个月。两组患者均对种植体牙冠和种植体周软组织的美学效果非常满意，且无统计学显著差异。12个月之后，GBR组和天然骨组对软组织质量的VAS评分类似。最后，患者对其牙列的总体满意度从术前的6.0（GBR）和6.7（天然骨）分别增加至术后12个月时的8.4和8.5。

基于现有的有限证据，植入种植体修复缺失的天然牙，无论伴有或不伴有GBR，均对患者的生活有积极影响，且负面影响很小，此外，患者愿意在必要时再次接受手术。

结论

GBR是一种有效修复牙槽嵴缺损的外科技术，并可通过种植修复体恢复功能与美学。该技术已被证实成功率高且可预期性强，但是具有较高的技术敏感性，导致其并发症发生率差异较大，各种不良事件可能发生在术后不同的时间点。一旦不良事件发生，即可能会危及临床医生实现理想结果的能力。我们总结了术前设计和术中操作的关键方面，有助于术者预防和减少并发症的发生。认真的术者在规划GBR程序时会仔细关注自己的表现和本章提及的大量其他因素，以避免继发手术的需要，并在并发症发生时及时处理。牙槽嵴严重缺损的处理仍然是口腔外科领域最具挑战的手术干预措施之一，我们希望临床医生不要低估潜在的风险和不良事件。

软组织裂开和膜暴露是迄今为止GBR后最常见的并发症，即使是经验丰富的术者。通常，使用可吸收膜的病例出现此类并发症时，处理更简单，只需要很少的干预即可成功自行恢复。对于不可吸收膜，此类并发症将带来更大的临床挑战，可能影响患者的生活质量与体验。因此，我们提出了一种有助于预后的分类，并提出了一个临床决策树，以促进对这些不良事件的完善处理。即便在面对早期的创口愈合欠佳时，及时彻底的干预也是必不可少的，以保障成功的效果。

为了提高GBR手术的成功率，生物材料和外科技术不断革新。随着个性化骨支架的开发、生物因子和细胞疗法的应用，未来骨增量程序中，有望减少临床结果的变异性并降低早期和后期不良事件的发生。

这些现代生物材料与小创伤（微创）外科技术发展的叠加是充满希望与令人振奋的，开辟了实现牙槽骨再生理想效果的新路经，并最终给我们的患者带来益处。

引导骨再生的30年进展
30 Years of Guided Bone Regeneration

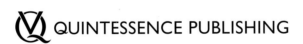

QUINTESSENCE PUBLISHING

Berlin | Chicago | Tokyo
Barcelona | London | Milan | Mexico City | Paris | Prague | Seoul | Warsaw
Beijing | Istanbul | Sao Paulo | Zagreb